イメージで攻略

わかる! 受かる!!

登録販売者

テキスト & 問題集

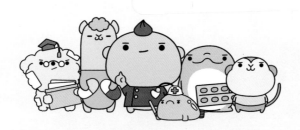

マイナビ出版 登録販売者試験対策プロジェクト

マイナビ

はじめに

登録販売者とは、すごく大雑把に言えば、薬局やドラッグストア、コンビニエンスストアなどで薬を売ることができる資格です。以前だと法律上では「薬剤師がいないと薬を売ってはいけない」というルールだったのですが、それでは「薬剤師が足りない！　薬が売れない！」という声が上がり、「では、薬剤師がいなくても薬が売れる資格を作ろう」ということになり、平成21年（2009年）に誕生した資格です。

そもそも「薬を売る」というのは、専門的な職業で、かつては上記のように薬剤師の資格がないとできない仕事でした。大学の薬学部に通って、約1,200万円の学費を払い、国家試験に受かってやっと薬剤師に……ということをしなくても、登録販売者は「薬を売れる」わけです（注意：ただし、登録販売者が扱えるのは第二類・第三類医薬品です）。

さて、このページを読んでいるくらいですから登録販売者という資格について、まったく知らないというわけでもないでしょうし、資格の説明はこのくらいにしておいて、この資格がおすすめである理由を述べましょう。

その1：誰でも受験できる
その2：就職・転職に有利
その3：ステップアップできる

資格はいろいろあれど、「取ったもののすぐに仕事に結びつかない」ものも多いと思います。しかし、登録販売者に関しては、ドラッグストアが全国的にチェーン展開して増えている上、昨今ではネット販売ストアも増え、引く手あまたな状態なのです。そして、「一定の実務期間」＋「登録販売者資格」で店舗責任者になることも可能。ステップアップすれば当然給与も上がるでしょうし、生活も安定します。
中学・高校生でも、就活生でも、社会人の転職者、専業主婦・主夫、あるいは今無職の人でも……登録販売者の資格を取得して、新しい世界に羽ばたいてみませんか？

マイナビ出版　登録販売者試験対策プロジェクト一同

試験制度って
どうなっているの？

●受験資格はありません

平成27年（2015年）より、実務経験や年齢、学歴などの受験資格はなくなり、誰でも受験できるようになりました。

●各都道府県が実施団体です

登録販売者資格試験は、各都道府県が実施団体となり、毎年1回実施しています。大きく分けると全国で8ブロックに分かれますが、同ブロック内でも県によって試験日が異なることがあります。まず、自分が受験する都道府県のウェブサイトで情報を確認しましょう。「登録販売者＋県名」で検索すれば直近の受験要項が見つかります。

全国8ブロック

北海道・東北ブロック	北海道・青森・岩手・宮城・秋田・山形・福島
関東・甲信越ブロック	茨城・栃木・群馬・新潟・山梨・長野
首都圏ブロック	東京・神奈川県・千葉・埼玉
北陸・東海ブロック	富山・石川・愛知・岐阜・三重・静岡
関西広域連合・福井ブロック	大阪・京都・兵庫・滋賀・和歌山・徳島・福井
奈良	奈良のみ
中国・四国ブロック	鳥取・島根・岡山・広島・山口・香川・愛媛・高知
九州・沖縄ブロック	福岡・佐賀・長崎・大分・熊本・宮崎・鹿児島・沖縄

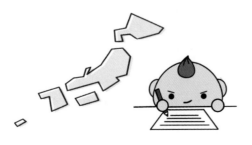

●受験の流れ

①受験手続き

都道府県のウェブサイトで情報を確認。問い合わせがある場合も各都道府県へ。受付締め切り日や試験日、試験会場など、必須な情報をまずはここで確認します。

②受験申請書の入手と提出

各都道府県によって入手方法が異なりますが、ウェブサイトからダウンロード後、プリントして出願するのがよくあるパターン。また、電子申請を行っている県もあるのでよく確認しましょう。受験に関わる詳細が書かれた実施要項なども同様に入手できます。

③試験日

試験は午前と午後に分かれ、それぞれ120分ずつ、昼休みを挟んで合計240分で行われます。試験内容は以下のとおりになっています。

	試験分野	出題数	時間配分
1	医薬品に共通する特性と基本的な知識	20問	40分
2	人体の働きと医薬品	20問	40分
3	主な医薬品とその作用	40問	80分
4	薬事関係法規・制度	20問	40分
5	医薬品の適正使用	20問	40分

また、持参物は受験票の他、筆記用具などを忘れないようにしてください。
試験はマークシート式なので、BやHBの鉛筆が必須です。

消しゴムも
忘れないで！

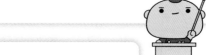

④合格発表

各都道府県のウェブサイトで合格者の受験番号が公告されます。
合格の暁には合格証書が到着します。

登録販売者
資格受験 Q&A

試験に挑む前のわからないこと、不安なことに答えます！

Q：年に何回受験チャンスはあるの？

A：基本的に各都道府県で年1回ですが、全国で
8ブロックに分かれたエリアではそれぞれ試
験日が異なります。また、試験を受けるエリア
は自分の居住地である必要はありません。し
たがって、他のブロックで日にちをずらして
2度受験することも可能なのです。令和5年
でいうと、一番早い北海道・東北ブロックは8
月30日ですが、一番遅い九州・沖縄ブロック
では12月11日と、3カ月以上の期間が空い
ています。このように北と南の極端に離れた
エリアで併願しなくても、もう少し近隣のエ
リアで滑り止めをしておくことは可能です。

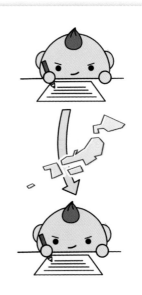

Q：試験問題はブロックごとに違うの？

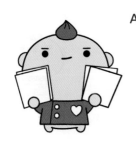

A：違います。とはいえ、試験問題の出題はすべて厚生
労働省の「試験問題作成の手引き」に沿って作られ
ているので極端な違いはありませんが、出題される
箇所が異なります。地域ごとの過去問は、各都道府
県・公共機関、登録販売者系のウェブサイトなどで
入手可能です。受験予定以外の地域の過去問を入手
して比較してみるのもいい勉強になりますよ。

Q：厚生労働省「試験問題作成の手引き」って何？

A：厚生労働省のウェブサイトから無料でダウンロードできる「手引き」で、登録販売者の資格試験問題はこの文書に沿って作成されます。つまり、ここに出ていることが出題されるわけですから、ぜひとも入手しておきましょう。ただし、情報量は膨大なので丸暗記はまず無理です。とはいえ、受験の要でもあるので、本書とともに併読することで、実力アップにつながるはずです。最新の手引きは令和5年4月改訂版で、本書はこれに準じています。

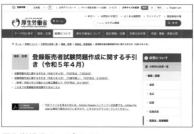

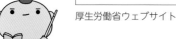

厚生労働省ウェブサイト

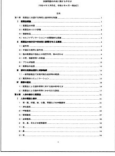

手引きはPDFで配布されています

※「厚生労働省＋試験問題作成の手引き」で検索するとすぐに探せます。

Q：合格基準はどのくらいなの？

A：2つの基準があります。共通基準は、総出題数120問に対して70％以上（84問以上）の正答。次に「各都道府県が定める一定の割合」があり、5つの試験分野それぞれで35〜40％の正答というものです※。ただし、試験分野3は他より出題が倍あるので注意。5つの分野すべてで40％以上を目指しましょう。言い換えれば「満点は取らなくていいが、5分野でまんべんなく勉強する必要がある」と言えます。これを前提に、どうしても覚えられないという項目は「捨てちゃえ！」ということでもあります。

※各都道府県によって異なるので、事前にウェブサイトで調べておく必要があります。

本書の使い倒し方！

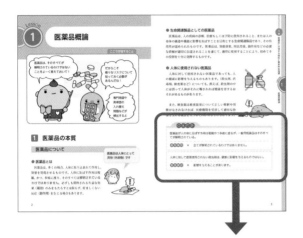

全5章の構成！

登録販売者資格試験の5分野と連携して、全5章で構成されています。そして、各章は学ぶ内容に合わせて Lesson に分かれており、「ここでは何を学ぶか」「特に注意するべきところ」などをイラストで紹介しています。これを指針に勉強に励んでください！

学んだ内容がすぐ確認できる〇×問題！

学んだ内容がすぐに確認できるよう、〇×問題がテキストの中にたくさんちりばめられています。正解もすぐわかるから知識の定着に役立ちます！

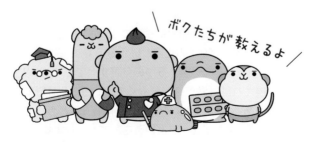

引っかけ問題も多数収録！

キャラクターたちが教えてくれます！
ちょっと難しそうな内容には、キャラたちが注釈や補足をしていきます！

図解でわかりやすい！

人体の働きや薬の効用など、文字だけではわかりにくい部分はイラストや図解でやさしくサポート。イメージがつきやすいから、理解も早まります！

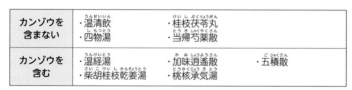

専門用語に読み仮名！

漢方薬の名前など、とっつきにくい漢字ばかりの用語が頻出します。そこで本書ではできる限り読み仮名を振りました。これなら覚えられます！

カンゾウを 含まない	・温清飲（うんせいいん） ・四物湯（しもつとう）	・桂枝茯苓丸（けいしぶくりょうがん） ・当帰芍薬散（とうきしゃくやくさん）	
カンゾウを 含む	・温経湯（うんけいとう） ・柴胡桂枝乾姜湯（さいこけいしかんきょうとう）	・加味逍遙散（かみしょうようさん） ・桃核承気湯（とうかくじょうきとう）	・五積散（ごしゃくさん）

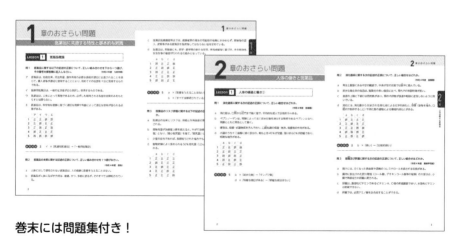

巻末には問題集付き！

全5章を学んだら、巻末の問題集で各分野をおさらい！これで本試験に向けて、実力アップを目指しましょう！

CONTENTS

4章　薬事関係法規・制度

5章　医薬品の適正使用

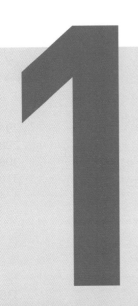

医薬品に共通する特性と基本的な知識

医薬品の概論、医薬品の効き目や安全性に影響を与える要因として、医薬品に関する基礎的な知識、医薬品を使用しようとする者（小児、高齢者、妊婦、授乳婦）ごとの注意または配慮すべき点などについて問われる章です。他の章と比較して分量・難易度ともにやさしく、最も点数を得られる章であるため確実にこの章の内容を押さえる必要があります！

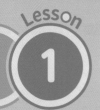

医薬品概論

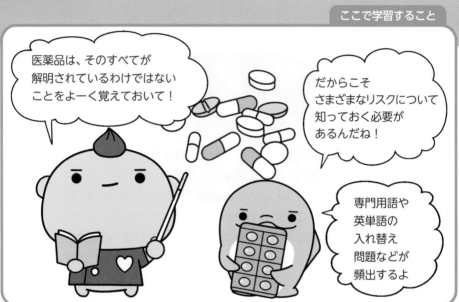

医薬品は、そのすべてが
解明されているわけではない
ことをよーく覚えておいて！

だからこそ
さまざまなリスクについて
知っておく必要が
あるんだね！

専門用語や
英単語の
入れ替え
問題などが
頻出するよ

1 医薬品の本質

医薬品について

医薬品は人体にとって
異物（外来物）です。

● 医薬品とは

医薬品は、多くの場合、人体に取り込まれて作用し、効果を発現させるものです。人体に及ぼす作用は複雑、かつ、多岐に渡り、そのすべては**解明されているわけではありません**。必ずしも期待される有益な効果（薬効）のみをもたらすとは限らず、好ましくない反応（副作用）を生じる場合もあります。

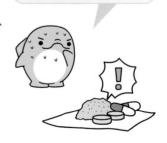

● 生命関連製品としての医薬品

　医薬品は、人の疾病の診断、治療もしくは予防に使用されること、または人の身体の構造や機能に影響を及ぼすことを目的とする**生命関連製品**であり、その有用性が認められたものです。医薬品は、効能効果、用法用量、副作用などの必要な情報が適切に伝達されることを通じて、適切に使用することにより、初めてその役割を十分に発揮するものです。

● 人体に使用されない医薬品

　人体に対して使用されない医薬品であっても、人の健康に影響を与えるものもあります（殺虫剤、消毒剤、検査薬など）。例えば、殺虫剤の中には誤って人体がそれに曝されれば健康を害するおそれがあるものがあります。

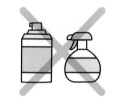

　また、検査薬は検査結果について正しい解釈や判断がなされなければ、医療機関を受診して適切な治療を受ける機会を失うおそれがあるものもあります。

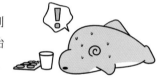

○×問題

医薬品が人の体に及ぼす作用は複雑かつ多岐に渡るが、一般用医薬品はそのすべてが解明されている。

解答・解説　×　すべてが解明されているわけではありません。

人体に対して直接使用されない殺虫剤は、健康に影響を与えるものではない。

解答・解説　×　影響を与えることがあります。

● 医薬品の品質保証について

医薬品は、高い水準で均一な品質が保証されていなければなりません。医薬品、医療機器などの品質、有効性および安全性の確保に関する**法律**では、健康被害の発生の可能性の有無にかかわらず、**異物の混入、変質などがある医薬品を販売してはならない**旨を定めています。

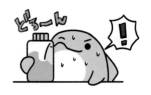

一般用医薬品について

● 医療用医薬品との比較

医療用医薬品と比較すれば**リスクは相対的に低い**と考えられる一般用医薬品であっても、**科学的な根拠に基づく適切な理解**や判断によって**適正な使用**が図られる必要があります。

リスクの大きさは相対的なもの

リスク	リスク	リスク
医療用医薬品	一般用医薬品	食品

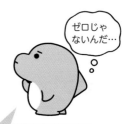

ゼロじゃないんだ…

一般用医薬品は、
医療用の医薬品と比べるとリスクは低いですが
決してリスクがないわけではないため注意が必要です。

● 市販後の対応

　医薬品は、市販後にも、医学・薬学などの新たな知見、使用成績などに基づき、その有効性、安全性などの確認が行われる仕組みになっています。それらの結果を踏まえ、リスク区分や承認基準の見直しが行われます。

添付文書・製品表示で変更が反映される内容

・販売時の取扱い

・製品の成分分量

・効能効果

・用法用量

・使用上の注意

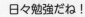

日々勉強だね！

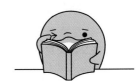

　医薬品は、その有効性、安全性などの確認が行われる仕組みになっており、知見の積み重ねや使用成績の結果などによって情報が集積され、随時新たな情報が付加されています。一般用医薬品の販売に従事する専門家（薬剤師・登録販売者）においては、これらについて円滑に対応できるよう**常に新しい情報の把握に努める必要があります**。

○×問題

一般用医薬品は、医療用医薬品と比較してリスクが相対的に低いため、市販後の有効性、安全性に関する情報の収集は不要である。

解答・解説　×　「不要」→ 市販後にも情報収集が行われます。

PL法（製造物責任法）

一般用医薬品として販売される製品は、**製造物責任法（PL法）の対象**でもあります。

PL法は、製造物の欠陥により、人の生命、身体、財産に係る被害が生じた場合における**製造業者等の損害賠償の責任**について定めている法律です。

販売した一般用医薬品に明らかな欠陥があった場合などは、**PL法の対象となりえる**ことも理解しておく必要があります。

薬として
医薬品、医療機器等の品質、有効性及び安全性の確保等に関する法律（薬機法）

製品として
製造物責任法
（「PL法」）

医薬品

医薬品を販売する登録販売者として

　一般の生活者においては、添付文書や製品表示に記載された内容を見ただけでは、効能効果や副作用などについて**誤解**や**認識不足**を生じることもあります。購入者等が、一般医薬品を適切に選択し、適正に使用するためには、その販売に**専門家が関与**し、適切な**情報提供**を行うことが不可欠です。

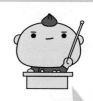

一般の生活者は難しい言葉や専門的な言い回しは理解しづらいため、専門用語をわかりやすい表現で伝えるなどの工夫が必要です！

購入者「等」となってるのは、購入者と使用者が別々である可能性が想定されるからです。

2 医薬品のリスク評価

リスク評価について

● リスク評価とは

医薬品の効果とリスクは、「用量と作用強度との関係（用量‐反応関係）」に基づいて評価されます。治療量上限を超えると、やがて効果よりも有害反応が強く発現する「中毒量」となり、「最小致死量」を経て、「致死量」に至ります。

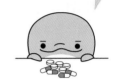

薬と毒は
表裏一体なんだ…

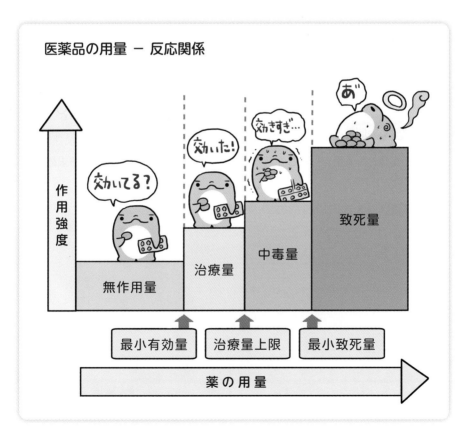

医薬品の用量 − 反応関係

作用強度

効いてる？

効いた！

効きすぎ…

あ

無作用量

治療量

中毒量

致死量

最小有効量　治療量上限　最小致死量

薬 の 用 量

投与量と効果・毒性の関係は、薬物用量を増加させるに従って、「治療量」から「無作用量」に至り、無作用量上限を超えると、「中毒量」、「最小致死量」を経て、「致死量」に至る。

解 答・解 説　✕　「治療量」と「無作用量」が入れ替わっています。

● 薬物毒性の指標

　動物実験により求められる**50％致死量**（**LD$_{50}$**）は、**薬物の毒性の指標**として用いられます。少量の投与でも長期投与されれば慢性的な毒性が発現する場合もあり、**発がん作用**、**胎児毒性**や組織・臓器の**機能不全**を生じる場合もあります。

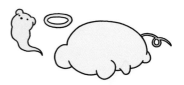

LDとは
Lethal Dose の略で、
致死量のことです。

毒性の指標として用いられる50％致死量は、ヒトを対象とした実験から求められている。

解 答・解 説　✕　「ヒトを対象とした実験から」→「動物実験から」

医薬品に関する評価基準について

動物実験で医薬品の安全性が確認されると、**ヒトを対象**とした**臨床試験**が行われ、試験の実施の基準には、国際的に Good Clinical Practice（**GCP**）が制定されています。

医薬品については、食品などよりもはるかに厳しい安全性基準が要求されています。

リスク評価の種類

GLP (Good Laboratory Practice)	医薬品の**安全性**に関する**非臨床試験**の基準
GCP (Good Clinical Practice)	ヒトを対象とした**臨床試験の実施**の基準
GPSP (Good Post-marketing Study Practice)	医薬品の**製造販売後の調査**および**試験の実施**の基準
GVP (Good Vigilance Practice)	医薬品の**製造販売後安全管理**の基準

過去問では、例えば GPSP の記述で GVP と書かれたり、GVP の記述で GPSP と書かれたりするように、用語が入れ替わって出題されます。

○×問題

医薬品の安全性基準では、製造販売後の調査及び試験の実施の基準として Good Vigilance Practice（GVP）と、製造販売後安全管理の基準として Good Post-marketing Study Practice（GPSP）が制定されている。

解答・解説 ×　「GVP」と「GPSP」が入れ替わっています。

3 健康食品

健康食品の定義

　健康増進や維持の助けになることが期待されるいわゆる「健康食品」は、あくまで食品であり、医薬品とは法律上区別されています。

用　語　解　説

健康食品 ≠ 医薬品
健康食品 ＝ 食品

健康食品には、医薬品と類似した形状で発売されているものも多く、誤った使用法により健康被害を生じた例もあります。

健康食品の種類

　健康食品の中でも国が示す要件を満たす食品「**保健機能食品**」は、一定の基準のもと健康増進の効果などを表示することが許可された健康食品です。「保健機能食品」には現在、以下の3種類があります。

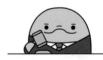

保健機能食品は
3種類あるよ！

特別用途食品

| 特定保健用食品 | 栄養機能食品 | 機能性表示食品 |

保健機能食品

特定保健用食品は
「特別用途食品」にも
含まれます！

● 特定保健用食品 (許可必要)

身体の生理機能などに影響を与える保健機能成分を含むもので、個別に（一部は規格基準に従って）特定の保健機能を示す有効性や安全性などに関する**国の審査を受け、許可されたもの**です。

● 栄養機能食品（許可不要）

身体の健全な成長や発達、健康維持に必要な栄養成分（ビタミン、ミネラルなど）の補給を目的としたもので、国が定めた規格基準に適合したものであれば、その栄養成分の健康機能を表示できます。

● 機能性表示食品
（許可不要、事業者の責任）

事業者の責任で科学的根拠をもとに疾病に罹患していない者の健康維持及び増進に役立つ機能を商品のパッケージに表示するものとして国に届け出された商品ですが、特定保健用食品とは異なり国の個別の許可を受けたものではありません。

スーパーや
コンビニなどで
実際に見てみよう！

	国の許可
特定保健用食品	あり
栄養機能食品	なし
機能性表示食品	なし （事業者の責任により届出）

試験では、
「国により許可されている」の
「許可」の部分が「承認」と
置き換えられることがありますが
同じ意味です。

特定保健用食品は、疾病に罹患していない人の健康の維持・増進に役立つ、又は適する旨（疾病リスクの低減に係るものを除く。）を表示するものである。

解答・解説　✕　「特定保健用食品」→「機能性表示食品」

健康食品は、医薬品医療機器等法において、特定の保健機能の表示が許可された食品であると定義されている。

解答・解説　✕　「健康食品」→「特定保健用食品」

特定保健用食品は、健康食品と同様に保健機能の表示をすることは一切認められていない。

解答・解説　✕　特定の保健機能の表示が許可されています。

各保健機能食品は、
似た名前で混同しやすいから
きっちり整理して覚えてね。

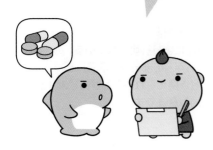

4 セルフメディケーション

地域全体で健康をケア

　セルフメディケーションとは、「自分自身の健康に責任を持ち軽度な身体の不調は自分自身で手当てすること（WHOの定義）」です。地域包括ケアシステムなどに代表されるように、自分、家族、近隣住民、専門家、行政などすべての人たちで協力して個々の住民の健康を維持・増進していくことが求められています。

　医薬品の販売などに従事する専門家は、その中でも重要な情報提供者であり、薬物療法の指導者となることを常に意識して活動することが求められています。

用語解説

スイッチOTC
医療用医薬品から一般用医薬品に転用（スイッチ）した医薬品（元医療用医薬品、現一般用医薬品）。

セルフメディケーション税制

平成29年1月より、適切な健康管理の下で医療用医薬品からの代替を進める観点から、**条件を満たした場合**にスイッチOTC医薬品の購入の対価について、一定の金額をその年分の総所得金額等から控除する制度です。

レシートを保存しておいて、

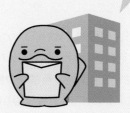

確定申告の際に申請すれば所得から控除されます！

※令和4年1月の見直しで、従来のスイッチOTCに加えて腰痛や肩こり、かぜやアレルギーの諸症状に対応する一般用医薬品が対象になりました。

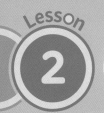

医薬品の効き目や安全性に影響を与える要因 その1

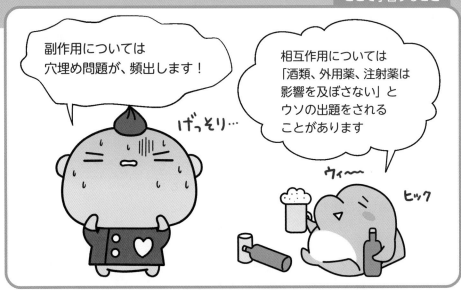

1 副作用

副作用の定義

　世界保健機関（WHO）の定義によれば、医薬品の**副作用**とは、「疾病の**予防**、診断、治療のため、又は身体の機能を**正常化**するために、人に**通常用いられる量で発現する医薬品の有害かつ意図しない反応**」とされており、**薬理作用**による副作用と**アレルギー**（過敏反応）による副作用に大別することができます。

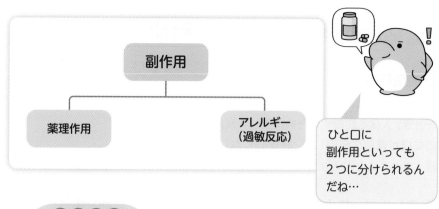

ひと口に
副作用といっても
2つに分けられるん
だね…

○✕問題

世界保健機関（WHO）で定義する医薬品の副作用には、通常用いられる量で発現する医薬品の有害かつ意図しない反応は含まれていない。

解答・解説　✕　「含まれていない」→「含まれている」※それが副作用のことです。

薬理作用による副作用

　医薬品は複数の薬理効果を併せ持つため、期待される有益な反応（主作用）以外の反応が現れることがあります。主作用以外の反応で好ましくないものを一般に**副作用**といいます。**複数の疾病を有する人の**場合、ある疾病のために使用された医薬品の作用が、その疾病に対して**薬効**をもたらす一方、別の疾病に対しては症状を**悪化**させたり、**治療が妨げられたり**することもあります。

主作用以外の反応でも、
特段の不都合を生じないものであれば、通常、
副作用として扱われることはありません。

アレルギー（過敏反応）による副作用

● 免疫反応とは

　免疫は、細菌やウイルスなどが人体に取り込まれたとき、**人体を防御するために生じる反応ですが、免疫機構が過敏に反応して、好ましくない症状が引き起こされることがあります。**

● アレルギーによる症状

　アレルギーにより体の各部位に生じる**炎症等の反応**をアレルギー症状といい、流涙や眼の痒みを伴う結膜炎症状、鼻汁やくしゃみなどの鼻炎症状、蕁麻疹や湿疹、かぶれなどの皮膚症状、血管性浮腫のようなやや広い範囲にわたる腫れなどが生じることが多いです。アレルギーは、一般的にあらゆる物質に、また、医薬品の薬理作用などとは関係なく起こり得るものです。

> アレルギーは
> 外用薬や
> 添加物でも
> 引き起こされる
> ことがあります。

◯✕問題

内服薬によって起こるアレルギーで、全身性の湿疹が生じることはない。

解答・解説　✕　「ない」→「ある」

アレルギーは、医薬品の薬理作用との関係で起きるため、薬理作用のない添加物がアレルギーを引き起こす原因物質（アレルゲン）となることはない。

解答・解説　✕　「ない」→「ある」

● 抵抗力が低下しているときのアレルギー症状

　病気などに対する**抵抗力が低下**している状態などの場合には、医薬品がアレルゲン（アレルギーを引き起こす原因物質）となることがあります。また、アレルギーには**体質的・遺伝的**な要素もあり、近い親族にアレルギー体質の人がいる場合には、注意が必要です。医薬品の中には、**鶏卵**や**牛乳**などを原材料として作られているものがあるため、それらに対するアレルギーがある人では**使用を避けなければならない**場合もあります。

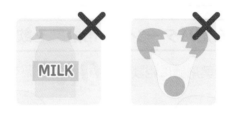

副作用による症状と対処

● 副作用による症状

　副作用は、眠気や口渇（こうかつ）などの比較的よく見られるものから、日常生活に支障を来す程度の健康被害を生じる重大なものまでさまざまですが、どのような副作用であれ、起きないことが望ましいです。

　医薬品が人体に及ぼす作用は、すべてが解明されているわけではないため、**十分注意して適正に使用された場合であっても、副作用が生じる**ことがあります。

〇✕問題

医薬品の作用には未知な部分が多いが、十分注意して適正に使用すれば副作用は生じない。

解答・解説　　✕　　十分注意して適正に使用したとしても、副作用が起こることもあります。

重要なのは、医薬品を使用する人の副作用をその**初期段階**で認識することです。使用を中断する不利益より、**重篤化の回避**の方が優先です。

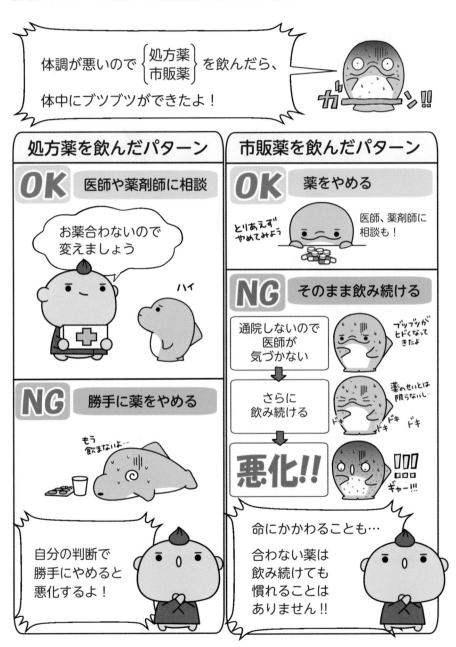

● 副作用が現れたときの受診勧奨

　一般用医薬品は、軽度な疾病に伴う症状の改善などを図るためのものであり、一般の生活者が自らの判断で使用するものです。通常は、**その使用を中断することによる不利益よりも、重大な副作用を回避することが優先され**、その兆候が現れたときには**基本的に使用を中止**することとされており、必要に応じて医師、薬剤師などに相談がなされるべきであるとされています。

一般用医薬品による副作用の兆候が現れた場合には、通常、添付文書等に記載されている用量から減量して使用する。

解 答・解 説　　×　　添付文書などに記載されている用量内で用いることが原則です。副作用の兆候が現れた際は、服用を中止します。

　一般用医薬品の販売などに従事する専門家においては、購入者などから副作用の発生の経過を十分に聴いて、その後の適切な医薬品の選択に資する情報提供を行うほか、副作用の状況次第では、購入者等に対して、速やかに**適切な医療機関を受診するよう勧奨**する必要があります。

　副作用は容易に異変を自覚できるものばかりでなく、血液や内臓機能への影響などのように、直ちに**明確な自覚症状として現れない**こともあります。

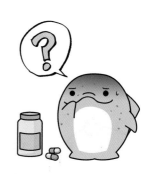

　継続して使用する場合には、特段の異常が感じられなくても**医療機関を受診**するよう、医薬品の販売に従事する専門家から促していくことも重要です。

○✕問題

副作用は、容易に異変を自覚できるものばかりなので、血液や内臓機能への影響についてはすぐに明確な自覚症状が現れる。

解答・解説 ✕ 内臓への影響など、容易に自覚できるものばかりではないため、注意が必要です。

2 不適正な使用と副作用

一般用医薬品の不適正な使用

● 一般用医薬品のリスク

医薬品は、保健衛生上の**リスク**が伴うものです。疾病の種類や症状などに応じて適切な医薬品が選択され、適正な使用がなされなければ、症状の悪化、副作用や事故などの好ましくない結果を招く危険性が高くなります。

● 誤解や認識不足による不適正な使用

使用量は指示どおりであっても、便秘や不眠、頭痛など不快な症状が続くために、長期にわたり一般用医薬品をほぼ毎日連用（常習）する事例も見られます。

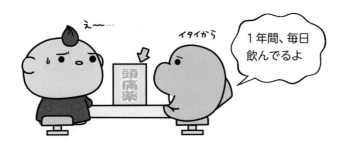

便秘薬や総合感冒薬、解熱鎮痛薬などはその時の不快な症状を抑えるための医薬品であり、長期連用すれば、その症状を抑えていることで重篤な疾患の発見が遅れたり、肝臓や腎臓などの医薬品を代謝する器官を傷めたりする可能性もあります。

長期連用により精神的な依存が起こり、使用量が増え、購入するための経済的な負担も大きくなる例も見られます。

一般用医薬品の場合、その使用を判断する主体が一般の生活者であることから、その適正な使用を図っていく上で、販売時における専門家の関与が特に重要になります。

○×問題

一般用医薬品に習慣性・依存性のある成分が含まれているものはない。

解答·解説　×　「ない」→「ある」

● 本来の目的以外の意図による不適正な使用

医薬品は、その**目的**とする効果に対して副作用が生じる危険性が**最小限**となるよう、使用する量や使い方が定められています。医薬品を本来の目的以外の意図で、定められた**用量を意図的に超えて**服用したり、みだりに他の医薬品や酒類などと一緒に摂取するといった**乱用**がなされると、**過量摂取**による**急性中毒**などを生じる危険性が高くなります。

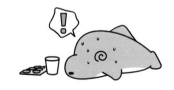

一般用医薬品の乱用

● 薬物依存の危険性

　一般用医薬品にも**習慣性・依存性がある成分**※を含んでいるものがあり、そうした医薬品がしばしば乱用されることが知られています。乱用の繰り返しによって慢性的な臓器障害などを生じるおそれもあります。一度、**薬物依存**が形成されると、そこから**離脱**することは**容易ではありません**。

※コデイン・ジヒドロコデイン・カフェインなど

使い方によって
ヤバそうな成分は
覚えておいてね。

● 乱用を未然に防ぐために

　医薬品の販売に従事する専門家においては、**必要以上の大量購入や頻回購入**などを試みる不審な者などには**慎重に対処**する必要があります。不審な者には**積極的に事情を尋ねる**、状況によっては販売を差し控えるなどの対応が必要です。

3 他の医薬品や食品との相互作用、飲み合わせ

相互作用とは

複数の医薬品を併用した場合、または保健機能食品や、いわゆる健康食品を含む特定の商品と一緒に摂取した場合に、医薬品の作用が**増強**したり、**減弱**したりすることを**相互作用**といいます。相互作用には2種類あり、「医薬品が**吸収**、**分布**、**代謝**（体内で化学的に変化すること）または**排泄**される過程で起こるもの」と、「医薬品が**薬理作用をもたらす部位**において起こるもの」があります。

相互作用は
2種類ある、
というのは
頻出するよ。

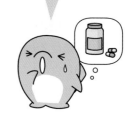

○✕問題

相互作用は、医薬品が吸収、代謝、分布又は排泄される過程で起きるものであるため、医薬品が薬理作用をもたらす部位で起こることはない。

解答・解説 ✕ 「ない」→「ある」
薬理作用をもたらす部位で起こるものもあります。

医薬品の相互作用とは、複数を併用したときに作用が増強することであり、作用が減弱する場合には相互作用とはいわない。

解答・解説 ✕ 増減どちらも相互作用です。

相互作用を回避するために

　相互作用を回避するためには、その医薬品との相互作用を生じるおそれのある医薬品や食品の摂取を控えなければいけないのが通常です。

● 他の医薬品との成分の重複

　一般用医薬品は、1つの医薬品の中に作用の異なる**複数の成分**を組み合わせて含んでいることが多く、他の医薬品と**併用**した場合に、成分の**重複**により、作用が強く出すぎたり、副作用を招く**危険性が増す**ことがあります。

● 相互作用のリスク低減

　相互作用による副作用の**リスクを減らす**観点から、緩和を図りたい症状が**明確**である場合には、なるべくその**症状に合った成分のみ**が配合された医薬品が**選択**されることが望ましいです。複数の疾病を有する人では、疾病ごとにそれぞれ医薬品が使用される場合が多く、**医薬品同士の相互作用**に関して特に注意が必要となります。

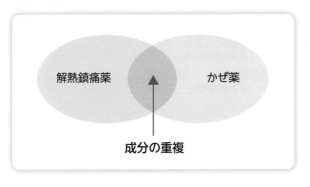

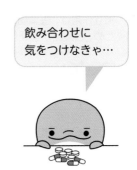

飲み合わせに
気をつけなきゃ…

緩和を図りたい症状が明確である場合であっても、予防的に多くの成分が配合された医薬品が選択されることが望ましい。

解答・解説　×　症状が明確である場合は、その症状に対する成分のみを選択をする必要があります。

● 食品との飲み合わせ

食品との飲み合わせは、例えば次のような事例があります。

① アルコール摂取

　酒類（アルコール）をよく摂取する人は**肝臓の代謝機能が高まっている**ことが多いです。

　その結果、肝臓で代謝される**アセトアミノフェン**などは、通常よりも**代謝されやすく**なり、体内から医薬品が**速く消失して十分な薬効が得られなくなる**ことがあります。　代謝によって産生する物質（代謝産物）に薬効がある場合には、作用が強く出すぎたり、逆に、代謝産物が人体に悪影響を及ぼす医薬品の場合は、飲酒により**副作用**が現れやすくなったりします。

外用薬や注射薬であっても、食品によって医薬品の作用や代謝に影響を受ける可能性があります。

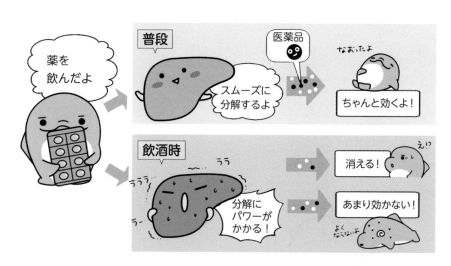

○×問題

酒類（アルコール）が医薬品の吸収・代謝に影響を与えることはない。

解答・解説 ×　「ない」→「ある」

酒類（アルコール）を多く摂取する人は、肝臓の代謝機能が高まっていることが多く、その結果として、アセトアミノフェンの薬効が増強することがある。

解答・解説 ×　「増強」→「減弱」

医薬品の代謝によって産生する物質（代謝産物）に薬効はない。

解答・解説 ×　「ない」→「ある」

お酒と薬は
一緒に飲んじゃダメ！
ま、当たり前だけどね。

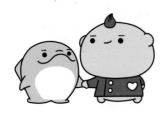

② 重複する成分による過剰摂取

例1　食品中に含まれる成分

カフェインや**ビタミンA**などのように、**食品中**に**医薬品の成分**と同じ物質が存在するために、それらを含む医薬品と食品を一緒に服用すると**過剰摂取**となるものもあります。

重複する成分の飲み合わせの例
（医薬品の成分と同じ物質を含む食品と医薬品）

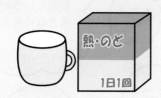
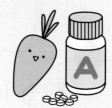

コーヒー＋総合感冒薬
（両方ともカフェインを含む）　　　　　ニンジン＋ビタミンA剤
　　　　　　　　　　　　　　　　（ニンジンはビタミンAの原料を含む）

例2　生薬成分

生薬成分などについては、医薬品的な効能効果が標榜または暗示されていなければ、食品（ハーブなど）として流通可能なものもあり、そうした食品を合わせて摂取すると、生薬成分が配合された医薬品の効き目や副作用を**増強**させることがあります。

うっ！

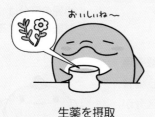
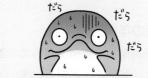

生薬を摂取
＋
生薬が入っていると知らずに
ハーブティーを飲む　　　　　　　　過剰摂取

医薬品の効き目や安全性に影響を与える要因 その2

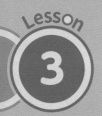

薬を使う人への配慮を学ぶよ！

身体への影響をいろいろ考えなくちゃ！

1 小児、高齢者、妊婦などへの配慮

小児について

小児の区分は試験に頻出するよ。

● 小児の年齢区分

　医療用医薬品の添付文書等の記載事項の留意事項において「新生児」「乳児」「幼児」「小児」という場合には、おおよその目安として、次のような年齢区分が用いられています。

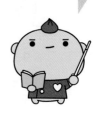

小児の年齢区分

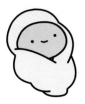
新生児
生後4週未満

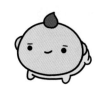
乳児
生後4週以上
1歳未満

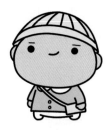
幼児
1歳以上7歳未満

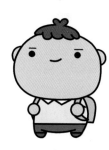
小児
7歳以上15歳未満

> 新生児： 生後4週未満
> 乳児 ： 生後4週以上、1歳未満
> 幼児 ： 1歳以上、7歳未満
> 小児 ： 7歳以上、15歳未満

ただし、一般的に15歳未満を小児とすることもあり、具体的な年齢が明らかな場合は、医薬品の使用上の注意においては、「3歳未満の小児」などと表現される場合があるため注意が必要です。

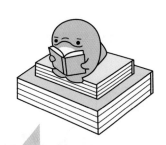

「小児」の定義も
いろいろなんだね…

● 小児の生理機能の特徴

① 医薬品の影響を受けやすい

小児は、大人と比べて**身体の大きさに対して腸が長く**、服用した医薬品の**吸収率**が相対的に**高く**なります。また、**血液脳関門が未発達**であるため、吸収されて循環血液中に移行した医薬品の成分が**脳に達しやすく**、中枢神経系に影響を与える医薬品で副作用を起こしやすくなります。

② 代謝・排泄に時間がかかる

肝臓や腎臓の機能が**未発達**であるため、医薬品の成分の**代謝・排泄に時間がかかり**、作用が強く出すぎたり、副作用がより強く出ることがあります。

「医療用医薬品の添付文書等の記載要領の留意事項」では、小児は7歳以上15歳未満、高齢者は65歳以上をおおよその目安としている。

　〇

小児は、大人と比較して血液脳関門が発達しているので、吸収されて循環血液中に移行した医薬品の成分が脳に達しにくい。

　×　　血液脳関門が未発達であり、脳に達しやすいです。

小児だからこそ
気をつけなきゃ
いけない点があるんだよ。

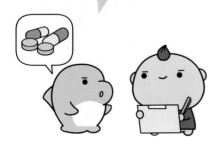

● 小児への配慮

① 服用時の注意

　5歳未満の幼児に使用される錠剤やカプセル剤などの医薬品では、服用時に喉につかえやすいので注意するよう添付文書に記載されています。

② 一般用医薬品の使用は最小限に

　乳児向けの用法用量が設定されている医薬品であっても基本的には**医師の診療を受けること**が**優先**されます。（乳児は**医薬品の影響を受けやすく**、また、**状態が急変**しやすく、一般用医薬品の使用の適否が見極めにくいため）

　一般用医薬品による対処は**最小限**※にとどめましょう。

※具体的には夜間など、医師の診療を受けることが
　困難な場合

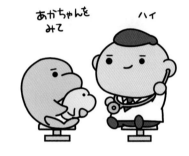

あかちゃんを
みて

ハイ

● 保護者の対応

　一般に乳幼児は、容態が変化した場合に、自分の体調を適切に伝えることが難しいと考えられます。そのため、医薬品を使用した後は、保護者が乳幼児の状態を**よく観察する**ことが重要です。また、小児の誤飲・誤用事故を未然に防止するには、家庭内において、小児が容易に**手に取れる**場所や、小児の**目につく**場所に医薬品を置かないようにしましょう。

小児に薬を与えるのは
保護者だからね。

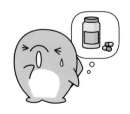

高齢者について

● 高齢者の定義

医療用医薬品の添付文書等の記載事項の留意事項においては、おおよその目安として **65歳以上** を「高齢者」としています。

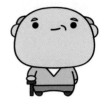

● 高齢者の生理機能の特徴

① 医薬品の影響を受けやすい

一般に高齢者は生理機能が衰えつつあり、特に**肝臓**や**腎臓**の機能が低下しています。そのため医薬品の作用が**強く**現れやすく、若年時と比べて副作用を生じる**リスク**が高くなります。

② 個人差が大きい

高齢者であっても基礎体力や生理機能の衰えの度合いは**個人差が大きく、年齢**のみから一概にどの程度**リスク**が増大しているかを判断することは**難しい**です。

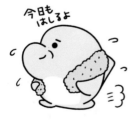

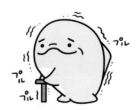

③ 嚥下障害が起こりやすい

　高齢者は、喉の筋肉が衰えて飲食物を飲み込む力が弱まっている（嚥下障害）場合があり、内服薬を使用する際に喉に詰まらせやすいです。また、医薬品の副作用で口渇を生じることがあり、その場合、誤嚥※を誘発しやすくなるので注意が必要です。

※食べ物などが誤って気管に入り込むこと

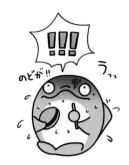

○×問題

高齢者は生理機能が衰えているため、若年者と比較して副作用を生じるリスクが高くなるため、一般用医薬品の販売に携わる専門家は、定められた用量よりも少ない量から服用を始めるよう説明することが義務づけられている。

解答・解説　×　「定められた用量よりも少ない量から」→「定められた用量の範囲で」

高齢者は基礎体力や生理機能の衰えの度合いの個人差が小さいため、年齢からどの程度副作用のリスクがあるか容易に判断できる。

解答・解説　×　「個人差が小さい」→ 個人差が大きく、判断することは難しいです。

● 高齢者への配慮

　高齢者は、持病（**基礎疾患**）を抱えていることが多く、一般用医薬品の使用によって**基礎疾患**の症状が**悪化**したり、**治療の妨げ**となる場合があります。また、高齢者が医薬品を服用するときには、家族や周囲の人（介護関係者など）の理解や協力も含めて、医薬品の安全使用の観点からの**配慮が重要**です。

妊婦または妊娠していると思われる女性、母乳を与える女性（授乳婦）への配慮

● 妊婦の特徴

妊婦は、体の**変調**や**不調**を起こしやすいです。一般用医薬品を使用する際は、そもそも**一般用医薬品**による対処が適当かどうかを含めて**慎重に検討**する必要があります。

① 胎児への影響は未解明なことが多い

母体が医薬品を使用した場合に、**血液 - 胎盤関門**によって、どの程度、胎児への医薬品の成分の移行が防御されるかは、**未解明**のことが多くあります。そのため、多くの場合、妊婦が使用した場合における**安全性に関する評価**が**困難**であるため、妊婦の使用については「**相談すること**」としているものが多いです。

用 語 解 説

血液 - 胎盤関門
胎児は、誕生するまでの間は、母体との間に存在する胎盤を通じて栄養分を受け取っています。胎盤には、胎児の血液と母体の血液とが混ざらない仕組み（血液胎盤関門）があります。

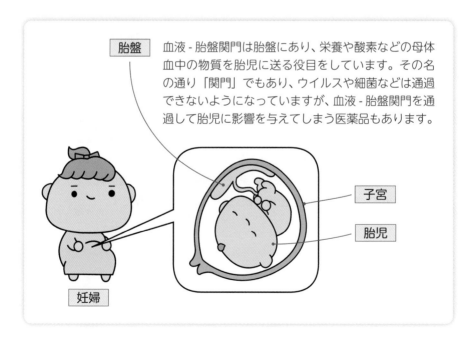

胎盤

血液 - 胎盤関門は胎盤にあり、栄養や酸素などの母体血中の物質を胎児に送る役目をしています。その名の通り「関門」でもあり、ウイルスや細菌などは通過できないようになっていますが、血液 - 胎盤関門を通過して胎児に影響を与えてしまう医薬品もあります。

子宮

胎児

妊婦

妊婦の一般用医薬品の使用については「大量に使用しないこと」としているものが多い。

解答・解説　✕　「大量に使用しないこと」→「相談すること」

② 妊婦が服用すると危険な医薬品

ビタミンA含有製剤は、妊娠前後の一定期間に通常の用量を超えて摂取すると胎児に先天異常を起こす危険性が高まるとされています。また、便秘薬のように、配合成分やその用量によっては流産や早産を誘発するおそれがあるものもあります。

ビタミンB_2含有製剤は、妊娠前後、一定の期間中に通常の用量を超えた摂取をすると、胎児に先天異常を起こす危険性が高まるとされている。

解答・解説　✕　「ビタミンB_2」→「ビタミンA」

早産や流産を誘発するおそれがある一般用医薬品はない。

解答・解説　✕　「ない」→「ある」

胎児の健康を
害する危険性があるから
薬の扱いは慎重に！

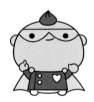

● 授乳婦（母乳を与える女性）への配慮

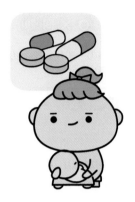

医薬品の種類によっては、**授乳婦が使用した医薬品の成分の一部が乳汁中に移行**することが知られており、母乳を介して乳児が医薬品の成分を摂取することになる場合があります。**授乳期間中の使用を避ける**か、**使用後しばらくの間は授乳を避ける**ことができるよう、医薬品の販売に従事する専門家から購入者などに対して、積極的な情報提供がなされる必要があります。

医療機関で治療を受けている人など

生活習慣病などの慢性疾患の種類や程度によっては、一般用医薬品の使用で、その症状が**悪化**したり、治療が**妨げられる**こともあります。

● 情報提供の重要性

購入しようとしている医薬品を使用する人が**医療機関で治療を受けている場合**には、疾患の種類や程度によって注意が必要です。「医薬品を使用することが想定される人」、「医薬品の種類」などに応じて、問題を生じるおそれがあれば**使用を避ける**ことができるよう情報提供がなされることが重要です。必要に応じて、いわゆる「お薬手帳」の活用も必要です。

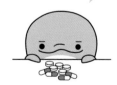

お薬手帳があれば
カンタンに情報提供
できるね！

購入した医薬品を使用する人が医療機関で治療を受けている場合、疾患の程度やその医薬品の種類等に応じて問題を生じるおそれがあれば、使用を避けられるよう情報提供されることが重要である。

解答・解説　○

● 交付された薬剤を使用している場合

医療機関・薬局で交付された薬剤を使用している人については、登録販売者において一般用医薬品との**併用の可否**を判断することは**困難**なことが多いです。そのため、その薬剤を処方した医師もしくは歯科医師または調剤を行った薬剤師に**相談**するように説明する必要があります。

● 過去に医療機関で治療を受けていた場合

過去に治療を受けていた※という場合には、どのような疾患について、いつ頃かかっていたのか（いつ頃治癒したのか）を踏まえ、購入者が使用の可否を適切に判断することができるよう情報提供がなされることが重要です。

※今は治療を受けていないということ

● 今後、医療機関で治療を受ける場合

医療機関で治療を受ける際には、使用している一般用医薬品の情報を医療機関の医師や薬剤師などに伝えるよう購入者などに説明することも重要です。

医療機関で治療を受けている場合、通常、その治療が優先されることが望ましいが、一般用医薬品の併用であれば問題ないことが多いため、治療を行っている医療機関の医師・薬剤師に一般用医薬品の併用について確認する必要はない。

解答・解説　×　「ない」→「ある」

2 プラセボ効果

プラセボ効果の定義

医薬品を使用したとき、**結果的**または**偶発的**に薬理作用によらない作用を生じることを**プラセボ効果**（偽薬効果）といいます。医薬品を使用したこと自体による楽観的な結果への期待（**暗示効果**）や、条件付けによる生体反応、時間経過による自然発生的な変化（**自然緩解**）などが関与して生じると考えられています。

「病は気から」と一緒だね。

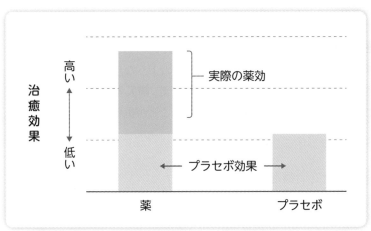

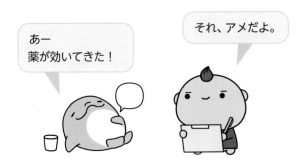

あー薬が効いてきた！

それ、アメだよ。

○×問題

プラセボ効果は、時間経過による自然発生的な変化（自然緩解など）が関与していないと考えられている。

解答・解説 ×　「関与していない」→「関与している」

医薬品の使用によってもたらされる反応や変化には、薬理作用によるものは含まれるが、プラセボ効果によるものは含まれない。

解答・解説 ×　「含まれない」→「含まれる」

● プラセボ効果による効果と副作用

　プラセボ効果によってもたらされる反応や変化にも、**望ましいもの**（効果）と**不都合なもの**（副作用）とがあります。また、主観的な変化だけでなく、**客観的に測定可能**な変化として現れることもありますが、**不確実**であり、それを目的として医薬品が使用されるべきではありません。

○×問題

プラセボ効果による反応や変化は、望ましい効果のみである。

解答・解説 ×　望ましいもの（効果）と不都合なもの（副作用）の両方があります。

3 医薬品の品質

医薬品の品質とは

　適切な保管・陳列がなされなければ、医薬品の効き目が低下したり、人体に**好ましくない作用を**もたらす物質を生じることがあるため、**清潔性**が保たれ、その品質が十分保持される環境※で保管・陳列されるよう留意される必要があります。また、適切な保管・陳列がなされたとしても、**経時変化**による**品質の劣化**は避けられません。

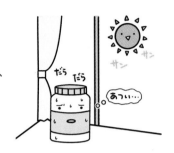

※高温、多湿、直射日光などの下に置かれることのないようにする

◯✕問題

医薬品は、適切な保管や陳列を行っていれば、経時変化による品質の劣化は起こらない。

　✕　たとえ適切に扱っていても劣化は避けられません。

一般用医薬品は、その一部が変質した物質から成っている場合でも、製造後1年以内であれば販売することができる。

　✕　一部でも変質した物質から成っている場合は販売してはなりません。

医薬品の使用期限

● 常備薬の使用期限

　一般用医薬品では、購入された後、すぐに使用されるとは限りません。家庭における**常備薬**として購入されることも多いため、外箱に記載されている使用期限から**十分な余裕**をもって販売がなされることも重要です。

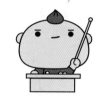

食べ物と一緒で
医薬品にも
期限があるよ！

●『使用期限』は未開封状態での期限

　医薬品に表示されている「使用期限」は、**未開封状態**で保管された場合に品質が保持される期限であり、**液剤**などでは、いったん**開封**されると記載されている期日まで**品質が保証されない**場合があります。

◯✕問題

外箱・添付書類などに表示されている「使用期限」は、開封前、開封後を問わず品質が保持される期限である。

解答・解説　✕　　開封前（未開封状態）での期限です。

使用期限は
当然「開封前」ね。

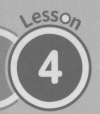

適切な医薬品選択と受診勧奨

ここで学習すること

こないだの薬飲んでもまだお腹が痛いんです

一度病院で診てもらった方がいいですよ

症状を聞きながら健康に関するアドバイスや病院での受診を勧めることも大事な仕事だよ！

1 一般用医薬品で対処可能な症状などの範囲

一般用医薬品について

● 一般用医薬品の定義

　一般用医薬品は、法において「医薬品のうち、その効能及び効果において人体に対する作用が著しくないものであって、薬剤師その他の医薬関係者から提供された情報に基づく需要者の選択により使用されることが目的とされているもの（要指導医薬品を除く）」と定義されています。

一般用医薬品の
役割は全部で
6つあります！

一般用医薬品の役割

① **軽度な疾病**に伴う症状の改善

② 生活習慣病（運動療法及び食事療法が基本）の**予防**

③ **生活の質**（QOL）の改善・向上

④ 健康状態の**自己検査**

⑤ 健康の維持・増進

⑥ その他の保健衛生

● セルフメディケーションの支援

近年、自分自身の健康に対する関心が高い生活者が多くなっています。

そのような中で、専門家による適切なアドバイスの下、身近にある一般用医薬品を利用する「**セルフメディケーション**」の考え方がみられるようになってきている。

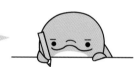

セルフメディケーションについては
P.25をよく読んでね！

　セルフメディケーションの主役は**一般の生活者**であり、一般用医薬品の販売に従事する専門家においては、購入者に対して常に科学的な根拠に基づいた正確な情報提供を行い、セルフメディケーションを**適切に支援**していくことが期待されています。

○×問題

セルフメディケーションの主役は、一般用医薬品の販売等に従事している登録販売者である。

解答・解説　×　主役は一般の生活者とされています。

一般用医薬品の対処範囲

● 医療機関への受診勧奨

　一般用医薬品における情報提供は必ずしも医薬品の販売に結びつけるのでなく、症状が重いとき※に、医療機関の受診を勧めたり、**医薬品の使用によらない対処**を勧めることが適切な場合があります。

※例えば、高熱や激しい腹痛がある場合、患部が広範囲である場合など

　体調不良や軽度の症状などについて一般用医薬品を使用して対処した場合であっても、**一定期間もしくは一定回数**使用しても症状の改善がみられないまたは悪化したときには、**医療機関を受診して医師の診療を受ける**必要があります。

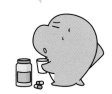

販売よりも
身体の健康が優先！

○×問題

体調の不調や軽度の症状等で一般用医薬品を使用している場合に、一定の期間・回数使用しても改善がみられなくても継続して使用するよう伝えた。

解答・解説　×　一定期間使用しても症状の改善が見られないときは使用を中止し、受診勧奨します。

● 一般用医薬品で対処可能な範囲の違い

一般用医薬品で対処可能な範囲は、医薬品を使用する人によって変わってくるものであり、例えば、乳幼児や妊婦などでは、通常の成人の場合に比べ、その範囲は限られています。

◯✕問題

一般用医薬品で対処可能な症状の範囲は、それを使用する人によって変わってくるものであり、乳幼児では通常の成人の場合より、その範囲は広くなる。

解答・解説　✕　「広くなる」→「限られる（狭くなる）」

ドーピングに該当する成分に注意

スポーツ競技者については、医薬品使用においてドーピングに注意が必要です。

一般用医薬品にも使用すればドーピングに該当する成分を含んだものがあるため、スポーツ競技者から相談があった場合は、専門知識を有する薬剤師などへの確認が必要です。

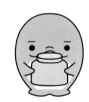

使っちゃダメな薬があるよ！

2 販売時のコミュニケーション

登録販売者としての役割

一般用医薬品は、**一般の生活者**が選択や使用を判断する**主体**となっています。

● 支援していくという立場

生活者が自ら健康上の問題などについて一般用医薬品を利用して改善を図ろうとすること（セルフメディケーション）に対して、登録販売者は、**第二類医薬品**および**第三類医薬品の販売、情報提供**などを担う観点から、**支援していく**という姿勢で臨むことが基本となります。

● 積極的な働きかけ

購入者が、自分自身や家族の健康に対する責任感を持ち、適切な医薬品を選択して、適正に使用するよう、医薬品の販売に従事する専門家が働きかけていくことが重要です。

医薬品の情報提供について

● 医薬品の情報の伝え方

専門家からの情報提供は、単に専門用語をわかりやすい**平易な表現**で説明するだけでなく、説明した内容が購入者にどう理解され、行動に反映されているかを把握しながら行うことにより、その実効性が高まるものです。

ちゃんと伝わるように
相手に合わせよう！

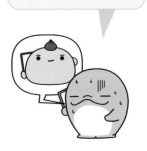

● 医薬品購入者の状況把握

　医薬品の販売に従事する専門家は、可能な限り、**購入者側の個々の状況の把握**に努めることが重要です。一般用医薬品の場合、必ずしも情報提供を受けた当人が医薬品を使用するとは限らないことを踏まえ、販売時のコミュニケーションを考える必要があります。

医薬品の販売に従事する専門家による情報提供は、専門的な表現で行うよう努める必要がある。

解答・解説　　×　　「専門的な表現で」→「わかりやすい平易な表現で」

医薬品の販売に従事する専門家による情報提供は、その説明内容が購入者等にどう理解されたかという実情を把握しながら行う必要はなく、専門用語を分かりやすい平易な表現で説明すればよい。

解答・解説　　×　　実情を把握しながら行うべきです。

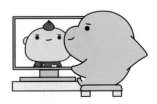

「購入者等」の「等」は
薬を買った人が使う
とは限らないからなんだ。

登録販売者が購入者に確認すべき8つのポイント！

1	何のためにその医薬品を購入しようとしているか（購入者などのニーズ、購入動機）
2	その医薬品を使用するのは情報提供を受けている当人か、またはその家族などが想定されるか
3	その医薬品を使用する人として、小児や高齢者、妊婦などが想定されるか
4	その医薬品を使用する人が医療機関で治療を受けていないか
5	その医薬品を使用する人が過去にアレルギーや医薬品による副作用などの経験があるか
6	その医薬品を使用する人が相互作用や飲み合わせで問題を生じるおそれがある他の医薬品の使用や食品の摂取をしていないか
7	その医薬品がすぐに使用される状況があるか（医薬品によって対処しようとする症状などが現にあるか）
8	症状などがある場合、それはいつ頃からか、その原因や患部などの特定はなされているか

第一類医薬品を販売する場合は、③〜⑤の事項を販売する薬剤師が確認しなければなりません（義務）。

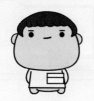

第二類医薬品を販売する場合は、③〜⑤の事項を販売する薬剤師または登録販売者が確認するよう努めなければなりません（努力義務）。

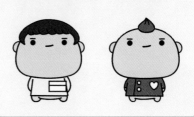

販売時のコミュニケーション

　購入者が何を期待して医薬品を購入するのか漠然としている場合、また情報提供を受けようとする意識が乏しいなど、コミュニケーションが成立しがたい場合もあります。情報提供を受ける購入者が医薬品を使用する**本人**で、かつ、現に症状などがある場合には、その人の状態や**様子全般**から得られる情報も**重要な手がかり**となります。また、購入者が医薬品を使用する**状況は随時変化**する可能性があるため、**販売数量**は**一時期**に使用する**必要量**とするなど、販売時のコミュニケーションの機会が**継続的に確保**されるよう配慮することも重要です。

 ○✕問題

家庭における常備薬として購入する場合など、すぐに使用する必要に迫られていないときは、販売時のコミュニケーションや情報提供は必要ない。

解答・解説　✕　「必要ない」→「必要」

医薬品の販売は、単なる
売り買いじゃないから
状況を把握する
コミュニケーションが大事！

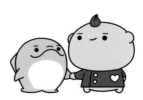

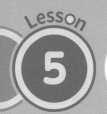

Lesson 5 薬害の歴史

ここで学習すること

当時は判明していなかった
薬剤の影響で
大変な被害が出ています！

医薬品を扱うことは
責任が重大！
という意識を
もってくださいね！

ここでは代表的な
薬害の事例を学びます。

1 医薬品による副作用等に対する基本的考え方

　医薬品の副作用は、眠気、口渇などの比較的よく見られるものから、死亡や日常生活に支障を来すほど重要なものまでさまざまですが、科学的に証明されていない未知のものが生じる場合があります。

　薬害とは、「医薬品の有害な作用を無視・軽視した薬の不適切な使用の結果、社会的に問題化した健康被害」のことを指します（副作用とは区別されています）。

　医薬品の副作用被害や薬害は、医薬品が十分注意して使用されたとしても起こり得るものです。医薬品が「両刃の剣」であることを踏まえ、安全性の確保に最善の努力を重ねていくことが重要です。

2 サリドマイド訴訟

サリドマイド訴訟とは

　催眠鎮静剤として販売された**サリドマイド製剤を妊娠している女性**が使用したことにより、**出生児に四肢欠損、耳の障害**などの**先天異常**（サリドマイド胎芽症）が発生したことに対する損害賠償訴訟です。

原因になった薬剤	催眠鎮静剤（サリドマイド製剤）
使用した人	妊娠している女性
発生した問題	出生時に四肢欠損、耳の障害などの先天異常
損害賠償の被告	1963年6月　　製薬企業 1964年12月　国および製薬企業
訴訟結果	1974年10月　和解成立

サリドマイド製剤は
当初、催眠鎮静剤として
薬局で売られていた
薬だったんだ。

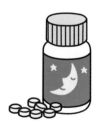

サリドマイド製剤の特徴

　サリドマイドは**催眠鎮静成分**（鎮静作用を目的として、**胃腸薬**にも配合）ましたが、副作用として**血管新生を妨げる**作用もありました。

● 妊婦が摂取した場合

　妊婦が摂取した場合、サリドマイドは**血液‐胎盤関門**を通過して**胎児に移行**します。胎児はその成長過程で、サリドマイドの副作用によって血管新生が妨げられ、細胞分裂が正常に行われず、器官が十分に成長しないことから、四肢欠損、視聴覚などの感覚器や心肺機能の障害などの**先天異常**が発生してしまいます。

● 光学異性体を有する

　血管新生を妨げる作用は、サリドマイドの光学異性体のうち、一方の異性体（**S体**）のみが有する作用であり、もう一方の異性体（**R体**）にはこの副作用なく、鎮静作用を有しています。R体とS体は**体内で交互に転換**するため、R体のサリドマイドを分離して製剤化しても**催奇形性は避けられない**のです。

用語解説

血管新生
すでに存在する血管から新しい血管が形成されることです。また、広義にはそれに伴い、新しい血管によって栄養分等が運ばれることも指します。

用語解説

光学異性体
分子の化学的配列は同じですが、鏡像関係（鏡に映ったように左右対称の関係）にあり、互いに重ね合わせることができないものです。

催奇形成
（さいきけいせい）

異性体の種類	R体	S体
作用	鎮静作用	―
副作用	―	血管新生を妨げる

先天異常

光学異性体の片方に副作用

国内での対応について

　サリドマイド製剤は、その危険性が西ドイツの企業から日本への勧告が届いてから販売停止および回収措置に至るまでの**国内での対応の遅さ**が問題視されました。また、この薬害事件は、日本のみならず**世界的にも**問題となり、WHO 加盟国を中心に**市販後の副作用情報の収集の重要性**が改めて認識され、各国における**副作用情報の収集体制の整備**が図られることとなりました。

各国の販売停止・回収措置に至るまでの流れ

国	1961年11月	12月	1962年	5月	9月
ドイツ	警告が出され回収				
日本		ドイツからの勧告が届く	再びドイツから警告される	国内での出荷が停止される	国内での販売停止回収が行われる

ドイツでは警告から回収まで1週間で行われた

日本ではドイツからの勧告・警告があったにもかかわらず販売を続け対応が遅れたため被害が拡大

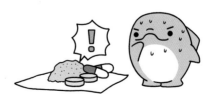

1961年11月、西ドイツのレンツ博士がサリドマイド製剤の催奇形性について警告を行い、日本でも翌月から回収が行われた。

 ✕　翌月 → 同年12月に西ドイツ企業から勧告が届いており、かつ翌年になってからもその企業から警告が発せられていたにもかかわらず、出荷停止は1962年5月まで行われず、販売停止および回収措置は同年9月であるなど、対応の遅さが問題視されました。

血管新生を妨げる作用は、サリドマイドの光学異性体のうち、一方の異性体（S体）だけが有する作用であるため、もう一方の異性体（R体）にはなく、R体のサリドマイドを分離して製剤化することで催奇形性を避けることができる。

 ✕　R体が体内でS体に変化するため、分離して製剤化しても催奇形性は避けられません。

サリドマイドは、副作用として血管新生を促進する作用がある。

 ✕　「促進」 → 「抑制」

3 スモン訴訟

スモン訴訟とは

　整腸剤として販売されていた**キノホルム製剤**を使用したことにより、**亜急性脊髄視神経症（スモン）**に罹患したことに対する損害賠償訴訟です。

　スモンはその症状として、**初期には腹部の膨満感から激しい腹痛を伴う下痢**を生じ、次第に**下半身の痺れや脱力、歩行困難**などが現れます。**麻痺は上半身にも拡がる**場合があり、ときに視覚障害から**失明に至る**こともあります。1971年5月に国および**製薬企業**を被告として提訴され、1979年9月に**全面和解**が成立しました。

スモン

英名：Subacute Myelo-Optico-Neuropathy の頭文字をとって**スモン**と呼ばれる。日本語では「亜急性脊髄視神経症」。

原因になったもの	整腸剤（キノホルム製剤）
使用した人	全般
発生した問題	亜急性脊髄視神経症
損害賠償の被告	国および製薬企業
訴訟結果	1979年9月　和解成立

国内の対応について

　スモン患者に対する施策や救済制度として、治療研究施設の整備、治療法の開発調査研究の推進、施術費および医療費の自己負担分の公費負担、世帯厚生資金貸付による生活資金の貸付のほか、重症患者に対する介護事業が講じられています。また、サリドマイド訴訟、スモン訴訟を契機として、**1979年**、医薬品の副作用による健康被害の迅速な救済を図るため、**医薬品副作用被害救済制度**が創設されました。

スモンの症状としては、激しい腹痛を伴う下痢、下半身の痺れ、歩行困難等が現れるが、麻痺が上半身に拡がることはない。

 ✕ 麻痺は上半身にも拡がる場合があり、ときに視覚障害から失明に至ることもあります。

キノホルム製剤は、医療用医薬品のみの販売だったが、一般用医薬品の販売に従事する者も、薬害事件の歴史を十分把握した上で、副作用等による健康被害の拡大防止に努める必要がある。

 ✕ 「医療用医薬品」→「一般用医薬品」としても販売されていました。

スモン訴訟を契機として、生物由来製品による感染等被害救済制度が創設された。

 ✕ 「感染等被害救済制度」→「医薬品副作用被害救済制度」
生物由来製品による感染等被害救済制度は CJD 訴訟に関係しています。

どの薬害から
どの救済措置が
創設されたかを把握してね。

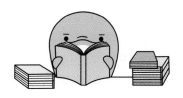

4 HIV 訴訟

HIV訴訟とは

　血友病患者が、ヒト免疫不全ウイルス（HIV）が混入した原料血漿から製造された血液凝固因子製剤の投与を受けたことにより、HIV に感染したことに対する損害賠償訴訟です。国および製薬企業を被告として、1996 年 3 月に大阪・東京の両地裁で和解が成立しました。

原因になったもの	血液凝固因子製剤
使用した人	血友病患者
発生した問題	HIV 感染
損害賠償の被告	国および製薬企業
訴訟結果	1996 年 3 月　和解成立

国内の対応について

● HIV 感染者に対する恒久対策

　訴訟の和解を踏まえ、国は、HIV 感染者に対する恒久対策として、エイズ治療研究開発センターおよび拠点病院の整備や治療薬の早期提供などのさまざまな取り組みを推進しています。

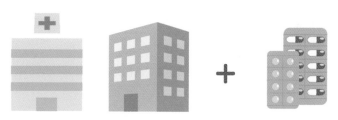

エイズ治療研究開発センター・
拠点病院　　　　　　　　　　　治療薬

● 再発防止に向けたさまざまな取り組み

　製薬企業に対し**従来の副作用報告に加えて感染症報告の義務づけ**、緊急に必要とされる医薬品を迅速に供給するための「**緊急輸入**」制度の創設などを内容とする改正薬事法が施行されました。また、血液製剤の安全確保対策として検査や献血時の**問診の充実**が図られました。

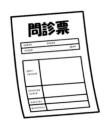

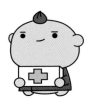

HIV の事件により従来の副作用報告に加えて感染症報告の義務づけ、「緊急輸入」制度の創設、問診の充実が図られるようになりました。

 ○×問題

HIV 訴訟は、ヒト免疫不全ウイルス（HIV）が混入した原料血漿から製造された免疫グロブリン製剤が、血友病患者に投与されたことによって起こった HIV 感染に対する損害賠償訴訟である。

解答・解説　　✕　　「免疫グロブリン製剤」→「血液凝固因子製剤」

HIV 訴訟を契機にして、医薬品副作用被害救済制度の創設が行われた。

解答・解説　　✕　　「HIV 訴訟」→「サリドマイド訴訟、スモン訴訟 」

HIV 訴訟の和解を考慮した上で、製薬企業に対して医薬品の副作用報告が初めて義務付けられた。

解答・解説　　✕　　従来の副作用報告に加えて（初めて）感染症報告の義務づけられました。

5 CJD 訴訟

CJD訴訟とは

CJD 訴訟は、脳外科手術などに用いられていたヒト乾燥硬膜を介して**クロイツフェルト・ヤコブ病**（CJD：Creutzfeldt-Jakob disease）に罹患したことに対する損害賠償訴訟です。

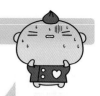

ウシ乾燥硬膜と出題されることが多いがウシの脳ではなくヒトの脳が原因です。

● CJD の特徴

CJD は、細菌でもウイルスでもない**タンパク質の一種であるプリオン**が原因とされ、脳の組織に感染し、次第に**認知症に類似した症状**が現れ、死に至る**重篤な神経難病**です。

ヒト乾燥硬膜の原料が採取された段階で**プリオンに汚染**されている場合があり、プリオン不活化のための十分な**化学的処理が行われない**まま製品として流通したことにより脳外科手術で**移植された患者**にCJD が発生してしまいました。

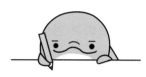

プリオンはウイルスでも細菌でもなくタンパク質の一種です！

原因になったもの	プリオンに汚染されたヒト乾燥硬膜
使用した人	手術患者
発生した問題	クロイツフェルト・ヤコブ病（CJD）
損害賠償の被告	国、輸入販売業者および製造業者
訴訟結果	2002 年 3 月　和解成立

CJD 訴訟は国、輸入販売業者および製造業者を被告として東京地裁で提訴され和解が成立しました。

国内での対応について

　生物由来の医薬品などによる HIV や CJD の感染被害が多発したことで国（厚生労働大臣）は、2002 年に行われた薬事法改正に伴い、生物由来製品の安全対策強化、独立行政法人医薬品医療機器総合機構による**生物由来製品による感染等被害救済制度**を創設しました。また、ヒト乾燥硬膜移植の有無を確認するため、患者診療記録を長期保存するなどの措置が講じられるようになりました。

> この訴訟は原因が薬ではないため、
> 被告が国と輸入販売業者と製造業者。
> 他の訴訟は被告が国と製薬企業である点に注目！

<まとめ> 各訴訟と創設された制度

訴訟	サリドマイド、スモン	H I V	C J D
制度	医薬品副作用 被害救済制度	感染症報告の 義務づけ	感染等被害 救済制度
詳細	医薬品の副作用による 健康被害の迅速な 救済を図る	製薬企業に対し 従来の副作用報告に 加え義務づけ	(独) 医薬品医療機器 総合機構に よるもの

6　C 型肝炎訴訟

C型肝炎訴訟とは

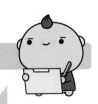

　出産や手術での大量出血などの際に特定のフィブリノゲン製剤や血液凝固第IX因子製剤の投与を受けたことにより、C型肝炎ウイルスに感染したことに対する損害賠償訴訟です。

> 訴訟の内容と結果を
> しっかり頭に
> 入れておこう。

原因になったもの	C型肝炎ウイルスに汚染された フィブリノゲン製剤や血液凝固第IX因子製剤
使用した人	手術患者（出産や手術での大量出血）
発生した問題	C型肝炎
損害賠償の被告	国、製薬企業
訴訟結果	唯一和解が成立していない

　まだ和解が成立していません。現在、和解が進められている最中です。

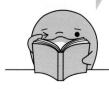

和解はしてないけど救済措置はとられたんだね。

● 国内での対応

　2008年1月に特定フィブリノゲン製剤及び特定血液凝固第IX因子製剤によるC型肝炎感染被害者を救済するための給付金の支給に関する特別措置法（平成20年法律第2号）が制定、施行されました。

　「薬害再発防止のための医薬品行政等の見直しについて（最終提言）」（平成22年4月28日薬害肝炎事件の検証及び再発防止のための医薬品行政のあり方検討委員会）を受け、医師、薬剤師、法律家、薬害被害者などの委員により構成される医薬品等行政評価・監視委員会が設置されました。

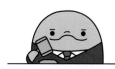

C型肝炎以外のすべての訴訟で和解が成立しています！

◯✕問題

C型肝炎訴訟を契機として、医師、薬剤師、法律家、薬害被害者などの委員によって構成された医薬品等行政評価・監視委員会が設置された。

解答・解説　◯

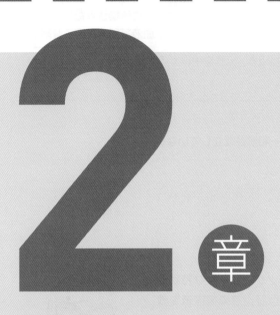

2章

人体の働きと医薬品

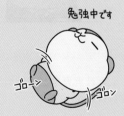

勉強中です

ゴローン ゴロン

この章で学ぶこと！

2章では人体の構造と働きを学びます。医薬品が人にどのような作用をもたらすのか、医薬品を取り扱う者としてしっかり理解する必要があります。人体の構造は文章だけでは覚えづらいので、臓器のイラストと合わせて、具体的にイメージしながら学習すると覚えやすくなります！ 薬が働く仕組みや、薬の剤形について、症状から見た副作用についても出題されるため、太赤字に関してはしっかり押さえましょう。3章にも関連する内容も多いので、しっかりポイントを押さえて高得点を狙いましょう！

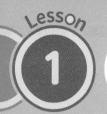

Lesson 1

人体の構造と働き ①

人体の構造に
入っていきます！
まず、内臓器官３つ！
・消化器
・呼吸器
・循環器

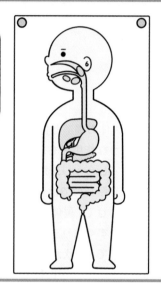

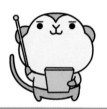

それぞれが
どんな役割の
器官なのかを
把握しましょう！

1 消化器系

　飲食物を消化して生命を維持していくため必要な栄養分として吸収し、その残滓を体外に排出する器官系です。

人体の構造は
絵で覚えると
わかりやすいよ！

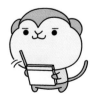

消化管

こうくう　いんとう
口腔、咽頭、食道、胃、
小腸、大腸、肛門

消化腺

だえきせん　かんぞう　たんのう
唾液腺、肝臓、胆嚢、
すいぞう
膵臓など

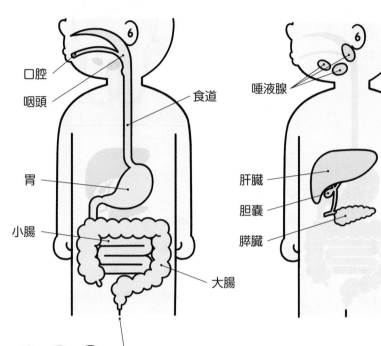

口腔

咽頭

食道

胃

小腸

大腸

唾液腺

肝臓

胆嚢

膵臓

肛門

消化管は口腔から肛門まで続く管で一般的な成人で全長約9mある

消化には
2つの種類があるよ。

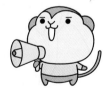

消化の種類

化学的消化	消化液に含まれる消化酵素の作用によって飲食物を分解する
機械的消化	口腔における咀嚼や、消化管の運動などによって消化管の内容物を細かくして消化液と混和し、化学的消化を容易にする

口腔

● 歯

歯は、歯周組織（歯肉、歯根膜、歯槽骨、セメント質）によって上下の顎の骨に固定されています。

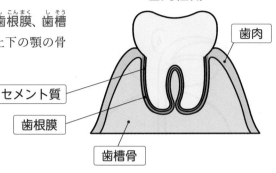

歯周組織

歯肉

セメント質

歯根膜

歯槽骨

歯はこう構成されています！

❶ 歯根	歯槽骨の中に埋没している歯の部分
❷ 歯冠	歯頚（歯肉線あたり）を境に口腔に露出する部分
❸ エナメル質	歯冠の表面を覆っている、体で一番硬い部分
❹ 象牙質	エナメル質の下にある硬い骨状の組織で、歯髄を取り囲んでいる
❺ 歯髄	神経や血管が通る部分

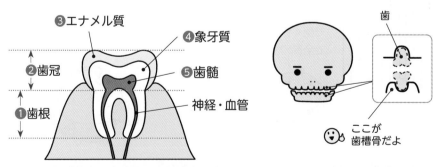

❸エナメル質
❹象牙質
❷歯冠
❺歯髄
❶歯根
神経・血管

歯

ここが歯槽骨だよ

歯の齲蝕（虫歯）が象牙質に達すると、神経が刺激されて、歯がしみたり痛みを感じるようになります。

● 舌

舌の表面には、**舌乳頭**（ぜつにゅうとう）という無数の小さな突起があり、味覚を感知する部位である**味蕾**（みらい）が分布しています。

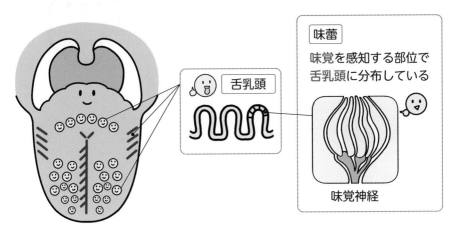

● 唾液腺

唾液には、**消化酵素や殺菌・抗菌物質**が含まれています。また、唾液によって口腔内は pH（水素イオン濃度）が**ほぼ中性**に保たれ、酸による**歯の齲蝕**（うしょく）を防いでいます。

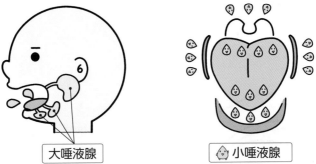

唾液は大唾液腺と小唾液腺から出ています

 唾液には、以下の2つが含まれています

成分	消化酵素：プチアリン （唾液アミラーゼ）	殺菌・抗菌物質：リゾチームなど
役割	デンプンをデキストリンや麦芽糖（ばくが）に分解	口腔粘膜の保護・洗浄・殺菌

炭水化物の消化

主な炭水化物であるデンプンは唾液の消化酵素プチ
アリン（唾液アミラーゼともいう）や膵臓の消化酵
素のアミラーゼでデキストリンや麦芽糖に分解され、
小腸でマルターゼやラクターゼなどの消化酵素に
よってさらに単糖類にまで分解されて吸収されます。

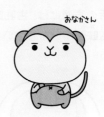

おなかさん

咽頭、食道

●咽頭

咽頭は、口腔から食道に通じる食物路と、呼吸器の気道とが交わるところです。

●食道

食道は、喉元から上腹部のみぞおち近くまで続きます。

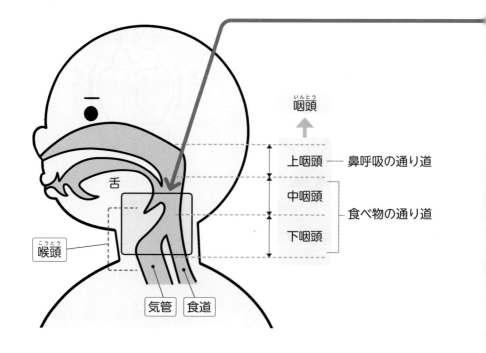

咽頭

上咽頭 —— 鼻呼吸の通り道

中咽頭

下咽頭

食べ物の通り道

舌

喉頭

気管　食道

飲食物を飲み込む運動（嚥下）が起こるとき

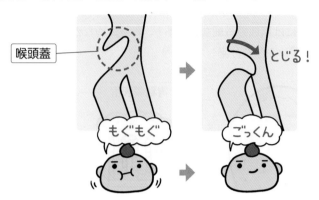

喉頭蓋

とじる！

もぐもぐ

ごっくん

咽頭の入り口にある弁（喉頭蓋）が反射的に閉じることにより、飲食物が喉頭や気管流入せずに食道へと送られます。

 嚥下された飲食物は、**重力によって胃に落ち込む**のではなく、**食道の運動によって胃に送られます。**

食道には消化液の分泌腺はありません。

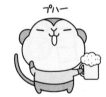

○×問題

括約筋は、食道の上端と下端にあり、胃の内容物が食道や咽頭に逆流しないように防いでいる。

 ○

胃

　胃の粘膜の表面には**無数の微細な孔**があり、胃腺につながって塩酸（胃酸）のほか、**ペプシノーゲン**などを分泌しています。

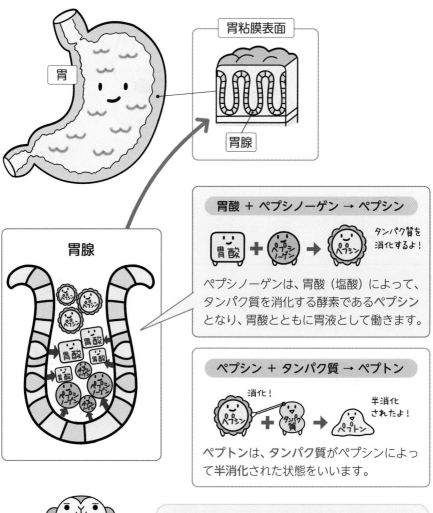

胃粘膜表面

胃

胃腺

胃腺

胃酸 ＋ ペプシノーゲン → ペプシン

タンパク質を
消化するよ！

ペプシノーゲンは、胃酸（塩酸）によって、タンパク質を消化する酵素である**ペプシン**となり、胃酸とともに胃液として働きます。

ペプシン ＋ タンパク質 → ペプトン

消化！

半消化
されたよ！

ペプトンは、**タンパク質**がペプシンによって半消化された状態をいいます。

食道から胃に送られてきた内容物の滞留時間は、炭水化物主体の食品の場合には比較的短く、脂質分の多い食品の場合には比較的長いです。

小腸

全長6〜7mの管状の臓器で、**十二指腸、空腸、回腸**の3部分に分かれます。

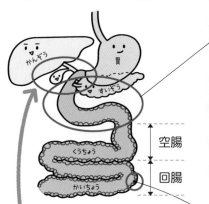

十二指腸：小腸の始まりのC字型部分

空腸：十二指腸に続く部分の上部 約40％

回腸：残り約60％

空腸と回腸の
明確な境はないよ！

勉強中…

十二指腸の彎曲部には

膵臓からの膵管	胆嚢からの胆管

の開口部があって、それぞれ

膵液	胆汁

を腸管内へ送り込んでいます

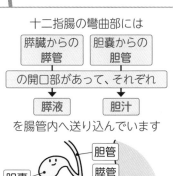

胆嚢
胆汁
膵液
胆管
膵管
膵臓
十二指腸

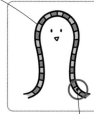

十二指腸の上部を除く小腸の内壁には輪状のひだがあり、その粘膜表面は**絨毛（柔突起ともいう）**に覆われていてビロード状になっています。

絨毛を構成する細胞の表面には、さらに**微絨毛**が密生して吸収効率を高めています。

胃で消化された
タンパク質をさらに
細かく消化するよ！

腸の内壁からは腸液が分泌され、十二指腸で分泌される腸液に含まれる成分の働きによって、膵液中の**トリプシノーゲン**が**トリプシン**になります。

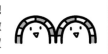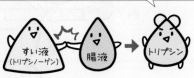

すい液（トリプシノーゲン） 腸液 → トリプシン

※トリプシンは、胃で半消化されたタンパク質（ペプトン）をさらに細かく消化する酵素です。

小腸は、全長6〜7mの長い管状の臓器で、十二指腸、回腸の2部分に分けられる。

解答・解説　×　「十二指腸、回腸の2部分」→「十二指腸、空腸、回腸の3部分」

胆嚢

　胆嚢は、肝臓で産生された胆汁を濃縮して蓄える器官です。

● 胆汁酸塩

　胆汁に含まれる胆汁酸塩は、腸内に放出され、大部分は、**小腸**で**再吸収**されて**肝臓**に戻されます。これを**腸肝循環**といいます。

> **腸肝循環**
> 〜胆汁の旅〜
> ❶ 肝臓で作られる
> ❷ 胆嚢に一時保存
> ❸ その後、十二指腸に分泌
> ❹ 腸肝から再度吸収
> ❺ 肝臓に戻る

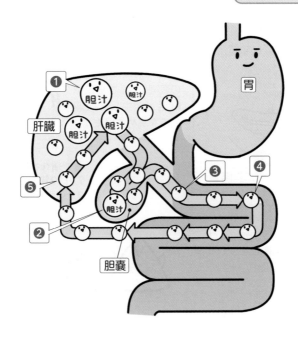

肝臓

　肝臓は、大きい臓器であり、横隔膜の直下に位置する。胆汁を産生するほかに、主な働きとして次のようなものがあります。

①栄養分の代謝・貯蔵

小腸で吸収された**ブドウ糖**は、血液によって肝臓に運ばれて**グリコーゲン**として蓄えられます。グリコーゲンは、ブドウ糖が重合してできた高分子多糖で、血糖値が下がったときなど、必要に応じて**ブドウ糖**に分解されて血液中に放出されます。

②生体物質の産生

生体物質とは**生物の体内に存在する化学物質の総称**です。肝臓では、必須アミノ酸以外の**アミノ酸**を生合成することができます。

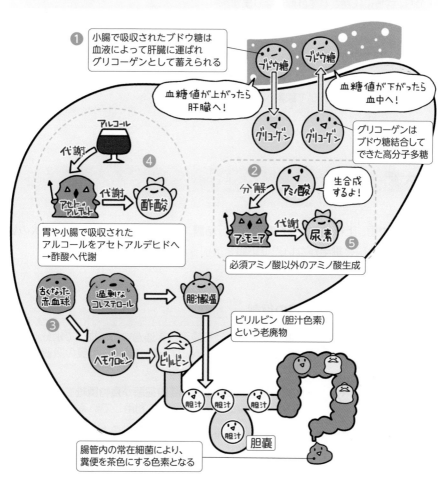

❶ 小腸で吸収されたブドウ糖は血液によって肝臓に運ばれグリコーゲンとして蓄えられる

血糖値が上がったら肝臓へ！

血糖値が下がったら血中へ！

グリコーゲンはブドウ糖結合してできた高分子多糖

胃や小腸で吸収されたアルコールをアセトアルデヒドへ→酢酸へ代謝

生合成するよ！

必須アミノ酸以外のアミノ酸生成

ビリルビン（胆汁色素）という老廃物

腸管内の常在細菌により、糞便を茶色にする色素となる

胆嚢

③古い赤血球の代謝

ビリルビンは、赤血球中の**ヘモグロビン**が分解されて生じた老廃物です。肝臓で代謝され胆汁として胆嚢に溜められます。また、腸管内に生息する常在細菌（腸内細菌）によっても代謝され、糞便を茶褐色にする色素となります。肝機能障害や胆管閉塞などを起こすとビリルビンが循環血液中に滞留して、**黄疸**（皮膚や白目が黄色くなる症状）を生じます。

④アルコールの代謝

胃や小腸で吸収されますが、肝臓へと運ばれて一度**アセトアルデヒド**に代謝されたのち、さらに代謝されて**酢酸**となります。

⑤アンモニアの代謝

アミノ酸が分解された場合などに生成するアンモニアも、体内に滞留すると有害な物質であり、肝臓において**尿素**へと代謝されます。

大腸

盲腸、**虫垂**、**上行結腸**、**横行結腸**、**下行結腸**、**S状結腸**、**直腸**からなる管状の臓器で、内壁粘膜に**絨毛がない**点で小腸と区別されます。

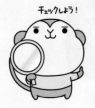
チェックしよう！

大腸の役割

・大腸の運動によって腸管内を通過するに従って**水分**とナトリウム、カリウム、リン酸などの**電解質**の吸収が行われる

・大腸の粘膜上皮細胞は、**腸内細菌**が食物繊維を分解して生じる栄養分を、その活動に利用している

・大腸の腸内細菌は、**血液凝固**や骨への**カルシウム**定着に必要な**ビタミンK**などの物質も産生している

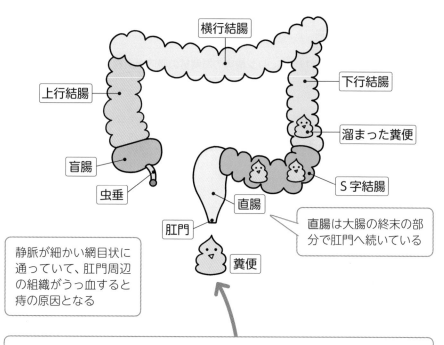

横行結腸

下行結腸

上行結腸

溜まった糞便

盲腸

虫垂

S字結腸

直腸

肛門

直腸は大腸の終末の部分で肛門へ続いている

静脈が細かい網目状に通っていて、肛門周辺の組織がうっ血すると痔の原因となる

糞便

糞便（ふんべん）

通常、下行結腸、S字結腸に溜まった糞便が直腸に送られてくるとその刺激に反応して便意が起こる

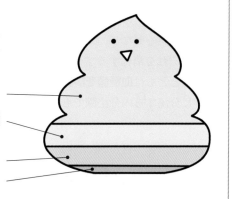

大半は水分（約60〜70%）

剥がれ落ちた腸壁上皮細胞の残骸（ざんがい）（約15〜20%）

腸内細菌の死骸（約10〜15%）

食物の残滓（ざんし）（約5%）

○×問題

大腸の腸内細菌によって、血液凝固や骨へのカルシウム定着に必要なビタミンEを産生している。

解答・解説 × 「ビタミンE」→「ビタミンK」

○×問題

水分とナトリウム、カリウム、リン酸等の電解質の吸収が大腸で行われる。

解答・解説　○

大腸の粘膜上皮細胞は、腸内細菌が食物繊維を分解して生じる栄養分を利用している。

解答・解説　○

膵臓
（すいぞう）

　胃の後下部に位置する細長い臓器で、膵液を十二指腸へ分泌します（小腸 P.83 参照）。膵液は**弱アルカリ性**で、胃で酸性となった内容物を中和します。膵液は、トリプシノーゲンの他、デンプンを分解するアミラーゼ（膵アミラーゼ）、脂質を分解するリパーゼなど、多くの消化酵素を含んでおり、炭水化物、タンパク質、脂質のそれぞれを消化するすべての酵素の供給を担っています。また、膵臓は消化腺であるとともに**血糖値を調整するホルモン**（インスリン及びグルカゴン）等を血液中に分泌する内分泌腺でもあります。

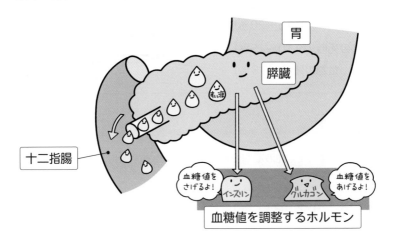

88

2 呼吸器系

呼吸器は常時外気と接触する器官であり、さまざまな異物、病原物質の侵入経路となるため、いくつもの防御機構が備わっています。鼻腔、咽頭、喉頭、気管、気管支、肺からなります。鼻腔から気管支までの呼気および吸気の通り道を気道といい、上気道と下気道に分かれます。

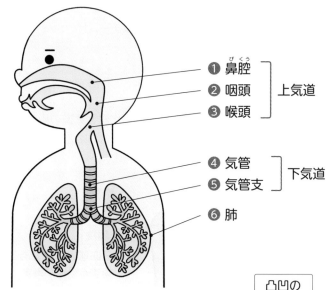

❶ 鼻腔（びくう）
❷ 咽頭 ┐
❸ 喉頭 ┘ 上気道

❹ 気管 ┐
❺ 気管支 ┘ 下気道

❻ 肺

❶ 鼻腔

鼻腔の内壁は、**粘膜で覆われた棚状の凸凹**になっており、吸収された空気との接触面積を広げ、効率よく適度な**湿り気**と**温もり**を与えて、乾燥した冷たい外気が流れ込むのを防いでいます。

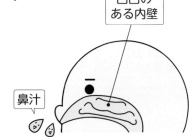

凸凹のある内壁

鼻汁

・鼻水には気道の防御機構の一つとなっている**リゾチーム**が含まれます。
・かぜやアレルギーのときなどには、防御反応として大量に**鼻汁**（びじゅう）が分泌されるようになります。

鼻汁に含まれるリソソームは、気道の防御機構として働く。

解答・解説　×　「リソソーム」→「リゾチーム」

鼻汁に含まれるコルチゾンは、気道の防御機構の一つとなっている。

解答・解説　×　「コルチゾン」→「リゾチーム」

❷ 咽頭

鼻腔と口腔につながっており、咽頭は消化器と気道の両方に属しています。咽頭の後壁には扁桃があります。

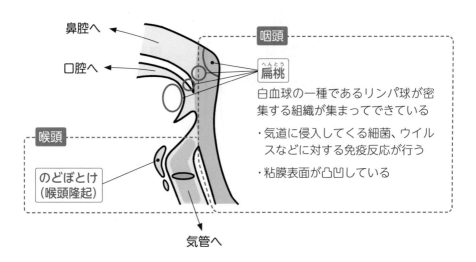

鼻腔へ

口腔へ

咽頭

扁桃

白血球の一種であるリンパ球が密集する組織が集まってできている

・気道に侵入してくる細菌、ウイルスなどに対する免疫反応が行う

・粘膜表面が凸凹している

喉頭

のどぼとけ
（喉頭隆起）

気管へ

❸ 喉頭

喉頭は、咽頭と気管の間にある軟骨に囲まれた円筒状の器官で、軟骨の突起した部分（喉頭隆起）がいわゆる「のどぼとけ」です。発声器としての役割もあります。

○×問題

リンパ組織が集まってできている喉頭は、気道に侵入してくる細菌やウイルスに対する免疫反応を行っている。

解答·解説 ×　「喉頭」→「扁桃」

❹ 気管
❺ 気管支

　喉頭から肺へ向かう気道が左右の肺へ**分岐**するまでの部分を**気管**といい、そこから肺の中で複数に枝分かれする部分を**気管支**といいます。また、喉頭の大部分と気管から気管支までの粘膜は**線毛上皮**（せんもうじょうひ）で覆われています。

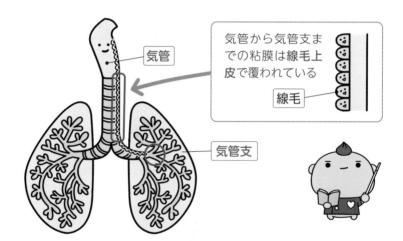

気管

気管から気管支までの粘膜は**線毛上皮**で覆われている

線毛

気管支

○×問題

喉頭から肺へ向かう気道が左右にある肺へ分岐するまでの部分を気管支という。

解答·解説 ×　「気管支」→「気管」

❻ 肺

　胸部の左右両側に1対あり、肺自体には肺を動かす**筋組織がない**ため、自力で膨らんだり縮んだりするのではなく、**横隔膜**や**肋間筋**によって拡張・収縮して呼吸運動が行われています。

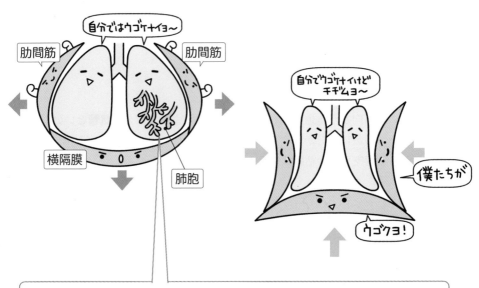

肺胞

肺の内部は気管支が細かく枝分かれし、末端はブドウの房のような構造となっていてその球状の袋部分のこと。

肺胞のガス交換

肺胞の壁を介して、心臓から送られてくる血液から二酸化炭素が肺胞気中に**拡散**する。

↓

代わりに**酸素**が血液中の**赤血球**に取り込まれる。

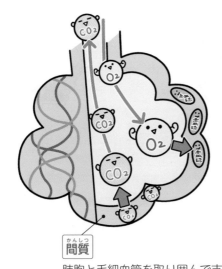

肺胞と毛細血管を取り囲んで支持している組織

肺は、肺自体の筋組織によって呼吸運動を行っている。

 × 　肺自体には肺を動かす筋組織がないため、横隔膜や肋間筋によって拡張・収縮して呼吸運動が行われています。

肺胞は、間質と毛細血管を取り囲んで支持している。

 × 　「肺胞」と「間質」が逆です。

肺では、心臓から送られてくる血液によって酸素が肺胞気中に拡散し、代わりに二酸化炭素が血液中の赤血球に取り込まれることでガス交換が行われる。

 × 　「酸素」と「二酸化炭素」が逆です。

ちょっと深呼吸…

③ 循環器系

体液（血液やリンパ液）を体内に循環させ、酸素、栄養分などを全身の組織へ送り、老廃物を排泄器官へ運ぶための器官系で、心臓、血管系、血液、脾臓、リンパ系からなります。

心臓の血液循環はこう！

全身 → 右心房 → 右心室
↑ ↓
左心室 ← 左心房 ← 肺

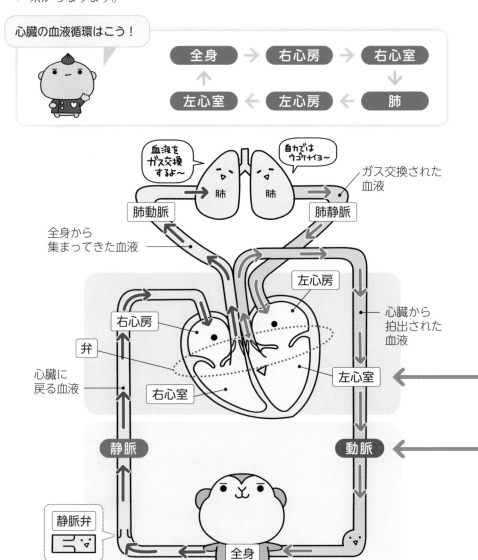

心臓

心臓の内部は**上部左右の心房**、**下部左右の心室**の4つの空洞に分かれており、**心房**で**血液**を集めて**心室**へ送り、**心室**から**血液**を排出します。

右心房、右心室 （心臓の右側部分）	全身から集まってきた血液を肺へ送り出す
左心房、左心室 （心臓の左側部分）	肺でのガス交換が行われた血液は**心臓の左側部分**（左心房、左心室）に入り、そこから**全身**に送り出される
弁	血液の逆流を防ぐために心室の血液を取り込む側と、送り出す側にそれぞれあり、**拍動**と協調して交互に開閉する

血管系（動脈、静脈、毛細血管）

● 動脈と静脈

血液が血管中を流れる方向は**一定**しており、**心臓から拍出された血液を送る血管を動脈**、**心臓へ戻る血液を送る血管を静脈**といいます。

動脈	静脈
心臓から拍出された血液を送る血管	心臓へ戻る血液を送る血管
・多くは体の深部を通る ・弾力性があり、圧力がかかっても耐えられる ・頸部、手首、肘の内部などでは皮膚表面近くを通るため、心拍に合わせて脈がふれる	・四肢を通る ・血流が重力の影響を受けやすいため、静脈弁（一定の間隔で存在する内腔に向かう薄い帆状のひだ）が発達し、血液の逆流を防いでいる

四肢を通る静脈では血流が重力の影響を受けやすいため、一定の間隔で存在する内腔に向かう薄い帆状のひだ（静脈弁）が発達して、血液の逆流を防ぎます。

● 毛細血管

　毛細血管は、動脈と静脈の間をつなぐように体中の組織に細かく張り巡らされている細い血管です。毛細血管の薄い血管壁を通して、酸素と栄養分が血液中から組織へ運び込まれ、それと交換に二酸化炭素や老廃物が組織から血液中へ取り込まれます。消化管壁を通っている毛細血管の大部分は、門脈と呼ばれる血管に集まって肝臓に入ります。

心室には弁がなく、血液は心房側と動脈側の両方向に流れる。

解答・解説　　×　　血液が確実に一方向に流れるよう、心室には血液を取り込む側と送り出す側にそれぞれ弁があります。

肺でガス交換が行われた血液は、まず右心房に入り、右心室から全身に送り出される。

解答・解説　　×　　「右心房、右心室」→「左心房、左心室」

肺でのガス交換が行われた血液を心臓の右側部分（右心房、右心室）が、全身に送り出す。

解答・解説　　×　　「全身に送り出す」→　全身から集まってきた血液を肺へ送り出します。

心臓から拍出された血液を送る血管が静脈、心臓へ戻る血液を送る血管が動脈である。

解答・解説　　×　　「静脈」と「動脈」が逆になっています。

○×問題

動脈やリンパ管には、逆流防止の弁がある。

解答・解説 × 「動脈やリンパ管」→「四肢を通る静脈」

消化管壁を通る毛細血管の大部分は、門脈という血管に集まって腎臓に入る。

解答・解説 × 「腎臓」→「肝臓」

血液

　血液は、血漿（けっしょう）と血球からなり、**酸素**や**栄養分**を全身の組織に供給し、**二酸化炭素**や**老廃物**を肺や腎臓へ運ぶほか、**ホルモン**の運搬によって体内各所の器官・組織相互の連絡を図る役割もあります。また、血液の循環によって、体内で発生した**温熱**が体表、肺、四肢の末端などに分配され、全身の温度をある程度均等に保つのに役立っています。

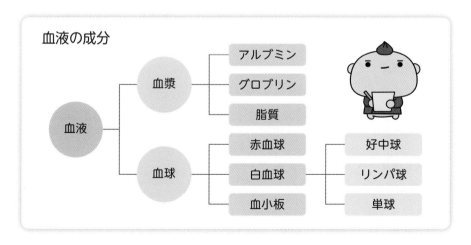

血液の成分

- 血液
  - 血漿
    - アルブミン
    - グロブリン
    - 脂質
  - 血球
    - 赤血球
    - 白血球
      - 好中球
      - リンパ球
      - 単球
    - 血小板

● 血漿

90%以上が**水分**からなり、**アルブミン**、**グロブリン**などのタンパク質のほか、微量の**脂質**、**糖質**、**電解質**を含みます。

アルブミン	血液の**浸透圧を保持**する（血漿成分が血管から組織中に漏れ出るのを防ぐ）働きがある。また、ホルモンや医薬品の成分などと**複合体**を形成して、それらが血液によって運ばれるときに**代謝**や**排泄**を受けにくくする
グロブリン	その多くが、**免疫反応**において、体内に侵入した細菌やウイルスなどの異物を特異的に認識する**抗体**としての役割を担っている
脂 質 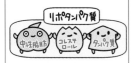	脂質（**中性脂肪**、**コレステロール**など）は、血漿中のタンパク質と結合して**リポタンパク質**を形成し、血漿中に分散している

○×問題

グロブリンは、血液の浸透圧を保持する（血漿成分が血管から組織中に漏れ出るのを防ぐ）。

解答・解説　×　「グロブリン」→「アルブミン」

グロブリンは、ホルモンや医薬品の成分等と複合体を形成し、それらが血液で運ばれるときに代謝や排泄を受けにくくする。

解答・解説　×　「グロブリン」→「アルブミン」

アルブミンは、その多くが、免疫反応において、体内に侵入した細菌・ウイルス等の異物に対して特異的に認識する抗体としての役割を担う。

解答・解説　×　「アルブミン」→「グロブリン」

● 血球（赤血球、白血球、血小板）

赤血球

くぼんでいる

・中央部がくぼんだ**円盤状**の細胞
・血液全体の約 **40％** を占めている
・赤い**血色素**（**ヘモグロビン**）を含む

体内に侵入した細菌やウイルスなどの
異物に対する防御を受け持つ

白血球

好中球（こうちゅうきゅう）

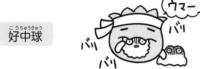
ウマー
バリ
バリ
バリ

・**最も数が多く**、白血球の約 **60％**
を占める
・細菌やウイルスなどを**食作用**に
よって取り込んで分解する

単球（たんきゅう）

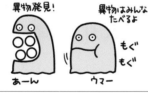
異物発見！
異物はみんな
たべるよ
もぐ
もぐ
あーん
ウマー

・白血球の約 **5％**
・**最も大きく**、強い食作用を持つ
・組織の中では**マクロファージ**
（**貪食細胞**）（どんしょく）と呼ばれる

リンパ球

異物の侵入を
パトロールするよ！

・白血球の約 **1/3** を占める
・細菌、ウイルス等の異物を認識
したり、それらに対する**抗体**を
産生する

血小板

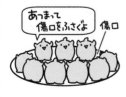
あつまって
傷口をふさぐよ
傷口

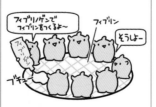
フィブリノゲンで
フィブリンつくるよ〜
フィブリン
そうしよ〜
ブチュ

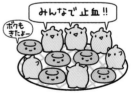
みんなで止血！！
ボクも
きたよー

①血小板から放出される酵
素によって血液を凝固さ
せる一連の反応が起こる

②血漿タンパク質の一種であ
るフィブリノゲンが傷口で
重合して線維状のフィブリ
ンとなる

③フィブリン線維に赤血球や
血小板などが絡まり合い、
血の凝固物（**血餅**）（けっぺい）となって
傷口をふさぎ、止血する

脾臓（ひぞう）

握りこぶし大のスポンジ状臓器で、胃の後方の左上腹部に位置します。

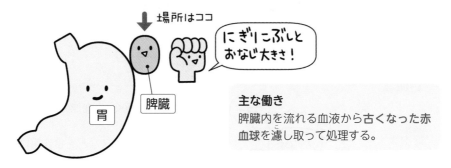

主な働き
脾臓内を流れる血液から古くなった赤血球を濾し取って処理する。

リンパ系（リンパ液、リンパ管、リンパ節）

リンパ液の流れは主に骨格筋の収縮によるものであり、流速は血流に比べて緩やかです。

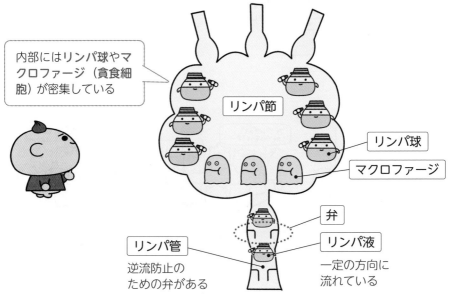

〇✕問題

好中球は、白血球の約5%と少ないが、強い食作用を持っている。

解答・解説 ✕ 「約5%と少ない」→「約60%」

単球は、白血球の約60%を占めている。

解答・解説 ✕ 「単球」→「好中球」

脾臓の役割は、脾臓内を流れる血液から古くなった白血球を濾し取って処理することである。

解答・解説 ✕ 「白血球」→「赤血球」

リンパ球が増殖、密集する組織（リンパ組織）は、血流中の細菌やウイルス等の異物に対する免疫応答には関与しない。

解答・解説 ✕ 「関与しない」→「関与する」

リンパ液は、主に平滑筋の収縮によって流れ、流速は血流に比べて緩やかである。

解答・解説 ✕ 「平滑筋」→「骨格筋」

リンパ液は、主に心筋の収縮によって流れ、流速は血流に比べて速い。

解答・解説 ✕ 「心筋」→「骨格筋」、「速い」→「緩やか」

リンパ節の内部は血小板が密集していて、血栓が形成されやすい。

解答・解説 ✕ 「血小板」→「リンパ球やマクロファージ（貪食細胞）」

人体の構造と働き ②

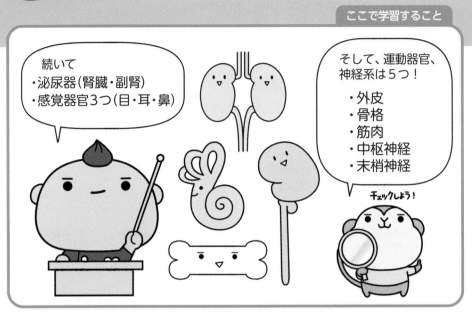

続いて
・泌尿器（腎臓・副腎）
・感覚器官3つ（目・耳・鼻）

そして、運動器官、
神経系は5つ！

・外皮
・骨格
・筋肉
・中枢神経
・末梢神経

チェックしよう！

1 泌尿器系

　血液中の老廃物を、尿として体外へ
排泄するための器官系です。

腎臓には、心臓から拍出される血液の
1/5～1/4（20～25％）が流れてい
ます。「70％が流れている」などの間
違った表記で出題されることがありま
す。

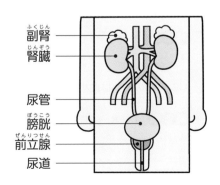

副腎（ふくじん）
腎臓（じんぞう）
尿管
膀胱（ぼうこう）
前立腺（ぜんりつせん）
尿道

腎臓

● 腎臓とは

横隔膜の下、背骨の左右両側に位置する**一対の空豆状**の臓器です。

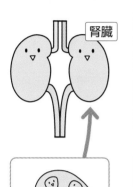

腎臓

腎臓の役割

・血液中の**老廃物**の除去
・水分および電解質（特に**ナトリウム**）の排出調節
・血液の量と組成を維持して**血圧**を一定範囲内に保つ
・**内分泌腺**としての機能もあり、骨髄における**赤血球**の産生を促進するホルモンを分泌する

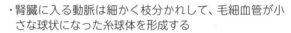

ネフロン
（腎臓の基本的な機能単位）

・腎臓に入る動脈は細かく枝分かれして、毛細血管が小さな球状になった糸球体を形成する
・糸球体の**外側**を袋状の**ボウマン嚢**が包み込んでおり、これを**腎小体**という

・ボウマン嚢から１本の尿細管が伸びて、**腎小体**と**尿細管**とで腎臓の**基本的な機能単位（ネフロン）**を構成する

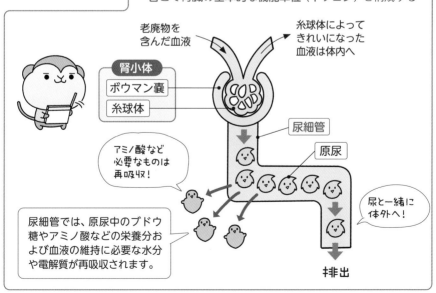

老廃物を含んだ血液

糸球体によってきれいになった血液は体内へ

腎小体
ボウマン嚢
糸球体

尿細管

原尿

アミノ酸など必要なものは再吸収！

尿と一緒に体外へ！

尿細管では、原尿中のブドウ糖やアミノ酸などの栄養分および血液の維持に必要な水分や電解質が再吸収されます。

排出

○×問題

原尿中のブドウ糖やアミノ酸等の栄養分は、尿細管では再吸収されない。

解答・解説　×　「再吸収されない」→「再吸収される」
尿細管では、原尿中のブドウ糖やアミノ酸などの栄養分および血液の維持に必要な水分や電解質が再吸収されます。

腎臓には内分泌腺としての機能がない。

解答・解説　×　「ない」→「ある」
内分泌腺としての機能もあり、骨髄における赤血球の産生を促進するホルモンを分泌します。

腎臓は、骨髄での白血球の産生を促進するホルモンを分泌する。

解答・解説　×　「白血球」→「赤血球」

尿は血液が濾過されて作られるので、糞便と違って、健康な状態であれば細菌等の微生物は存在しない。

解答・解説　○

副腎

左右の腎臓の上部にそれぞれ附属し、皮質と髄質の2層構造からなります。

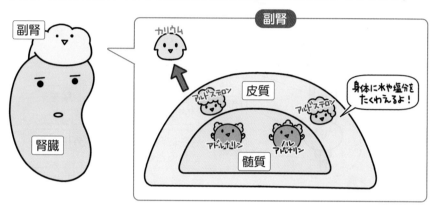

![副腎皮質] 副腎皮質	![副腎髄質] 副腎髄質
副腎皮質ホルモン（アルドステロンなど）を産生・分泌する	アドレナリン（エピネフリン）、ノルアドレナリン（ノルエピネフリン）を産生・分泌する
・体内に塩分と水を貯留する ・カリウムの排泄を促す ・電解質と水分の排出調整する	・自律神経系に作用する ・興奮系のホルモン

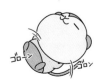

ちょっと休んで自律神経を休ませようっと…

尿路（膀胱、尿道）

　左右の腎臓と膀胱は尿管でつながっており、腎臓から膀胱を経て尿道に至る尿の通り道を尿路といいます。

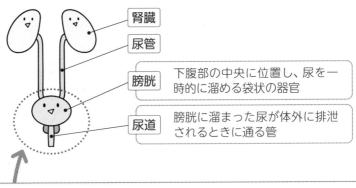

腎臓	
尿管	
膀胱	下腹部の中央に位置し、尿を一時的に溜める袋状の器官
尿道	膀胱に溜まった尿が体外に排泄されるときに通る管

膀胱の出口にある**膀胱括約筋**が緩むと、同時に膀胱壁の**排尿筋**が収縮し、尿が**尿道**へと押し出されます。

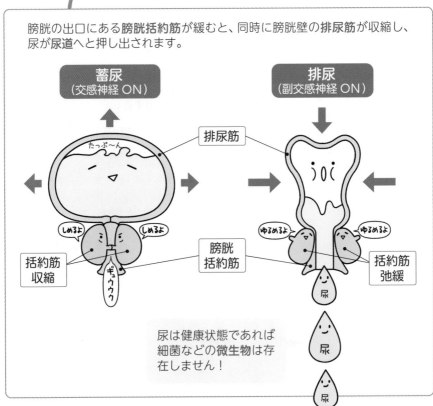

2 目、鼻、耳などの感覚器官

外界におけるさまざまな現象を刺激として、脳に伝えるための器官です。

目：可視光線を感じる視覚器	
鼻：空気中を漂う物質の刺激を感じる嗅覚器	
耳：音を感じる聴覚器	

目

❶ 眼球

頭蓋骨のくぼみ（眼窩〈がんか〉）におさまっている球形の器官です。

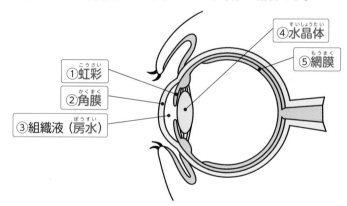

④水晶体〈すいしょうたい〉
⑤網膜〈もうまく〉
①虹彩〈こうさい〉
②角膜〈かくまく〉
③組織液（房水〈ぼうすい〉）

① 虹彩
・瞳孔を散大・縮小させて眼球内に入る**光の量**を調節している

② 角膜
・紫外線を含む光に長時間曝されると上皮に損傷を生じる
・血管は通っていない

③ 組織液（房水）
・角膜や水晶体の間を満たす
・眼内に一定の圧（眼圧）を生じさせる
・角膜や水晶体に**栄養分や酸素**を供給する

④ 水晶体

周りを囲んでいる**毛様体**の収縮・弛緩によって
・**近くのものを見るときは丸く厚みを増す**
・**遠くのものを見るときは扁平になる**

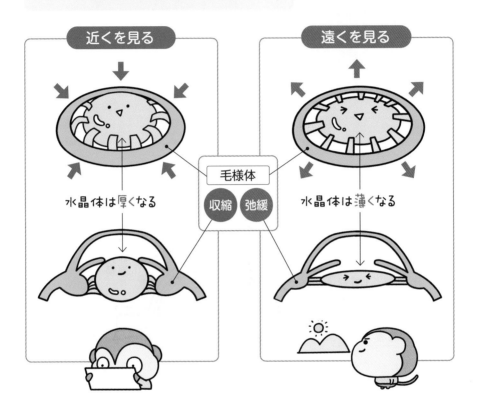

角膜や水晶体には血管が通っていて、血液によって栄養分や酸素が供給される。

解答・解説　×　「血管が通っていて」→ 血管は通っておらず、房水によって
栄養分や酸素が供給されます。

⑤ 網膜

・光を受容する細胞（視細胞）が密集している

・網膜の視細胞が受容した光の情報は網膜内の神経細胞を介して**神経線維**に伝えられる

・網膜の神経線維は眼球の後方で束になり**視神経**となる

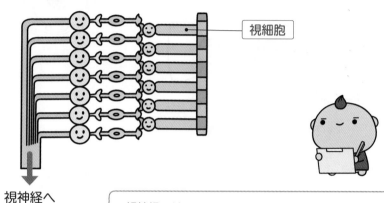

視神経へ

視神経には、

・**色を識別する細胞**
・**わずかな光でも敏感に反応する細胞**

の2種類がある。後者が光を感じる反応には、ビタミンAが不可欠（不足すると夜盲症を生じる）

◯✕問題

紫外線を含んだ光に長時間曝されたことで、主に網膜に損傷を生じた状態を雪眼炎（または雪目）という。

解答・解説　✕　「網膜」→「角膜」

結膜には光を受容する細胞（視細胞）が密集していて、色を識別する細胞と、わずかな光でも敏感に反応する細胞の2種類がある。

解答・解説　✕　「結膜」→「網膜」

❷ 眼筋

　眼球を上下左右斜めに各方向に向けるため、**6本の眼筋**が、眼球の側面の**強膜**につながっています。

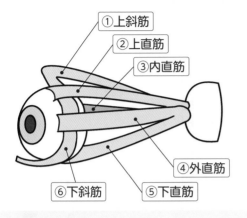
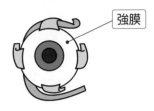

- ①上斜筋
- ②上直筋
- ③内直筋
- ④外直筋
- ⑤下直筋
- ⑥下斜筋
- 強膜

疲れ目

生理的な目の疲れによりにより生じる目のかすみや充血、痛みなどの症状

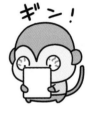

> 原因
>
> ・**眼筋の疲労**
> ・遠近の焦点調節を行っている**毛様体の疲労**
> ・周期的まばたき不足による涙液の供給不足

眼精疲労

慢性的な目の疲れに肩こり、頭痛などの全身症状を伴うもの。

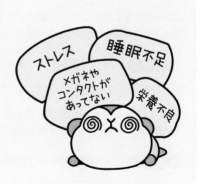

ストレス　睡眠不足　メガネやコンタクトがあってない　栄養不良

> 原因
>
> ・メガネやコンタクトレンズが合っていない
> ・神経性の疲労（**ストレス**）
> ・睡眠不足
> ・栄養不良

鼻

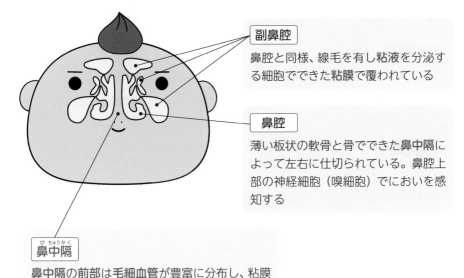

副鼻腔

鼻腔と同様、線毛を有し**粘液**を分泌する細胞でできた**粘膜**で覆われている

鼻腔

薄い板状の軟骨と骨でできた**鼻中隔**によって左右に仕切られている。鼻腔上部の神経細胞（嗅細胞）においを感知する

鼻中隔（びちゅうかく）

鼻中隔の前部は**毛細血管**が豊富に分布し、粘膜が薄く傷つきやすく**鼻出血**を起こしやすい

鼻炎

鼻腔の粘膜が炎症を起こして腫れた状態になっていて、鼻汁過多や鼻閉（鼻づまり）の症状を起こす

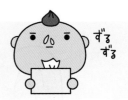

○×問題

鼻腔上部の神経細胞（嗅細胞）でにおいを感知する。

解答・解説 ○

鼻中隔は軟骨と骨でできていて、毛細血管をほとんど含まない。

解答・解説 × 「毛細血管をほとんど含まない」→「毛細血管が豊富に分布している」

副鼻腔は、鼻腔と同様に線毛を有して粘液を分泌する細胞によってできた粘膜で覆われている。

解答・解説　○

鼻腔粘膜が腫れ、副鼻腔の開口部がふさがりやすくなると、副鼻腔に炎症を起こすことがある。

解答・解説　○

鼻腔の粘膜が炎症を起こし、腫れている状態を鼻炎という。

解答・解説　○

耳

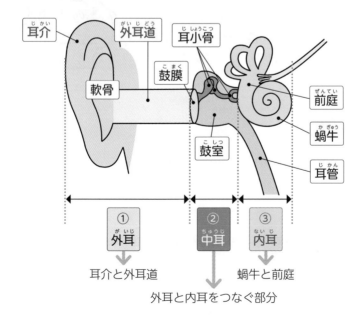

① 外耳

・側頭部から突出した耳介と、耳介で集められた音を鼓膜まで伝導する外耳道からなる。耳介は軟骨組織が皮膚で覆われたもので、外耳道の軟骨部に連なっている

小さな子供では

耳管が太く短く走行が水平に近いため、鼻腔からウイルスや細菌が侵入し感染が起こりやすい

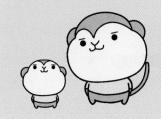

② 中耳

・外耳と内耳をつなぐ部分で、鼓膜、鼓室、耳小骨、耳管からなる。鼓室は、耳管という管で鼻腔や咽頭と通じている

③ 内耳

・聴覚器官である蝸牛と、平衡器官である前庭の2つの部分からなる。前庭は、耳石器官と半規管に分けられる

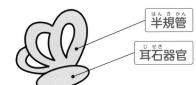

| 半規管（はんきかん） | 体の回転や傾きを感知する部分 |

| 耳石器官（じせき） | 水平・垂直方向の加速度を感知する部分で、リンパ液の動きが平衡感覚として感知される |

乗物酔い（動揺病）は、乗り物に乗っているときに反復される加速度刺激や動揺によって、平衡感覚が混乱して生じる変調です。

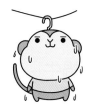

外耳は、聴覚器官の蝸牛と、平衡器官の前庭からなっている。

解答·解説　　×　　「外耳」→「内耳」
　　　　　　　　　　外耳は耳介と外耳道からなります。

中耳は、鼓膜、鼓室、耳小骨、耳管、蝸牛からなっている。

解答·解説　　×　　蝸牛は内耳です。

中耳は、鼓膜、鼓室、前庭、蝸牛からなっている。

解答·解説　　×　　「前庭、蝸牛」→「耳小骨、耳管」

小さな子供は、耳管が細く短く、走行が水平に近いので、鼻腔からウイルスや細菌が侵入し感染が起こりやすい。

解答·解説　　×　　「細く」→「太く」

蝸牛は「かぎゅう」と読むんだよ。
カタツムリじゃないからね。

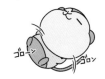

3 皮膚、骨・関節、筋肉などの運動器官

外皮系

身体を覆う**皮膚**と、汗腺、皮脂腺、乳腺などの**皮膚腺**、爪や毛などの**角質**を総称して外皮系といいます。

皮膚の機能

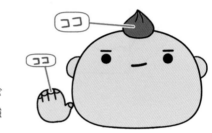

ココ
ココ

①身体機能の維持と保護
爪や毛などの角質は**皮膚の一部**が変化してできたもので、皮膚に強度を与えて体を保護している

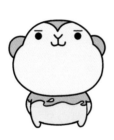
②体水分の保持

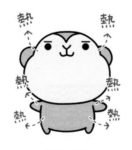
③熱交換

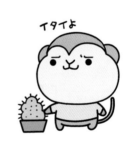
イタイよ
④外界情報の感知

皮膚は、表皮（ひょうひ）、真皮（しんぴ）、皮下組織（ひかそしき）の３層構造からなります。

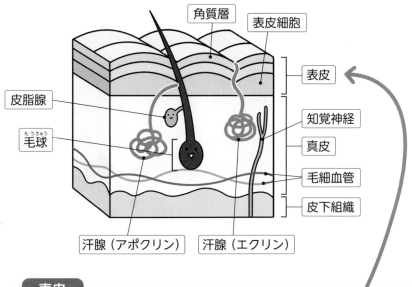

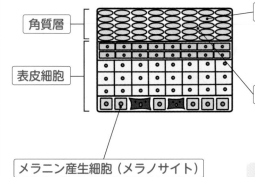

角質層
表皮細胞
皮脂腺
毛球（もうきゅう）
知覚神経
真皮
毛細血管
皮下組織
表皮
汗腺（アポクリン）
汗腺（エクリン）

表皮

表皮は最も外側にある角質層と生きた表皮細胞の層に分けられる。
角質層は、皮膚のバリア機能を担っている。

角質層

表皮細胞

角質細胞
板状になっていて細胞膜が丈夫な線維性のタンパク質（ケラチン）でできている

細胞間脂質
セラミド（リン脂質の一種）を主成分とする

メラニン産生細胞（メラノサイト）
・表皮の最下層にある
・メラニン色素の産生
・太陽光に含まれる紫外線から皮膚組織を防護する

紫外線により、メラノサイトが活性化されてメラニン色素の過剰な産生が起こると、シミやそばかすとして沈着する。

皮膚に物理的な刺激が繰り返されると角質層が肥厚して、たこやうおのめができます。

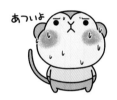

真皮

真皮には、毛細血管や知覚神経の末端が通っている。

汗腺

体温調節のための発汗は全身の皮膚に生じるが、精神的緊張による発汗は手のひらや足底、脇の下、顔面などの限られた皮膚に生じる。

| アポクリン腺 | 腋窩 (わきのした) などの毛根部に分布 |
| エクリン腺 | 手のひらのなどの毛根がないところも含め全身に分布 |

あついよ

汗はエクリン腺から分泌されます。

○×問題

皮膚は、表皮、皮下組織の2層構造からなり、さらに表皮は外側にある角質層と生きた表皮細胞の層に分けられる。

解答・解説 ×　「表皮、皮下組織の2層構造」→ 表皮、真皮、皮下組織の3層構造からなります。

メラニン色素は、真皮の最下層にあるメラニン産生細胞（メラノサイト）で産生され、過剰に産生されると、シミやそばかすになる。

解答・解説 ×　「真皮の最下層」→「表皮の最下層」

精神的な緊張などによる発汗は、全身の皮膚で生じる。

解答・解説　×　「全身の皮膚に生じる」→ 手のひらや足底、脇の下、顔面など
の限られた皮膚に起こります。

骨格系

骨の基本構造

❶ 主部となる骨質

❷ 骨質表面を覆う骨膜

❸ 骨質内部の骨髄

❹ 骨の接合部にある関節軟骨

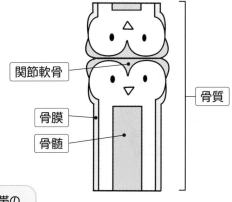

関節軟骨

骨膜

骨髄

骨質

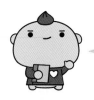

試験では、軟骨と靭帯の
働きを入れ替えて
出題されるので注意！

1）骨の役割

造血機能	貯蔵機能
骨髄で産生される**造血幹細胞**から赤血球、白血球、血小板が分化することにより、体内に供給する	**カルシウムやリン**などの**無機質**を蓄える

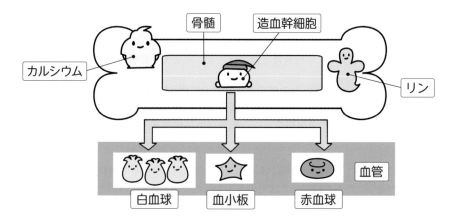

2）骨吸収と骨形成

骨は**生きた組織**であり、成長が停止した後も一生を通じて破壊（**骨吸収**）と修復（**骨形成**）が行われています。

骨はカルシウムの吸収と形成のバランスが取られることにより、一定の骨密度が保たれます。

無機質は骨に**硬さ**を与え、**有機質**（タンパク質および多糖体）は骨の**強靭さ**を保ちます。

背は伸びないけどね。

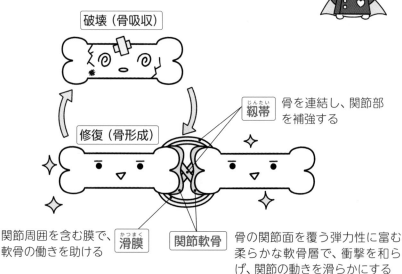

破壊（骨吸収）

修復（骨形成）

靱帯（じんたい）　骨を連結し、関節部を補強する

滑膜（かつまく）　関節周囲を含む膜で、軟骨の働きを助ける

関節軟骨

骨の関節面を覆う弾力性に富む柔らかな軟骨層で、衝撃を和らげ、関節の動きを滑らかにする

○×問題

骨の基本構造は、主部となる骨質と骨の接合部にある関節軟骨からなる。

解答・解説　×　「主部となる骨質と骨の接合部にある関節軟骨」→ 主部となる骨質、骨質表面を覆う骨膜、骨質内部の骨髄、骨の接合部にある関節軟骨の四組織からなります。

骨膜から産生される造血幹細胞により赤血球、白血球、血小板が分化する。

解答・解説　×　「骨膜」→「骨髄」

骨が成長しなくなった後は、骨の破壊（骨吸収）と修復（骨形成）が行われなくなる。

解答・解説　×　一生を通じて破壊（骨吸収）と修復（骨形成）が行われています。

筋組織

　筋組織は、**筋細胞（筋線維）**とそれらをつなぐ**結合組織**からなり、その機能や形態によって、**骨格筋、平滑筋、心筋**に分類されます。

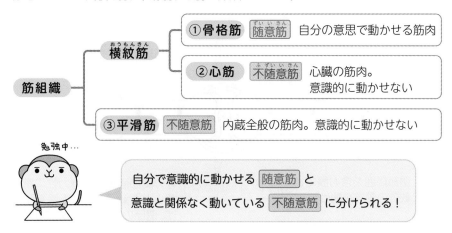

120

❶ 骨格筋

　横紋筋とも呼ばれ、関節を動かし、関節を構成する**骨**に**腱**を介してつながっています。自分の意識どおりに動かすことができる**随意筋**ですが、**疲労**しやすく、長時間の動作は難しいです。

　これは、運動を続けることでエネルギー源として蓄えられている**グリコーゲン**が減少し、酸素や栄養分の供給不足が起こるとともに、グリコーゲンの代謝に伴って生成する**乳酸が蓄積**して、筋組織の**収縮性が低下**するためです。

❷ 心筋

　心筋は心臓壁にある筋層を構成する筋組織であり、不随意筋であるが筋線維には骨格筋のような縞模様があります。強い収縮力と持久力を兼ね備えています。

❸ 平滑筋

　平滑筋は、筋線維に骨格筋のような横縞模様がなく、**消化管壁**、**血管壁**、**膀胱**などに分布しており、比較的弱い力で持続的に収縮する特徴があります。**随意筋**（骨格筋）は**体性神経系**（運動神経）で支配されるのに対して、**不随意筋**（平滑筋および心筋）は**自律神経系**に支配されています。

○×問題

骨格筋が疲労するのは、グリコーゲンの代謝に伴って生成する炭酸カルシウムが蓄積した結果、筋組織の収縮性が低下するためである。

解答・解説　×　「炭酸カルシウム」→「乳酸」

骨格筋は消化管壁、血管壁、膀胱に分布しており、比較的弱い力で持続的に収縮する特徴がある。

解答・解説　×　「骨格筋」→「平滑筋」

不随意筋（平滑筋及び心筋）は、体性神経系によって支配されている。

解答・解説　×　「不随意筋（平滑筋及び心筋）」→「随意筋（骨格筋）」

4 脳や神経系の働き

　神経系は、体内の情報伝達の大半を担う組織であり、**神経細胞**が連なっています。神経細胞の細胞体から伸びる細長い突起（**軸索**）を**神経線維**といいます。

　神経系は、中枢神経系と末梢神経系に分かれます。

　人間の身体は個々の部位が単独で動いているものではなく総合的に制御されており、制御する部分を中枢といい、中枢によって制御されている部分を末梢といいます。

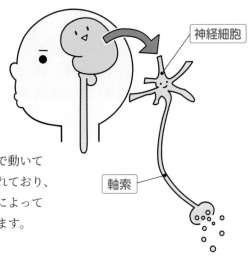

神経細胞

軸索

中枢神経系

　中枢神経系は脳と脊髄から構成され、脳の**下部**には、**視床下部、延髄**などがあります。

脳のエネルギー消費の割合

血液の循環量	心拍出量の約15%
酸素の消費量	全身の約20%
ブドウ糖の消費量	全身の約25%

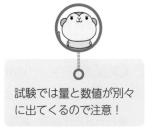

試験では量と数値が別々に出てくるので注意！

脳は酸素や栄養（ブドウ糖）もかなり消費するんだね！

さすが体の司令塔！

筋トレ中

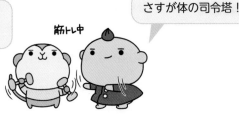

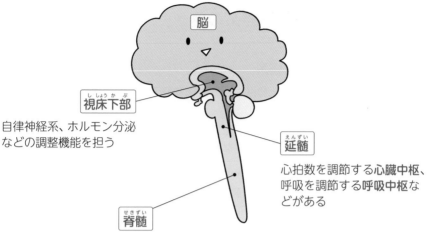

脳

視床下部

自律神経系、ホルモン分泌
などの調整機能を担う

延髄

心拍数を調節する**心臓中枢**、
呼吸を調節する**呼吸中枢**な
どがある

脊髄

チェックしよう！

脊髄は**脊椎**の中にあり、脳と末梢の間
で刺激を伝えるほか、末梢からの刺激
の一部に対して脳を介さずに刺激を返
す場合があり、これを**脊髄反射**と呼ぶ

○×問題

中枢神経系は、脳が中心となる神経系で、脊髄は含まない。

解答・解説 × 「脊髄は含まない」→ 中枢神経系は脳と脊髄から構成されま
す。

脳では、酸素の消費量は全身の約20％と多いが、ブドウ糖の消費量は全身の約
5％と少ない。

解答・解説 × 「約5％と少ない」→ ブドウ糖の消費量は全身の約25％と
多いです。

脳は延髄を介して脊髄とつながっていて、脊髄に心拍数を調節する心臓中枢、呼
吸を調節する呼吸中枢がある。

解答・解説 × 「脊髄に」→「延髄に」

末梢神経系（自律神経系の働き）

● 体性神経系と自律神経系

　脳や脊髄から体の各部へと伸びている**末梢神経系**は、**体性神経系**と**自律神経系**に分類されます。

体性神経系	随意運動、知覚などを担う
自律神経系	消化管の**運動**や血液の**循環**などのように生命や身体機能の維持のため無意識に働いている機能を担う

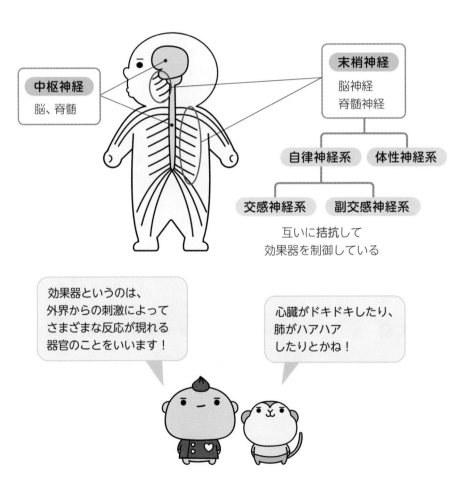

● 自律神経と効果器

効果器に伸びる自律神経は、**節前線維**と**節後線維**からできています。

交感神経と**副交感神経**は、効果器でそれぞれの神経線維の末端から**神経伝達物質**と呼ばれる生体物質を放出し、効果器を作動させています。

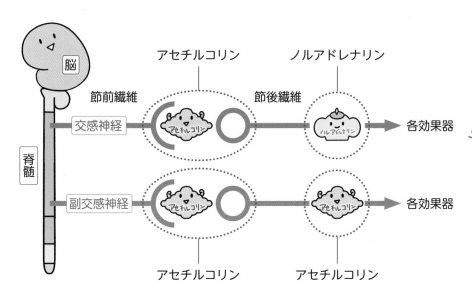

 汗腺は交感神経のときもノルアドレナリンではなく、例外的にアセチルコリンが伝達物質として放出されます！

ノルアドレナリン	アセチルコリン
交感神経の節後線維の末端から放出される神経伝達物質	副交感神経の節後線維の末端から放出される神経伝達物質

この2つの神経伝達物質があるよ！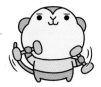

● 効果器と交感神経・副交感神経の役割

交感神経系は体が闘争や恐怖などの緊張状態に対応した態勢をとるように働き、副交感神経系は体が食事や休憩などの安息状態となるように働きます。

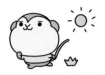

交感神経系	効果器		副交感神経系
瞳孔散大	目		瞳孔収縮
少量の粘性の高い唾液を分泌	唾液腺		唾液分泌亢進
心拍数増加	心臓		心拍数減少
収縮 (→ 血圧上昇)	末梢血管		拡張 (→ 血圧降下)
拡張	気管・気管支		収縮
血管の収縮	胃		胃液分泌亢進
運動低下	腸		運動亢進
グリコーゲンの分解 (ブドウ糖の放出)	肝臓		グリコーゲンの合成
立毛筋収縮	皮膚		―
発汗亢進	汗腺		―
排尿筋の弛緩 (→ 排尿抑制)	膀胱		排尿筋の収縮 (→ 排尿促進)

○×問題

自律神経系は、末梢神経系と体性神経系からなっており、呼吸、血液の循環など、生命や身体機能の維持のため無意識で働く機能を担っている。

解答・解説　×　「末梢神経系と体性神経系」→「交感神経系と副交感神経系」

交感神経系と副交感神経系は、互いに共同で働く。

解答・解説　×　「共同」→「拮抗」

交感神経の節後線維の末端から放出される神経伝達物質がアセチルコリンで、(汗腺を支配する交感神経線維の末端を除く)、副交感神経の節後線維の末端から放出される神経伝達物質がノルアドレナリンである。

解答・解説　×　アセチルコリンとノルアドレナリンの表記が逆になっています。

交感神経、起動！
シャキーン！！

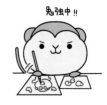

勉強中!!

薬が働く仕組み

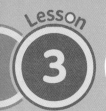

医薬品の
「吸収、分布、代謝、排泄」
までを学ぶよ！

薬の剤形も重要だよ！

それぞれが
人体に
どんな影響を
与えるかを
押さえてね

1 薬の生体内運命

消化管吸収（有効成分の吸収）

　錠剤、カプセル等の固形剤の場合、消化管で吸収される前に、消化管内で崩壊して有効成分が溶け出さなければなりません。

　大部分は胃で有効成分が溶け出します（腸溶性製剤のような特殊なものを除く）。溶け出した有効成分は、小腸で吸収されます。消化管からの吸収は、濃度の**高いほうから低いほうへ受動的**に拡散していく現象です。有効成分の**吸収量や吸収速度**は、消化管内容物や他の医薬品の作用によって影響を受けます。

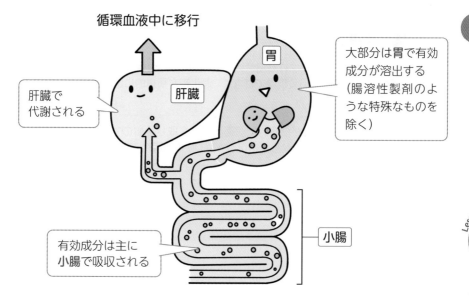

循環血液中に移行

胃

肝臓で
代謝される

肝臓

大部分は胃で有効
成分が溶出する
（腸溶性製剤のよ
うな特殊なものを
除く）

有効成分は主に
小腸で吸収される

小腸

全身作用と局所作用

内服薬の多くは全身作用を目的としていますが、すべてではなく全身作用を目的としない内服薬もあります。

逆に、座薬や外用薬のほとんどは局所の作用を目的としていますが、すべてではなく全身作用を目的とするものもあります。

試験ではこういった問題で「すべて」と間違った表記で出題されることが多いので注意が必要です。また、局所作用を目的とした外用薬でも、有効成分は全身に回り、副作用を引き起こすこともあるので注意してください。

〇×問題

錠剤、カプセル剤等の固形剤の場合、消化管で吸収される前に、錠剤等が消化管内で崩壊して、有効成分が溶け出さなければならないが、肝臓で有効成分が溶出するものが大部分である（腸溶性製剤のような特殊なものは除く）。

解答・解説 　×　「肝臓」→「胃」

皮膚吸収

皮膚に適用する医薬品（塗り薬、貼り薬など）は、適用部位に対する局所的な効果を目的とするものがほとんどです。

殺菌消毒薬などのように、有効成分が皮膚の表面で作用するものもありますが、有効成分が皮膚から浸透して体内の組織で作用する医薬品の場合は、浸透する量は皮膚の状態、傷の有無やその程度などによって影響を受けます。

> アレルギー性の副作用は、適用部位以外にも現れることがあります！

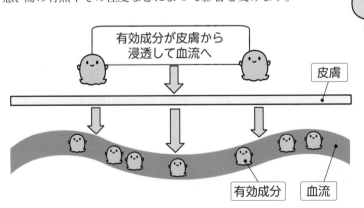

有効成分が皮膚から
浸透して血流へ

皮膚

有効成分　血流

血液中に移行した有効成分は、肝臓で代謝を受ける前に血流に乗って全身に分布するため、適用部位の面積（使用量）や使用回数、その頻度などによっては、全身作用が現れることがあります。

内服以外の用法における粘膜からの吸収

　内服以外の用法で使用される医薬品には、適用部位から有効成分を吸収させて、全身作用を発揮させることを目的とするものがあります

坐剤
薄い直腸内壁の**粘膜**から有効成分を吸収させるものです。内服の場合よりも**全身作用**が**速やか**に現れます。

舌下錠、咀嚼剤
抗狭心症薬のニトログリセリン※1や禁煙補助薬のニコチン※2のように、有効成分が**口腔粘膜**から吸収されて**全身作用**を現すものもあります。

点鼻薬
成分は循環血液中に**移行しやすく**、はじめに**肝臓**で代謝を受けることなく全身に分布するため、**全身性**の**副作用**を生じることがあります。

点眼薬
鼻涙管を通って**鼻粘膜**から吸収されることがあり、眼以外の部位に到達して副作用を起こすことがあります。

※1　ニトログリセリン：舌下錠、スプレー
※2　ニコチン：咀嚼剤

鼻腔粘膜の下は毛細血管が豊富だが、点鼻薬の成分は循環血液中に移行しにくい。

　　×　　「循環血液中に移行しにくい」→「循環血液中に移行しやすい」

点眼薬は、鼻涙管を通って鼻粘膜から吸収されることはない。

　　×　　「吸収されることはない」→ 吸収されることがあります。

2 薬の代謝、排泄

1）消化管で吸収されてから循環血液中に移行する前の代謝

全身循環に移行する有効成分の量は、消化管で吸収された量よりも、肝臓で代謝を受けた分だけ少なくなります（これを**肝初回通過効果**［first-pass effect］といいます）。肝機能が**低下**した人では医薬品を代謝する能力が低いため、正常な人に比べて全身循環に到達する有効成分の量がより**多く**なり、効き目が過剰に現れたり、副作用を生じやすくなったりします。

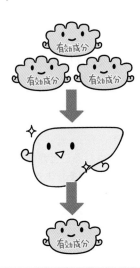

通常、肝臓で代謝を受けるため、代謝を受けた分だけ有効成分の量が少なくなる

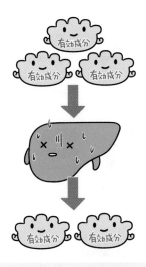

肝機能が低下している場合、全身循環に到達する有効成分の量がより多くなる

なお、**薬物代謝酵素の遺伝子型には個人差がある**ことが知られています。また、（肝臓だけでなく）小腸などの消化管粘膜や腎臓にも、代謝活性があることが明らかにされてきています。

2）循環血液中に移行した有効成分の代謝と排泄

　多くの有効成分は血液中で**血漿タンパク質**と結合して**複合体**を形成しており、有効成分の分子は**薬物代謝酵素**の作用で代謝されず、また**トランスポーター**（タンパク質の一つ）によって**輸送**されることもありません。複合体は腎臓で濾過されないため、有効成分が長く循環血液中に留まることとなり、作用が持続する原因となります。

　循環血液中に存在する有効成分の多くは、未変化体または代謝物の形で**腎臓**から**尿中**に排泄されます。**腎機能**が**低下**した人では、正常の人よりも有効成分の尿中への排泄が遅れ、**血中濃度**が下がりにくいです。

◯✕問題

消化管で吸収された有効成分は、消化管の毛細血管から血液中へ移行し、全身循環に入る前に門脈を経由して膵臓に入る。

 解答・解説　✕　「膵臓」→「肝臓」

内服薬では、肝機能が低下しているときは、正常時と比べて全身循環に到達する有効成分の量が少なくなり、効き目が現れにくくなる。

 解答・解説　✕　「有効成分の量が少なくなり、効き目が現れにくくなる」→　有効成分の量がより多くなり、効き目が過剰に現れたり、副作用を生じやすくなったりします。

腎機能が低下した人は、正常な人よりも有効成分の尿中への排泄が促進されるため、血中濃度が下がりやすい。

 解答・解説　✕　「排泄が促進されるため、血中濃度が下がりやすい」→「排泄が遅れ、血中濃度が下がりにくい」

血漿タンパク質と結合し、複合体を形成した有効成分は、薬物代謝酵素による代謝を受けやすい（速やかに代謝される）。

解答・解説　✕　「代謝を受けやすい（速やかに代謝される）」→　代謝されず、またトランスポーターによって輸送されることもありません。

3）薬の体内での働き

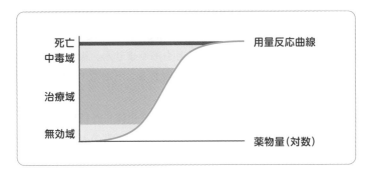

　循環血液中に移行した有効成分は、血流によって全身の組織・器官へ運ばれて作用しますが、多くの場合、標的となる細胞に存在する**受容体、酵素、トランスポーター**などのタンパク質と結合し、その機能を変化させることで薬効や副作用を現します。

　一度に大量の医薬品を摂取したり、十分な間隔をあけずに追加摂取したりして血中濃度を高くしても、ある濃度以上になるとより強い薬効は得られなくなります。

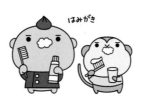

第1章の医薬品リスク評価 P.19も参照

　循環する血液中に移行した有効成分は、血流に乗って全身の組織や器官へ運ばれ作用するが、その多くは、標的になる細胞に存在する受容体、酵素、トランスポーターなどのタンパク質と結合して機能を変化させることにより薬効や副作用を現すものである。

解 答・解 説　　○

3 剤形ごとの違い、適切な使用方法

医薬品を使用する人の**年齢**や**身体**の状態などの違いに応じて、最適な剤形が選択されるよう、それぞれの剤形の特徴を理解する必要があります。

口腔用錠剤

①口腔内崩壊錠

口の中の唾液で速やかに溶ける工夫がなされているため、**水なし**で服用することができます。

②チュアブル錠

口の中で舐めたり噛み砕いたりして服用する剤形であり、**水なし**でも服用できます。

③トローチ剤、ドロップ剤

薬効を期待する部位が**口の中や喉**であるものが多く、飲み込まずに口の中で舐めて、徐々に溶かして使用します。

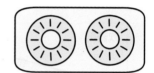

散剤・顆粒剤

顆粒剤は粒の表面が**コーティング**されているものもあるので、**噛み砕かず**に水などで飲み込みます。

経口液剤、シロップ剤

服用後、比較的**速やか**に消化管から吸収されるという特徴があり、**習慣性**や**依存性**がある成分が配合されている物の場合、本来の目的と異なる使用がなされることがあります。

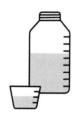

カプセル剤

カプセルの原材料として広く用いられているゼラチンは**ブタ**などのタンパク質を主成分としているため、**ゼラチン**に対して**アレルギー**を持つ人は使用を避けるなどの注意が必要です。水なしで服用すると**ゼラチン**が喉や食道に**張り付く**ことがあります。

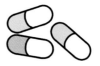

外用局所に適用する剤形

①軟膏剤、クリーム剤

基剤の違いにより、**軟膏剤**と**クリーム剤**に大別されます。

	軟膏剤	クリーム剤
剤形		
特徴	他の剤型に比べて有効成分が適用部位に留まりやすい	
用途	・油性の基剤で皮膚への刺激が弱く、適用部位を水から**遮断したい場合**などに用います ・患部が乾燥していてもじゅくじゅくと浸潤していても使用できる	・油性基剤に水分を加えたもので、患部を**水で洗い流したい場合**などに使用 ・皮膚への刺激が強いため傷などへの使用は避ける必要がある

②外用液剤

患部が**乾きやすい**という特徴があり、適用部位に直接的な**刺激感**などを与える場合があります。

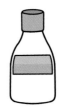

口腔内崩壊錠は、口の中や喉の患部に使用する場合が多く、飲み込まずに口の中で舐めて、徐々に溶かして使用する。

解答・解説 ×　「口腔内崩壊錠」→「トローチ剤、ドロップ剤」

チュアブル錠は、口の中や喉の患部に使用する場合が多く、飲み込まずに口の中で舐めて、徐々に溶かして使用する。

解答・解説 ×　「チュアブル錠」→「トローチ剤、ドロップ剤」

顆粒剤は粒の表面がコーティングされているものもあり、噛み砕いて服用する必要がある。

解答・解説 ×　「噛み砕いて服用」→ 噛み砕かずに水などで食道に流し込みます。

ゼラチンはカプセルの原材料として使われていることも多いため、ゼラチンに対してアレルギーを持つ人はカプセル剤の使用を避けるなどの注意が必要である。

解答・解説 ○

カプセル剤は、唾液で速やかに溶ける工夫がなされているため、水なしで服用することができる。

解答・解説 ×　「カプセル剤」→「口腔内崩壊錠」

外用局所に適用する剤形のうち、適用部位を水から遮断したい場合はクリーム剤を使用する。

解答・解説 ×　「クリーム剤」→「軟膏剤」

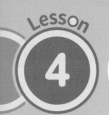

Lesson 4

症状からみた主な副作用

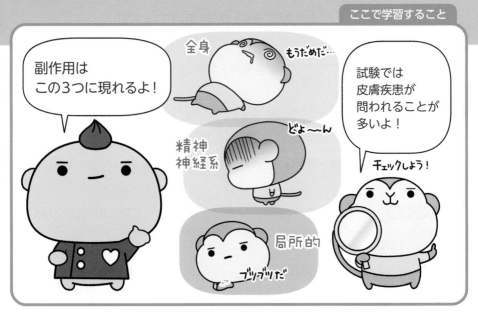

副作用はこの3つに現れるよ！

全身

もうだめだ…

精神神経系

どよ～～ん

局所的

ブツブツだ

試験では皮膚疾患が問われることが多いよ！

チェックしよう！

1 全身的に現れる副作用

ショック（アナフィラキシー）

ショック（アナフィラキシー）は、生体異物に対する**即時型**のアレルギー反応の一種で、いったん発症すると病態は**急速に悪化**することが多く、適切な対応が遅れると**チアノーゼや呼吸困難**などを生じ、**死に至る**ことがあります。発症後の進行が**非常に速やかな**※ことが特徴であり、直ちに救急救命処置が可能な医療機関を受診する必要があります。

※通常、2時間以内に急変する。

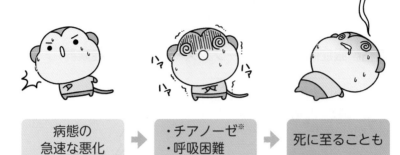

病態の
急速な悪化 → ・チアノーゼ[※]
・呼吸困難 → 死に至ることも

※血液中の酸素不足により、皮膚・粘膜が青っぽくなる症状

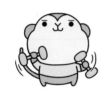

ショック（アナフィラキシー）は、医薬品が原因物質である場合、以前にその医薬品によって蕁麻疹などのアレルギーを起こしたことがある人では、起きる可能性が高いといわれています。

○×問題

ショック（アナフィラキシー）とは、生体異物への遅延型のアレルギー反応の一種である。

解答・解説 ×　「遅延型」→「即時型」

医薬品でのショックは、以前に同じ医薬品によって蕁麻疹等のアレルギーを起こしたことがある人には起きる可能性が低い。

解答・解説 ×　「低い」→「高い」

ショック（アナフィラキシー）は、顔の紅潮、蕁麻疹、口唇や舌・手足のしびれ感などの症状が現れるが、チアノーゼは生じない。

解答・解説 ×　チアノーゼや呼吸困難などを生じます。

重篤な皮膚粘膜障害

● 皮膚粘膜眼症候群（スティーブンス・ジョンソン症候群）

症状	38℃以上の高熱を伴って、発疹・発赤、火傷様の水泡などの激しい症状
病態	症状が比較的短時間のうちに全身の皮膚、口、眼などの粘膜に現れる病態
別名	スティーブンス・ジョンソン症候群（SJS） ※最初に報告をした2人の医師の名前にちなんで名付けられました。

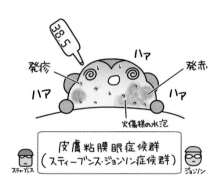

● 中毒性表皮壊死融解症

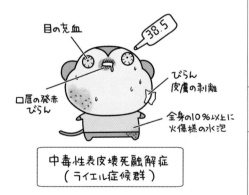

症状	38℃以上の高熱を伴って、広範囲の皮膚に発赤が生じ、全身の10％以上に火傷様の水泡など、皮膚の剥離、びらんなどが認められ、かつ、口唇の発赤・びらん、眼の充血などの症状
病態	皮膚粘膜眼症候群と関連のある病態
別名	ライエル症候群（TEN） ※この症例の多くが皮膚粘膜眼症候群の進展型とみられます。

皮膚粘膜眼症候群と中毒性表皮壊死融解症の共通点

発症機序の詳細は**不明**であり、発症の予測は**困難**です。皮膚粘膜眼症候群および中毒性表皮壊死融解症は、いずれもいったん発症すると**多臓器障害**の合併症などにより**致命的な転帰**をたどることがあります。

原因と考えられる医薬品の使用を中止して、直ちに皮膚科の専門医を受診する必要があり、特に**両眼**に現れる**急性結膜炎**が現れたときにはその**前兆**を疑うことが重要です。

急性結膜炎…

皮膚粘膜眼症候群と中毒性表皮壊死融解症は、いずれも原因医薬品の使用開始後**2週間以内**に発症することが多いですが、**1ヶ月以上**経ってから起こることもあります。

薬の使用から2週間以内 あるいは1ヶ月以上たってから

副作用を知っておくのは
登録販売者としてとても重要です！

○×問題

皮膚粘膜眼症候群は、最初に報告した医師の名前にちなみ、ライエル症候群とも呼ばれている。

 × 「ライエル症候群」→「スティーブンス・ジョンソン症候群」

皮膚粘膜眼症候群の症例の多くは、中毒性表皮壊死融解症（TEN）の進展型とみられている。

 × 「皮膚粘膜眼症候群」と「中毒性表皮壊死融解症（TEN）」の表記が逆です。

中毒性表皮壊死融解症は、原因となった医薬品の使用開始後2週間以内に発症することが多く、1ヶ月以上経ってから起こることはない。

 × 1ヶ月以上経ってから起こることもあります。

肝機能障害

原因

①有効成分またはその代謝物の直接的肝毒性が原因で起きる中毒性のもの

②有効成分に対する抗原抗体反応が原因で起きるアレルギー性のもの

※軽度の肝機能障害の場合、**自覚症状**がなく、健康診断などの**血液検査**（肝機能検査値の悪化）ではじめて判明することが多いです。

症状

全身の倦怠感、黄疸、発熱、発疹、皮膚の掻痒感、吐き気など

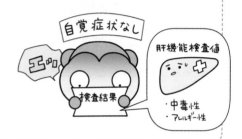

偽アルドステロン症

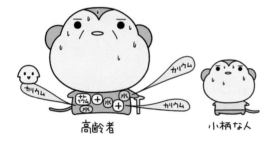

高齢者　　　小柄な人

低身長、低体重など体表面積が小さい人や高齢者で生じやすく、原因医薬品の**長期服用後**にはじめて発症する場合もあります。

原因	カンゾウに含まれるグリチルリチン酸二カリウム（アルドステロンと同じような影響を与える）
症状	症状　手足の脱力、血圧上昇、筋肉痛、こむら返り、倦怠感、手足のしびれ、起立不能、歩行困難、痙攣
病態	体内に塩分（**ナトリウム**）と**水**が貯留し、体から**カリウム**が失われることによって生じる。 **副腎皮質**からの**アルドステロン**分泌が**増加していない**にもかかわらずこのような状態となる。

○×問題

医薬品での肝機能障害には、有効成分又はその代謝物の直接的肝毒性を原因とする中毒性のもののみが存在する。

 ×　「中毒性のもののみ」→ 中毒性のものと、有効成分に対する抗原抗体反応が原因で起きるアレルギー性のものに大別されます。

アレルギー性の肝機能障害は、有効成分又はその代謝物の直接的な肝毒性が原因である。

 ×　有効成分に対する抗原抗体反応が原因です。

偽アルドステロン症は、中毒性のものとアレルギー性のもの2つに大別される。

 ×　「偽アルドステロン症」→「肝機能障害」

偽アルドステロン症とは、体内にカリウムと水が貯留し、体からナトリウムが失われることで生じる症状である。

 ×　「カリウム」と「ナトリウム」の記述が逆です。

偽アルドステロン症は、副腎皮質からアルドステロン分泌が増加することによって生じる。

(解答・解説) ×　「増加することで」→ 増加していないにもかかわらず生じます。

偽アルドステロン症は、特に乳児で生じやすい。

(解答・解説) ×　「乳児」→「小柄な人や高齢者」

2 精神神経系に現れる副作用

精神神経障害

原因	医薬品の副作用によって中枢神経系が影響を受けることにより起こる
症状	物事に集中できない、落ち着きがなくなるなどほか、不眠、不安、震え（振戦）、興奮、**眠気**、うつなどの精神神経症状
注意点	**眠気**を催すことが知られている医薬品もあるため、服用後は**乗物や危険な機械類作業に従事しないように**十分な注意が必要

医薬品の副作用の
精神神経症状は
通常の用法用量でも
発生することがあるよ。

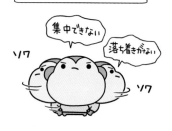
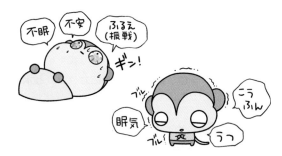

無菌性髄膜炎

原因	大部分はウイルスが原因 マイコプラズマ感染症やライム病、医薬品の副作用によっても起こる
症状	**発症は急性** 首筋のつっぱりを伴った激しい頭痛、発熱、吐きけ・嘔吐、意識混濁などの症状
発症リスクが高い人	・全身性エリテマトーデス ・混合性結合組織病 ・関節リウマチなどの基礎疾患がある人

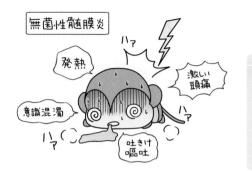

無菌性髄膜炎

発熱

激しい頭痛

意識混濁

ハァ

吐きけ嘔吐

医薬品の副作用が原因の無菌性髄膜炎は、過去に軽度な症状を経験した人の場合、再度、同じ医薬品を使用することにより再発し、急激に症状が進行する場合があるので注意が必要。

◯✕問題

医薬品の副作用によって、末梢神経系が影響を受け、物事に集中できない、不眠、不安、震え、うつ等の精神神経症状を生じることがある。

解答・解説　✕　「末梢神経系」→「中枢神経系」

眠気を催す医薬品であっても、乗物の運転操作により重大な事故につながる可能性は低い。

解答・解説　✕　重大な事故につながる可能性が高いです。

心臓や血管に作用する医薬品によって、頭痛やめまいが生じることがある。

解答・解説　◯

医薬品の副作用による無菌性髄膜炎は、全身性エリテマトーデス、混合性結合組織病、関節リウマチ等の基礎疾患がある人で発症リスクが高い。

解答・解説　◯

無菌性髄膜炎は、発症は急性で、首筋のつっぱりを伴った激しい頭痛、吐きけ・嘔吐、意識混濁等の症状が現れる。

解答・解説　◯

3 体の局所に現れる副作用

消化器系に現れる副作用

● 消化性潰瘍

概要	胃や十二指腸の粘膜組織が傷害されて、粘膜組織の一部が粘膜筋版を超えて欠損する状態
症状	胃のもたれ、食欲低下、胸やけ、吐きけ、胃痛、空腹時にみぞおちがいたくなる、消化管出血によって便が黒くなる
特徴	自覚症状が乏しい場合もあり、貧血症状（動悸や息切れなど）の**検査時**や突然の吐血・下血によって発見されることもある

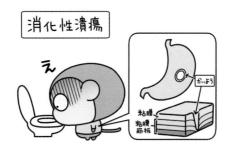

消化性潰瘍

粘膜
粘膜
筋板

かいよう

え

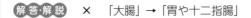

○×問題

消化性潰瘍とは、大腸の粘膜組織が傷害されることで、その一部が粘膜筋板を超えて欠損する状態である。

解答・解説　×　「大腸」→「胃や十二指腸」

消化性潰瘍では、必ず自覚症状があり、胃のもたれ、食欲低下、胸やけ、吐きけ、胃痛、空腹時にみぞおちが痛くなる、消化管出血に伴って糞便が黒くなるなどの症状が現れる。

解答・解説　×　「必ず自覚症状があり」→ 自覚症状が乏しい場合もあります。

● イレウス様症状（腸閉塞様症状）

概要	腸内容物の通過が阻害された状態で、腸管自体は閉塞していなくても、医薬品の作用によって**腸管運動が麻痺**して腸内用物通過が妨げられる
症状	①ガス排出（おなら）の停止、嘔吐、腹部膨満感を伴う著しい便秘がある ②悪化すると、腸内容物の逆流による嘔吐が原因で**脱水症状**を呈し、**腸内細菌の異常増殖**によって**全身状態の衰弱**が急激に進行する可能性がある
発症リスクが高い人	小児、高齢者、普段から**便秘傾向の人**

イレウス様症状
おならの停止
激しい腹痛
便秘
嘔吐

○×問題

イレウス様症状（腸閉塞様症状）の悪化で、腸内容物の逆流による嘔吐が原因の脱水症状を起こすことがあるが、腸内細菌の異常増殖によって全身状態の衰弱が急激に進行することはない。

解答・解説 × 「急激に進行することはない」 → 急激に進行する可能性があります。

イレウス様症状は、小児や高齢者のほか、普段から便秘傾向にある人には、発症リスクが低い。

解答・解説 × 「低い」 → 「高い」

● その他

　浣腸剤や**坐剤**の使用によって現れる一過性の症状に、肛門部の熱感などの刺激、異物の注入による不快感、排便直後の**立ちくらみ**などがあります。

呼吸器に現れる副作用

● 間質性肺炎

　一般的に、医薬品の使用開始から1～2週間程度で起きることが多いです。その症状は、**かぜや気管支炎の症状**と区別が難しく、また、症状が一過性に現れ、自然と回復することもあります。悪化すると**肺線維症**（肺が線維化を起こして硬くなる状態）に移行することもあります。

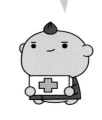

発熱を
伴わない
こともあります。

概要	間質性肺炎は、肺の中で**肺胞と毛細血管**を取り囲んで支持している組織（**間質**）が炎症を起こしたもの
症状	発症すると、肺胞と毛細血管の間の**ガス交換効率**が低下して血液に酸素を十分取り込むことができず、体内は**低酸素状態**となります。息切れ・息苦しさなどの呼吸困難、**空咳**（痰のでない咳）、発熱などの症状を呈します

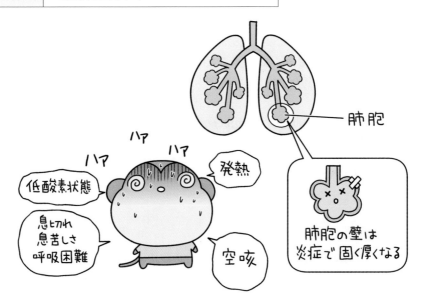

肺胞

肺胞の壁は
炎症で固く厚くなる

ハア　ハア　ハア

低酸素状態

発熱

息切れ
息苦しさ
呼吸困難

空咳

間質性肺炎は、気管支又は肺胞が細菌に感染して炎症を生じたものである。

解答・解説 × 間質が炎症を起こしたものです。

間質性肺炎は、原因となる医薬品の使用開始から1〜2日程度で起きることが多い。

解答・解説 × 「1〜2日程度」→「1〜2週間程度」

間質性肺炎が悪化しても、肺線維症（肺が線維化を起こして硬くなる状態）に移行することはない。

解答・解説 × 肺線維症（肺が線維化を起こして硬くなる状態）に移行することがあります。

● 喘息（ぜんそく）

喘息は、原因となる医薬品（アスピリンなどの非ステロイド性抗炎症成分を含む解熱鎮痛薬など）の使用後、短時間（**1時間以内**）のうちに鼻水・鼻づまりが現れ、続いて咳、喘鳴（ぜんめい）（息をするとき喉がゼーゼーまたはヒューヒュー鳴る）および呼吸困難を生じます。

合併症を起こさない限り、原因になった医薬品の有効成分が体内から消失すれば症状は寛解します。軽症例は**半日**程度で回復しますが、重症例は**24時間以上**持続し、窒息による**意識消失**から死亡に至る危険もあります。

● 間質性肺炎と喘息の違い

	間質性肺炎	喘息
症状	服用から1～2週間程度で起こる息切れ・息苦しさなどの呼吸困難、空咳（痰の出ない咳）、発熱など	服用から短時間（1時間以内）に起こる鼻水・鼻づまり、咳、喘鳴（呼吸時に喉がゼーゼーヒューヒュー鳴る）および呼吸困難
注意	かぜや気管支炎の症状との区別が難しい症状が一過性に現れ、自然と回復することもある	内服薬のほか、**坐薬や外用薬**でも誘発されることがある

特に、これまでに医薬品（内服薬に限らない）で、喘息発作を起こしたことがある人は重症化しやすいので、同種の医薬品の使用を避ける必要があります。

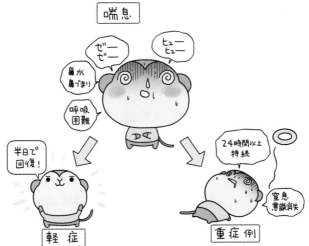

喘息は、一般に原因となった医薬品の使用後、1～2週間程度で起きることが多い。

解答・解説　×　「1～2週間程度」→「短時間（1時間以内）のうちに」

喘息は、坐薬で誘発されることはない。

解答・解説　×　「誘発されることはない」→ 誘発されることがあります。

合併症を起こさなければ、原因となった医薬品の有効成分が体内から消失することで症状は寛解する。

解答・解説　○

循環器系に現れる副作用

● うっ血性心不全

概要	全身が必要とする量の血液を心臓から送り出すことができなくなり、肺に血液が貯留して、種々の症状を示す
症状	息切れ、疲れやすい、足のむくみ、急な体重の増加、咳とピンク色の痰、これらの症状が現れたときは、**早期に医師の診療を受ける必要がある**
発症リスクが高い人	心不全の既往がある人は、薬剤による心不全を起こしやすいとされている

● 不整脈

概要	心筋の自動性や興奮伝導の異常が原因で心臓の拍動リズムが乱れる病態
症状	めまい、立ちくらみ、全身のだるさ（疲労感）、動悸、息切れ、胸部の不快感、脈の欠落　これらの症状が現れたときは、直ちに**原因と考えられる医薬品の使用を中止して**、速やかに医師の診療を受ける必要がある

副作用のリスクがある場合は、受診勧奨するのもとても大事！

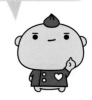

泌尿器系に現れる副作用

● 排尿困難、尿閉

概要	副交感神経系の機能を抑制する作用がある成分が配合された医薬品を使用すると排尿困難や尿閉が生じることがある
症状	膀胱の排尿筋の収縮が抑制され、尿が出にくい、尿が少ししか出ない、残尿感。前立腺肥大などの基礎疾患がない人でも現れることが知られている

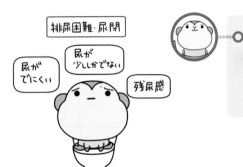

医薬品の副作用による排尿困難や尿閉は男性に限らず女性においても症状が現れることが報告されています（前立腺が原因というイメージがあるので男性だけだと思い込みやすい）。

● 膀胱炎様症状

尿の回数増加（頻尿）、排尿時の疼痛、残尿感などの症状が現れます。これらの症状が現れたときは、原因と考えられる医薬品の使用を中止し、症状によっては医師の診療を受けるなどの対応が必要です。

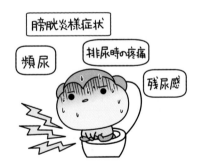

○×問題

膀胱炎様症状（頻尿、排尿時の疼痛、残尿感等）が現れたときは、原因と考えられる医薬品の使用を中止し、症状によっては医師の診療を受けるなどの対応が必要である。

解答・解説　○

感覚器に現れる副作用

● 眼圧上昇

概要	抗コリン作用がある成分が配合された医薬品
症状	・眼痛や眼の充血に加え、急激な**視力低下**、それに伴って、頭痛や吐きけ・嘔吐 ・特に眼房水の出口である**隅角**が狭くなっている**閉塞隅角緑内障**_{（へいそくぐうかくりょくないしょう）}がある人では厳重な注意が必要である

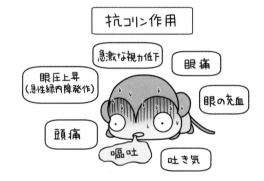

○×問題

抗コリン作用がある成分が配合された医薬品による眼圧の低下で、急激な視力低下を起こすことがある。

解答・解説　×　「低下で」→「上昇で」

抗コリン作用による眼圧の上昇に伴い、頭痛や吐きけ・嘔吐等の症状が現れることがある。

解答・解説　○

皮膚に現れる症状

● 接触皮膚炎

接触皮膚炎は、いわゆる「肌に合わない」という状態を指します。医薬品が触れた皮膚の部分にのみ生じ、正常な皮膚との境界がはっきりしているのが特徴です。アレルギー性皮膚炎の場合は、発症部位に限定されません。

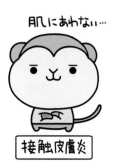

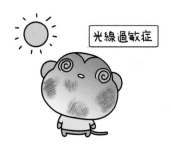

● 光線過敏症

かぶれ症状は、太陽光線（紫外線）にさらされてはじめて起こることもあります。光線過敏症の症状は医薬品が触れた部分だけでなく、全身へ広がって重篤化する場合あり、貼付剤の場合は剥がした後でも発症することがあります。

● 接触皮膚炎と光線過敏症の違い

	接触皮膚炎	光線過敏症
特徴	・医薬品が触れた部分にのみ生じる ・正常な皮膚との境界がはっきりしている	医薬品が触れた部分だけでなく全身へ広がって重篤化する場合がある
注意	再びその医薬品に触れると再発する	貼付剤の場合は剥がした後でも発症することがある

● 薬疹

薬疹は、医薬品の使用後1～2週間で起こることが多いですが、長期使用後に現れることもあります。**アレルギー反応の一種で、発疹、発赤などの皮膚症状を呈する場合をいいます。あらゆる医薬品で起こる可能性があります。**

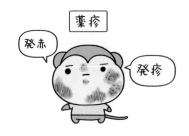

> 接触皮膚炎は、医薬品が接触した部位だけではなく、全身に広がって重症化する可能性がある。
>
> **解答・解説**　×　「接触皮膚炎」→「光線過敏症」

> 光線過敏症の症状は、医薬品が触れた部分だけに限定され、全身に広がり重篤化することはない。
>
> **解答・解説**　×　医薬品が触れた部分だけでなく、全身へ広がって重篤化する場合があります。

> 光線過敏症は、貼付剤であれば、剥がした後に発症することはない。
>
> **解答・解説**　×　剥がした後でも発症することがあります。

> 薬疹は、限られた少数の医薬品でのみ起きるもので、同じ医薬品でも生じる発疹の型は様々である。
>
> **解答・解説**　×　「限られた少数の医薬品でのみ起きる」→ あらゆる医薬品で起きます 。

3.章

主な医薬品とその作用

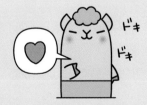

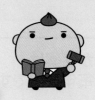

この章で学ぶこと！

薬の専門家である登録販売者を目指す上で、最も重要な章です！ 実際に販売することになる市販薬に使われている有効成分やその副作用について問われます。他の章に比べて内容もかなり多いため、時間をかけて確実に覚えていくことが合格への近道です。見慣れないカタカナも多く、難しそうに見える漢方など、苦戦することも多いかもしれません。重複して出てくる成分も多いです。

漢方や生薬についてはすべてを覚えることは難しいため、テキストに出ているものや、自分の受験地の過去問などの頻出箇所を押さえて学習するとよいでしょう。ある程度「見たことがある」段階になったら、実際に店頭で市販薬を手に取ってチェックしてみるのも、覚える手助けになるかもしれません。

精神神経系に作用する薬 ①

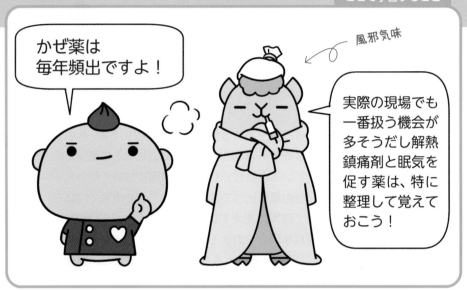

1 かぜ薬

かぜの諸症状

　「かぜ（感冒）」は単一の疾患ではなく、医学的にはかぜ症候群といい、主にウイルスが鼻や喉などに感染して起こる上気道の急性炎症の総称です。

　通常は数日〜一週間程度で自然寛解し、予後は良好です。

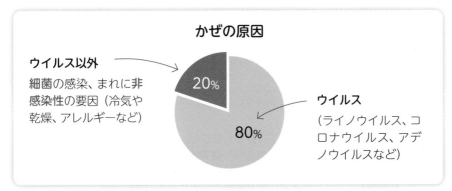

「かぜ」とは

・単一の疾患ではない

・医学的には**かぜ症候群**という

・主に**ウイルス**が鼻や喉などに感染して起こる**上気道の急性炎症の総称**

・通常は数日〜1週間程度で**自然寛解**し、予後は**良好**

◯✕問題

「かぜ」は単一の疾患ではなく、かぜ症候群といい、主にウイルスが鼻や喉などに感染して起こる上気道の慢性炎症の総称のことを指す。

解答・解説　✕　「慢性」→「急性」

● かぜの原因

約8割が**ウイルス**の感染、残りの2割はウイルス以外です。

かぜの原因

ウイルス以外
細菌の感染、まれに非感染性の要因（冷気や乾燥、アレルギーなど）

20%

ウイルス
（ライノウイルス、コロナウイルス、アデノウイルスなど）

80%

原因となるウイルス

・200種類を超える

・それぞれ活動に適した環境がある

・季節や時期などによって原因となるウイルスや細菌の種類は異なる

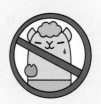

● かぜとよく似た疾患

かぜとよく似た症状が 現れる疾患	かぜではない 可能性が高い
・喘息 ・アレルギー性鼻炎 ・リウマチ熱 ・関節リウマチ ・肺炎 ・肺結核 ・髄膜炎 ・急性肝炎 ・尿路感染症 など多数	・**急激な発熱**を伴う場合 ・症状が**4日以上続く**とき ・症状が**重篤**なとき

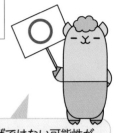

かぜではない可能性が
高いときは受診を
勧めるのも大事だよ！

消化器症状が現れることも

・発熱や頭痛を伴って悪心・嘔吐や、下痢などの**消化器症状**が現れることも
ある

・俗に「お腹にくるかぜ」などと呼ばれる

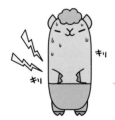

ただし！

冬場にこれらの症状が
現れた場合はかぜではなく、
ウイルスが消化器に感染したことによる
ウイルス性胃腸炎である場合が多いです。

インフルエンザ

・かぜと同様、ウイルスの呼吸器感染によるもの

・**感染力が強く**、また、**重症化しやすい**ため、かぜとは区別して扱われる

インフルエンザは「流行性感冒」といって、細菌の呼吸器感染によるものだが、かぜと区別されることはない。

解答・解説 ×　「細菌」→「ウイルス」
　　　　　　　　かぜとは区別して扱われます。

インフルエンザ（流行性感冒）は、かぜの別称であり、症状も同じである。

解答・解説 ×　かぜとは別物で症状も異なります。

かぜ薬の働き

かぜ薬とは？

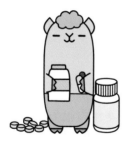

- かぜの**諸症状の緩和**を目的として使用される医薬品の総称

- 総合感冒薬とも呼ばれる

- **原因ウイルスの増殖**を抑えたり、ウイルスを**体内から除去**するものではない

- 咳で眠れなかったり、発熱で体力を消耗しそうなときなどに、それら諸症状の緩和を図る**対症療法薬**のこと

かぜ薬を選択するときの注意点

- かぜであるからといって必ずしもかぜ薬（総合感冒薬）を**選択**するのが最適とは限らない

- 発熱、咳、鼻水など**症状がはっきりしている**場合には、症状を効果的に緩和させるために、解熱鎮痛薬、鎮咳去痰薬、鼻炎を緩和させる薬などを選択することが望ましい

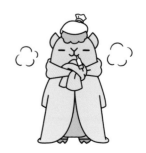

かぜ薬の主な配合成分

❶ 解熱鎮痛成分
発熱を鎮め、痛みを和らげる成分

❷ 抗ヒスタミン成分、抗コリン成分
くしゃみや鼻汁を抑える成分

❸ アドレナリン作動成分
鼻粘膜の充血を和らげ、気管・気管支を拡げる成分

❹ 鎮咳成分
咳を抑える成分

❺ 去痰成分
痰の切れを良くする成分

❻ 抗炎症成分
炎症による腫れを和らげる成分

❼ 漢方処方成分

❽ 鎮静成分

❾ 制酸成分

❿ カフェイン類

⓫ その他：ビタミン成分等

以下、それぞれについて
出題されやすいところを
説明していくよ。

❶ 解熱鎮痛成分

| こんな作用！ | 発熱を鎮め、痛みを和らげる |

解熱鎮痛成分	・アスピリン　　　　・アセトアミノフェン ・サリチルアミド　　・イブプロフェン ・エテンザミド　　　・イソプロピルアンチピリン
解熱作用を 期待する生薬	・ゴオウ　　　　　　・ボウフウ ・カッコン　　　　　・ショウマ ・サイコ
鎮痛作用を 期待する生薬	・センキュウ ・コウブシ

ショウキョウやケイヒが解熱鎮痛成分と組み合わせて配合されている場合もあります

【注意すること】

サリチルアミド、エテンザミド
・15歳未満の小児で**水痘**（水疱瘡）または**インフルエンザ**にかかっているときは使用を避ける

インフルエンザにはアセトアミノフェンのみ
・一般の生活者にとっては、かぜとインフルエンザの識別は容易ではないため、インフルエンザ流行期には、解熱鎮痛成分が**アセトアミノフェン**や**生薬成分**のみからなる製品の選択を提案したりするなどの対応を図る

アスピリン、サザピリン、イブプロフェンについては、一般用医薬品では、小児に対してはいかなる場合も使用しないこととなっています

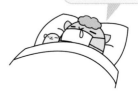

解熱鎮痛薬
P.172を見てね！

❷ 抗ヒスタミン成分、抗コリン成分

こんな作用！ くしゃみや鼻汁分泌を抑える

抗ヒスタミン成分	・クロルフェニラミンマレイン酸塩 ・カルビノキサミンマレイン酸塩 ・クレマスチンフマル酸塩 ・ジフェンヒドラミン塩酸塩 ・メキタジン

抗コリン成分	・ベラドンナ総アルカロイド ・ヨウ化イソプロパミド

◯✕問題

クロルフェニラミンマレイン酸塩は、主に抗コリン作用によって鼻汁分泌やくしゃみを抑える効果がある。

解答・解説 ✕ 「抗コリン」→「抗ヒスタミン」

❸ アドレナリン作動成分

こんな作用！ 鼻粘膜の充血を和らげ、気管・気管支を拡げる

アドレナリン 作動成分	・メチルエフェドリン塩酸塩 ・プソイドエフェドリン塩酸塩 ・メチルエフェドリンサッカリン塩
生薬成分	・マオウ

・いずれの成分も**依存性**があることに留意する必要があります。

④ 鎮咳成分

こんな作用！	咳を抑える

鎮咳成分	・コデインリン酸塩水和物 ・ジヒドロコデインリン酸塩 ）注意 ・デキストロメトルファン臭化水素酸塩水和物 ・チペピジンヒベンズ酸塩 ・クロペラスチン塩酸塩 ・ノスカピン
生薬成分	・ナンテンジツ

○ × 問 題

ジヒドロコデインリン酸塩は、鼻粘膜の充血を和らげ、気管・気管支を拡げる目的で配合される。

解答・解説　　×　　咳を抑えることを目的としています。

⑤ 去痰成分

こんな作用！	咳の切れを良くする

去痰成分	・グアイフェネシン ・グアヤコールスルホン酸カリウム ・ブロムヘキシン塩酸塩 ・エチルシステイン塩酸塩
生薬成分	・シャゼンソウ ・セネガ ・キキョウ ・セキサン ・オウヒ

⑥ 抗炎症成分

こんな作用！ 炎症による腫れを和らげる

抗炎症成分	トラネキサム酸	グリチルリチン酸二カリウム
作用	体内での**起炎物質の産生を抑制**することで炎症の発生を抑える作用	抗炎症作用
ポイント	・凝固した血液を溶解されにくくする働きもある →「**血栓のある人**※や血栓を起こすおそれのある人」	・作用本体はグリチルリチン酸 ・グリチルリチン酸は抗炎症作用を示す ・グリチルリチン酸は大量に摂取すると偽アルドステロン症を生じるおそれがある ・カンゾウ（グリチルリチン酸を含む生薬成分）が配合されている場合もある

※脳血栓、心筋梗塞、血栓性静脈炎など

発汗、抗炎症等の作用を目的として
カミツレなどの生薬成分が
配合されている場合があります。

○×問題

トラネキサム酸は、フィブリノゲンやフィブリンを分解する作用もあるため、血液凝固異常のある人には出血傾向を悪化させるおそれがあるとされている。

解答・解説　×　体内での起炎物質の産生を抑制することで炎症の発生を抑え、腫れを和らげますが、凝固した血液を溶解されにくくする働きもあるため、血栓のある人（脳血栓、心筋梗塞、血栓性静脈炎など）や血栓を起こすおそれのある人に使用する場合は、治療を行っている医師または処方薬の調剤を行った薬剤師に相談するなどの対応が必要とされています。

❼ 漢方処方成分

こんな作用！ かぜ薬に用いられる主な漢方処方製剤

【 麻黄湯 】　まおうとう　　生薬成分：　マオウ　カンゾウ

適す状態
体力充実して、かぜの**ひきはじめ**で、寒気がして発熱、頭痛があり、咳が出て身体のふしぶしが痛く汗が出ていないものの感冒、鼻かぜ、気管支炎、鼻づまりに適す

起こりやすい副作用
胃腸の弱い人、**発汗傾向の著しい人**では、悪心、胃部不快感、発汗過多、全身脱力感などの副作用が現れやすい

使用上の注意点
マオウの含有量が多くなるため、体の虚弱な人（体力の衰えている人、体の弱い人）は使用を避ける必要があります

【 小青竜湯 】　しょうせいりゅうとう　　生薬成分：　マオウ　カンゾウ

適す状態
体力中等度またはやや**虚弱**で、**うすい水様**の痰を伴う咳や鼻水が出るものの気管支炎、気管支喘息、鼻炎、アレルギー性鼻炎、むくみ、感冒、花粉症に適す

起こりやすい副作用
体の虚弱な人（体力の衰えている人、体の弱い人）、胃腸の弱い人、**発汗傾向の著しい人**では、悪心、胃部不快感、発汗過多、全身脱力感などの副作用が現れやすい

【 葛根湯 】

生薬成分： マオウ　カンゾウ

適す状態

体力中等度以上のものの感冒の初期（汗をかいていないもの）、鼻かぜ、鼻炎、頭痛、肩こり、筋肉痛、**手や肩の痛みに適す**

起こりやすい副作用

体の虚弱な人（体力の衰えている人、体の弱い人）、胃腸の弱い人、**発汗傾向の著しい人**では、悪心、胃部不快感などの副作用が現れやすいなど、不向きとされる。まれに重篤な副作用として肝機能障害、偽アルドステロン症を生じることが知られている

発汗傾向の著しい人は、3種類ともNG。
これらの他に、小柴胡湯、柴胡桂枝湯、桂枝湯、香蘇散、半夏厚朴湯、麦門冬湯などがまれに出題されます。

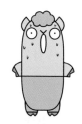

これらのうち半夏厚朴湯以外は
すべてカンゾウを含むため
偽アルドステロン症の副作用に注意だよ！

偽アルドステロン症については P.142 参照

❽ 鎮静成分

こんな作用！	解熱鎮痛成分の鎮痛作用を補助する
成分	・ブロモバレリル尿素 ・アリルイソプロピルアセチル尿素
ポイント	いずれも**依存性**があることに留意

❾ 制酸成分

こんな作用！	胃酸を中和して胃粘膜を保護
成分	ケイ酸アルミニウム、酸化マグネシウム、水酸化アルミニウム

❿ カフェイン類

こんな作用！	鎮痛作用を補助する
成分	・カフェイン ・無水カフェイン ・安息香酸ナトリウムカフェイン

 カフェイン類が配合されているからといって、必ずしも抗ヒスタミン成分や鎮静成分の作用による眠気が解消されるわけではありません。

⓫ その他：ビタミン成分等

こんな作用！	粘膜の健康維持・回復
成分	ビタミンC（アスコルビン酸、アスコルビン酸カルシウムなど）、ビタミンB$_2$（リボフラビン、リン酸リボフラビンナトリウムなど）、ヘスペリジン

こんな作用！	疲労回復
成分	ビタミンB$_1$（チアミン硝化物、フルスルチアミン塩酸塩、ビスイブチアミン、チアミンジスルフィド、ベンフォチアミン、ビスベンチアミンなど）、アミノエチルスルホン酸（タウリン）など

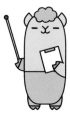 ビタミンについては、Lesson14 滋養強壮保健薬（P.298）も併せて確認！

また、強壮作用等を期待してニンジンやチクセツニンジンなどの生薬成分などが配合されている場合もある。

主な副作用、相互作用、受診勧奨

　かぜ薬の重篤な副作用は、配合されている**解熱鎮痛成分**（生薬成分を除く）によるものが多いです。また、その他の副作用として皮膚症状（発疹・発赤、掻痒感）、消化器症状（悪心・嘔吐、食欲不振）、めまい等のほか、配合成分によっては、眠気や口渇、便秘、排尿困難等が現れることがあります。

● かぜ薬の副作用

使用上の注意で記載される重篤な副作用	ショック（アナフィラキシー） 皮膚粘膜眼症候群（SJS） 中毒性表皮壊死融解症（TEN） 喘息、間質性肺炎
まれに生じる重篤な副作用	肝機能障害、偽アルドステロン症 腎障害、無菌性髄膜炎

● かぜ薬の相互作用

　通常、かぜ薬には、複数の有効成分が配合されているため、他のかぜ薬や解熱鎮痛薬、鎮咳去痰薬、鼻炎用薬、アレルギー用薬、鎮静薬、睡眠改善薬などが**併用**されると、同じ成分または同種の作用を持つ成分が重複して、効き目が強くなりすぎたり、副作用が起こりやすくなるおそれがあります。

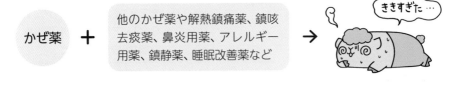

かぜ薬 ＋ 他のかぜ薬や解熱鎮痛薬、鎮咳去痰薬、鼻炎用薬、アレルギー用薬、鎮静薬、睡眠改善薬など → ききすぎた…

○✕問題

かぜ薬を他の薬と併用すると、同じ成分又は同種の作用を持つ成分が重複することで、効き目が強く現れすぎたり、副作用が起こりやすくなるおそれがある。

解答・解説　○

● かぜ薬の受診勧奨

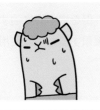

一定期間または一定回数使用して症状の改善がみられない場合

別の疾患や細菌感染の合併などが疑われるため。

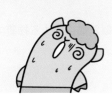

かぜ薬の使用後に症状が悪化した場合

間質性肺炎やアスピリン喘息など、かぜ薬自体の副作用による症状が現れた可能性があるため。

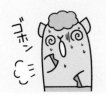

高熱、黄色や緑色に濁った膿性の鼻汁・痰、喉（扁桃）の激しい痛みや腫れ、呼吸困難を伴う激しい咳といった症状がみられる場合

一般用医薬品によって自己治癒を図るのではなく、初めから医療機関での診療を受けることが望ましい。

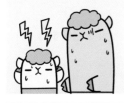

小児の場合

急性中耳炎を併発しやすいため。

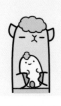

2歳未満の乳幼児の場合

医師の診断を受けさせることを優先。やむを得ない場合にのみ一般用医薬品を服用させること。

2 解熱鎮痛薬

　解熱鎮痛薬とは、発熱や痛みの原因となっている病気や外傷を根本的に治すものではなく、病気や外傷が原因で生じている発熱や痛みを緩和するために使用される医薬品（内服薬）の総称です。

痛みや発熱が起こる仕組み

　プロスタグランジン（痛みの原因物質）は、ホルモンに似た働きをする物質で病気や外傷があるときに活発に産生されるようになります。

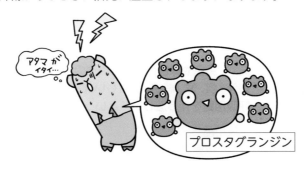

プロスタグランジンの主な働き

・体の各部位で発生した痛みが脳に伝わる際に、そのシグナルを増幅する
　→ つまり痛みの感覚を強める

・脳の下部にある体温を調節する部位（温熱中枢）に作用する
　→ 体温を通常よりも高く維持するように調節する

・炎症の発生にも関与する

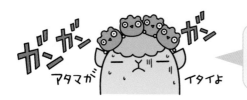

頭痛や関節痛も
プロスタグランジンによって
増強されるよ。

解熱鎮痛薬の働き

　解熱鎮痛薬は、痛みのシグナルの増幅を防いで痛みを鎮める（鎮痛）、異常となった体温調節メカニズムを正常状態に戻して熱を下げる（解熱）、または炎症が発生している部位に作用して腫れなどの症状を軽減する（抗炎症）ことを目的として使用されます。その多くには、体内におけるプロスタグランジンの産生を抑える成分が配合されています。

● 解熱鎮痛剤を使用する際に注意すること

　解熱鎮痛剤の副作用は、主にプロスタグランジンの働きを抑えることで発生します。

> ・症状が悪化する可能性のある病気：心臓に障害、腎機能に障害、肝機能障害、胃、十二指腸潰瘍
>
> ・その他の注意：空腹時を避ける、長期連用を避ける、飲酒を避ける

代表的な配合成分と注意点

　解熱鎮痛薬の主な配合成分は以下のとおりです。

❶ サリチル酸系
　　アスピリン（別名アセチルサリチル酸）、サザピリン、サリチル酸ナトリウム、サリチルアミド、エテンザミド

❷ アセトアミノフェン

❸ イブプロフェン

❹ イソプロピルアンチピリン

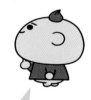

以下、それぞれについて出題されやすい点を説明していきます！

❶ サリチル酸系

次のような注意点があります。

特に注意	ライ症候群の発生が示唆されている
成分	アスピリン、サザピリン、サリチル酸ナトリウム、サリチルアミド、エテンザミド

注意	・ほかの解熱鎮痛成分と比較して**胃腸障害**を起こしやすい ・**アスピリンアルミニウム**として胃粘膜への悪影響の軽減を図っている製品もある ・血液を**凝固**しにくくさせる作用もある ・出産予定日**12週間**以内の使用を避ける （胎児や出産時の母体への影響※を考慮）
成分	アスピリン

※妊娠期間の延長、子宮収縮の抑制、分娩時出血の増加

注意 ⑮	15歳未満の小児に対しては、いかなる場合も一般用医薬品として使用してはいけない	15歳未満の小児で**水痘（水疱瘡）**または**インフルエンザ**にかかっているときには使用を避ける
成分	アスピリン、サザピリン、サリチル酸ナトリウム	サリチルアミド、エテンザミド

> アセトアミノフェン（A）、
> カフェイン（C）、
> エテンザミド（E）の組み合わせは、
> それぞれの頭文字から
> 「ACE処方」と呼ばれます。

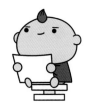

② アセトアミノフェン

次のような注意点があります。

注意	・中枢作用によって解熱、鎮痛をもたらすため、末梢における抗炎症作用は期待できない ・他の解熱鎮痛薬成分と比べて胃腸障害が少なく、空腹時に服用できる製品もあるが、食後の服用が推奨されている ・まれに重篤な副作用として、皮膚粘膜眼症候群、中毒性皮膚壊死融解症、急性汎用性発疹性膿疱症、間質性肺炎、腎障害、肝機能障害を生じることがある ・定められた容量を越えて使用したり、日頃から酒類（アルコール）をよく摂取する人で重篤な副作用が起こりやすい。小児の解熱に用いる座薬に用いられているが、座薬と内服薬を併用することがないよう注意を喚起する必要がある

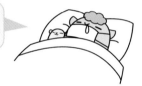

インフルエンザには
アセトアミノフェンのみ！

③ イブプロフェン

次のような注意点があります。

注意	・15歳未満の小児に対しては、いかなる場合も使用してはならない ・プロスタグランジンの産生を抑制する 　→ 消化管粘膜の防御機能を低下させる 　→ 消化管に広範に炎症を生じる疾患（胃・十二指腸潰瘍、潰瘍性大腸炎またはクローン病）の既往歴がある人では、それら疾患の再発を招くおそれがある ・まれに重篤な副作用として、肝機能障害、腎障害、無菌性髄膜炎を生じることがある

❹ イソプロピルアンチピリン

次のような注意点があります。

<table>
<tr>
<td>
注意</td>
<td>・解熱および鎮痛の作用は比較的強いが抗炎症作用は弱い
　→ 他の解熱鎮痛成分と組み合わせて配合される
・一般用医薬品では唯一のピリン系解熱鎮痛成分
・これに対してほかの解熱鎮痛成分を「非ピリン系」と呼ぶことがある</td>
</tr>
</table>

 「非ピリン系」と「ピリン系」について

非ピリン系	アスピリン、サザピリン、アセトアミノフェン、サリチル酸ナトリウム、イブプロフェン、サリチルアミド、エテンザミド
ピリン系	イソプロピルアンチピリン

イソプロピルアンチピリンは、一般医薬品では唯一のピリン系解熱鎮痛成分です。これに対して、他の解熱鎮痛成分を「非ピリン系」と呼ぶことがあります。アスピリンやサザピリンは、名前が「〜ピリン」であっても非ピリン系の解熱鎮痛成分ですが、一般の生活者では誤ってピリン系として認識していることも多いので注意しましょう。

> アスピリン喘息は、
> アスピリン特有の副作用ではなく、
> アセトアミノフェン、イブプロフェン、
> イソプロピルアンチピリンなどの
> 解熱鎮痛成分でも発生します。

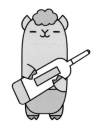

アスピリンは、水疱瘡やインフルエンザにかかっている小児への使用は避ける必要があるが、一般用医薬品の場合、これらの疾病にかかっていないと診断された小児であれば使用してもよい。

 × アスピリン（アスピリンアルミニウムを含む）およびサザピリンは、15歳未満の小児に対しては、いかなる場合も一般用医薬品として使用してはなりません。

イブプロフェンは、プロスタグランジンを産生し、消化管粘膜の防御機能を低下させる。

 × 「産生」→「抑制」

アセトアミノフェンは、他の解熱鎮痛成分に比べて胃腸障害が生じやすく、空腹時に服用できない。

 × 「生じやすい」 → 生じにくいため、空腹時に服用できる製品もあります。

一般用医薬品の解熱鎮痛薬には、複数の有効成分が配合されている製品があり、他の解熱鎮痛薬やかぜ薬、鎮静薬等との併用によって、成分が重複し、効き目が強く現れすぎたり、副作用が起こりやすくなったりするおそれがある。

 ○

3 眠気を促す薬

　睡眠鎮静薬は、寝つきが悪いといった精神神経症状や寝不足感などの身体症状が生じたときに、睡眠を促したり、精神の昂ぶりを鎮めたりすることを目的に使用されます。

代表的な配合成分

眠気を促す薬の主な成分

❶ 抗ヒスタミン成分

❷ ブロモバレリル尿素

❸ アリルイソプロピルアセチル尿素

❶ 抗ヒスタミン成分

	・ヒスタミンは生体内情報伝達物質
	・ヒスタミンは脳の下部にある睡眠・覚醒に関与する部位で神経細胞の刺激を介して**覚醒の維持や調節**を行う働きを担う
	・**抗ヒスタミン成分**は脳内におけるヒスタミン刺激を**低下**させ眠気を促す
	・ジフェンヒドラミン塩酸塩は**抗ヒスタミン成分**のなかでも特に中枢に対する作用が強い
適応外	・**妊娠中**にしばしば生じる睡眠障害 （ホルモンのバランスや体型の変化などが原因）
	・小児および若年者、特に**15歳未満**の小児 （抗ヒスタミン成分により眠気とは反対の**神経過敏**や**中枢興奮**などが現れることがある）

❷ ブロモバレリル尿素
❸ アリルイソプロピルアセチル尿素

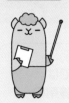こんな作用！	・**睡眠改善薬**または**睡眠補助薬**と呼ばれる （医療機関において、不眠症の治療のため処方される睡眠薬と区別するため） ・反復して摂取すると**依存**を生じる ・少量でも**眠気**を催しやすい ・使用後は、乗物や危険を伴う機械類の**運転操作**は避ける （重大な事故を招くおそれがある）
適応外	・**ブロモバレリル尿素**は**妊婦**などは使用を避ける （胎児に障害を引き起こす）

○×問題

睡眠改善薬のうち、抗ヒスタミン成分を主薬とするものは、脳内のヒスタミン濃度を低下させることで眠気を促す作用がある。

解答・解説　×　「濃度」→「刺激」
　　　　　　　ヒスタミン自体の量は減らさず、ヒスタミンの受容相手をブロックすることでヒスタミンが効果を示せないようにします。

ブロモバレリル尿素は胎児に障害を引き起こさない成分であり、妊婦又は妊娠していると思われる女性に使用可能である。

解答・解説　×　「引き起こさない」→「引き起こす可能性がある」、
　　　　　　　「使用できる」→「使用を避けるべき」

睡眠改善薬のうち、抗ヒスタミン成分を主薬とするものは、一時的な睡眠障害の緩和に用いられるものであり、妊娠中にしばしば生じる睡眠障害も適用対象である。

解答・解説　×　妊娠中は適用対象外です。

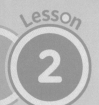

精神神経系に作用する薬 ②

ここで学習すること

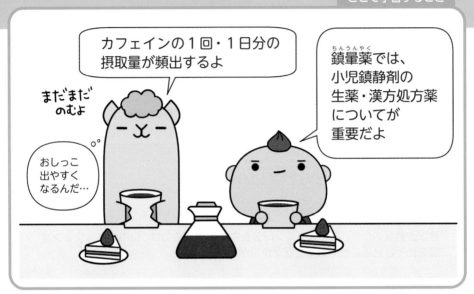

1 眠気を防ぐ薬

カフェインの働き、主な副作用

　眠気防止薬は、眠気や倦怠感を除去することを目的とした医薬品であり、主な有効成分としてカフェイン（無水カフェイン、安息香酸ナトリウムカフェイン等を含む）が配合されています。

働き	・脳に**軽い興奮**状態を引き起こす
	・**一時的**に眠気や倦怠感を抑える効果がある
	・尿量の増加（利尿）作用 ※**腎臓**における**ナトリウムイオン**（同時に**水分**）の**再吸収抑制**の結果 （眠気防止に関連しない作用）
	・胃液の分泌を**亢進**させる作用
	・心筋を興奮させる作用 （副作用として動悸が現れることがある）
副作用	・作用は弱いながら反復摂取により**依存**を形成するという性質がある （「短期間の服用にとどめ、**連用しないこと**」という注意喚起がなされている）
	・カフェインは胎児の発達に影響を及ぼす可能性がある
	・吸収されて循環血液中に移行したカフェインの一部は、**血液 - 胎盤関門**を通過して胎児に到達する
	・授乳婦から摂取されたカフェインの一部は**乳汁**中にも移行する
	・乳児は肝臓が未発達なため、カフェインの代謝に、より多くの時間を要するため副作用が発現しやすい （カフェインの血中濃度が最高血中濃度の半分に低減するのに要する時間は、通常の成人が**約3.5時間**であるのに対して、乳児では**約80時間**と非常に長い）

カフェインの相互作用

　カフェインが含まれている医薬品、医薬部外品、食品を同時に摂取するとカフェインが過量となり、中枢神経系や循環器系への作用が強く現れるおそれがあります。

眠気防止薬におけるカフェインの摂取量

1回の摂取量（上限）	カフェインとして200mg
1日の摂取量（上限）	カフェインとして500mg

睡眠防止薬の使用における休養の推奨

　眠気防止薬は一時的に精神的な集中を必要とするときに、眠気や倦怠感を除去する目的で使用されるものであり、睡眠不足による疲労には、早めに十分な睡眠をとることが望ましいとされています。

　成長期の小児の発育には睡眠が特に重要であることから、小児用の眠気防止薬はなく、15歳未満の小児に使用してはいけません。

 ○×問題

作用が弱いので、反復摂取しいても依存を形成しない。

解答・解説　　×　　依存を形成することがあります。

眠気防止薬での、カフェインの1回摂取量は500mg、1日摂取量は1,000mgが上限とされている

解答・解説　　×　　「500mg」→「200mg」、「1,000mg」→「500mg」

カフェインは腎臓におけるナトリウムイオンの再吸収促進作用があるため、尿量の増加をもたらす。

解答・解説　　×　　「促進」→「抑制」

2 鎮暈薬（乗物酔い防止薬）

代表的な配合成分

　鎮暈薬は、乗物酔い（動揺病）によるめまい、吐きけ、頭痛を防止し、緩和することを目的としています。

鎮暈薬の主な配合成分

❶ 抗めまい成分

❷ 抗ヒスタミン成分

❸ 抗コリン成分

❹ 鎮静成分

❺ キサンチン系成分

❻ 局所麻酔成分

以下、それぞれについて出題されやすい点を説明していきます！

❶ 抗めまい成分

こんな作用！
・内耳にある前庭と脳を結ぶ神経（前庭神経）の調節作用
・内耳への血流を改善する作用
・抗ヒスタミン成分と共通する類似の薬理作用を示す

成分	ジフェニドール塩酸塩
ポイント	海外では制吐薬やめまいの治療薬として使われている

副作用も！

・抗ヒスタミン成分や抗コリン成分と同様な頭痛、排尿困難、**眠気**、散瞳による異常な**眩しさ**、口渇のほか、不動感や不安定感が現れることがある

・排尿困難の症状がある人や**緑内障**の診断を受けた人は、使用する前にその適否につき、治療を行っている医師または処方薬の調剤を行った薬剤師に相談がなされることが望ましい
→ 症状を悪化させるおそれがある

183

❷ 抗ヒスタミン成分

こんな作用！	延髄にある嘔吐中枢への刺激や内耳の前庭における自律神経反射を抑える作用を示す

成分	ジメンヒドリナート	メクリジン塩酸塩
ポイント	・ジフェンヒドラミンテオクル酸塩の一般名 ※乗物酔い防止薬に配合	他の抗ヒスタミン成分と比べて ・作用が現れるのが遅い ・持続時間が長い ※乗物酔い防止薬に配合

❸ 抗コリン成分

こんな作用！	・中枢に作用して自律神経系の混乱を軽減 ・末梢では緊張を低下させる作用を示す

成分	スコポラミン臭化水素酸塩水和物
ポイント	・消化管から吸収されやすい ・他の抗コリン成分と比べて脳内に移行しやすい ・肝臓で速やかに代謝されてしまう 　→ 抗ヒスタミン成分などと比べて作用の持続時間は短い

❹ 鎮静成分

こんな作用！	心理的要因を和らげる

成分	・ブロモバレリル尿素 ・アリルイソプロピルアセチル尿素
ポイント	乗物酔いの発現には心理的な要因（不安や緊張など）による影響も大きい

❺ キサンチン系成分

こんな作用！	中枢神経を興奮させる
成分	・カフェイン（無水カフェイン、クエン酸カフェインなどを含む） ・ジプロフィリン
ポイント	平衡感覚の混乱によるめまいを軽減させる （脳に軽い興奮を起こす）

❻ 局所麻酔成分

こんな作用！	・胃粘膜への麻酔作用 ・嘔吐刺激を和らげ乗物酔いに伴う吐き気を抑える
成分	アミノ安息香酸エチル
ポイント	6歳未満への使用は避ける

○×問題

ジフェニドール塩酸塩は、抗ヒスタミン成分ではないので、眠気や口渇などの副作用が現れない。

 ✕　抗ヒスタミン成分と共通する類似の薬理作用を示し、眠気や口渇など、類似の副作用も示します。

ブロモバレリル尿素は、胃粘膜への局所作用によって嘔吐刺激を和らげ、乗物酔いの吐き気を抑える。

 ✕　胃粘膜への局所作用はなく、不安や緊張などを和らげることで、心理的な要因による乗物酔いの発現を抑えます。

ジプロフィリンは、不安や緊張などの心理的な要因を和らげる鎮静成分である。

 ✕　脳に軽い興奮を起こさせて平衡感覚の混乱によるめまいを軽減させる作用を示します。

相互作用

　抗めまい成分、抗ヒスタミン成分、抗コリン成分および鎮静成分には、いずれも眠気を促す作用があります。また、以下の医薬品と併用してはいけません。

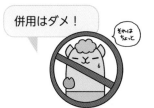

併用はダメ！

それはちょっと

かぜ薬、解熱鎮痛薬、催眠鎮静薬、鎮咳去痰薬、胃腸鎮痛鎮痙薬、アレルギー用薬（鼻炎用内服薬を含む）

理由は…

・成分の重複（抗ヒスタミン成分、抗コリン成分、鎮静成分、カフェイン類等の配合成分）

・鎮静作用や副作用が強く表れるおそれがある

受診勧奨

　3歳未満では、乗物酔いが起こることはほとんどないとされています。そのため3歳未満の乳児向けの製品はなく、乗物防止薬を安易に使用せずに他の原因の可能性を考える必要があります。

　また、日常においてめまいが度々生じる場合には、基本的に医療機関を受診するなどの対応が必要です。

〇×問題

鎮暈薬は、副作用が強く出るおそれがあり、かぜ薬やアレルギー用薬（鼻炎用内服薬を含む）等との併用は避ける必要がある。

3 小児鎮静薬

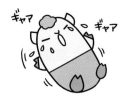

　小児では、特段身体的な問題がなく、基本的な欲求が満たされていても、夜泣き、ひきつけ、疳の虫の症状が現れることがあります。

　小児鎮痛薬は、そのような症状を鎮めるほか、小児における虚弱体質、消化不良などの改善を目的としています。

小児鎮静薬の特徴

・生薬成分や漢方処方製剤などが多い
（症状の原因となる**体質の改善**を主眼としている）

・比較的長期間（1 カ月位）継続して服用される

・いずれも古くから伝統的に用いられている

 生薬や漢方だからといって安易な考え（作用が穏やかで小さい子どもに使っても副作用がない）で使用することは避けるように！

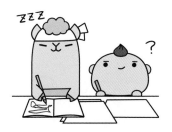

登録販売者は、
適切な医薬品を選択することができるよう、
積極的な情報提供を行うことに
努めるようにします！

代表的な配合成分

小児鎮静薬の主な配合成分は以下のとおりです。

> ❶ 生薬成分
>
> ❷ 漢方処方薬

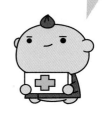

小児鎮静薬に
用いられる生薬成分は、
ほかにもレイヨウカク、
ジンコウなどがあります。

❶ 生薬成分

こんな作用！	・緊張や興奮を鎮める作用 ・血液の循環を促す作用
成分	ゴオウ、ジャコウ

❷ 漢方処方薬

小児の疳に用いられる漢方処方製剤	
抑肝散 <small>よくかんさん</small>	生薬成分：カンゾウ
小建中湯 <small>しょうけんちゅうとう</small>	生薬成分：カンゾウ
桂枝加竜骨牡蛎湯 <small>けいしかりゅうこつぼれいとう</small>	生薬成分：カンゾウ
抑肝散加陳皮半夏 <small>よくかんさんかちんぴはんげ</small>	生薬成分：カンゾウ
柴胡加竜骨牡蛎湯 <small>さいこかりゅうこつぼれいとう</small>	生薬成分：ダイオウ

漢方処方製剤は、
用法用量において
適用年齢の下限が
設けられていない
場合にあっても、
生後3カ月未満の
乳児には使用しないこと
となっています。

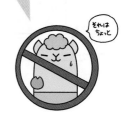

それは
ちょっと

漢方処方製剤は、用法用量において適用年齢の下限が設けられていない場合でも、幼児には使用しない。

　×　「幼児（7歳未満）」→「生後3カ月未満の乳児」

小児鎮静薬に配合される生薬成分は、どれも伝統的に用いられているため、作用が穏やかであり、小さな子どもに使っても副作用がない。

　×　副作用を生じることもあります。いずれも古くから伝統的に用いられているものですが、購入者などが、安易な考えで使用することを避けるため、適切な情報提供を積極的に行います。

漢方処方製剤は、用法・用量において適用年齢の下限が設けられていない場合にあっても、幼児には使用しないこととなっている。

　×　「幼児には使用しない」→「乳児には使用しない」

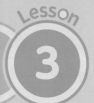

Lesson 3 呼吸器官に作用する薬

ここで学習すること

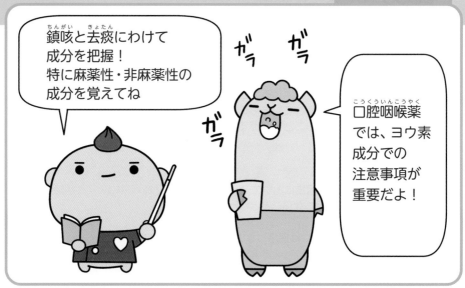

鎮咳と去痰にわけて成分を把握！特に麻薬性・非麻薬性の成分を覚えてね

口腔咽喉薬では、ヨウ素成分での注意事項が重要だよ！

1 咳止め、痰を出しやすくする薬（鎮咳去痰薬）

咳や痰が生じる仕組み、鎮咳去痰薬の働き

　咳は、気管や気管支に何らかの異変が起こったときに、その刺激が中枢神経に伝わり、延髄にある咳嗽中枢の働きによって引き起こされます。

　痰は、呼吸器官に感染を起こしたときに気道粘液からの粘液分泌が増え、その粘液に気道に入り込んだ異物などが混じったものです。

　鎮咳去痰薬は、咳を鎮める、痰の切れを良くする、また、喘息症状を和らげることを目的としています。

代表的な配合成分

鎮咳去痰薬の主な配合成分

❶ 中枢神経系に作用して咳を抑える成分（鎮咳成分）

❷ 気管支を拡げる成分（気管支拡張成分）

❸ 痰の切れを良くする成分（去痰成分）

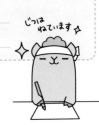

以下、それぞれについて
出題されやすいところを説明していきます。

❶ 中枢神経系に作用して咳を抑える成分（鎮咳成分）

こんな作用！ 咳を抑えることを目的とする成分のうち、延髄の咳嗽中枢に作用するもの

中枢性鎮咳成分には、麻薬性鎮咳成分と非麻薬性鎮咳成分がある

	麻薬性鎮咳成分
成分 	・コデインリン酸塩 ・ジヒドロコデインリン酸塩
ポイント	・コデインリン酸塩、ジヒドロコデインリン酸塩については、その作用本体である**コデイン**、**ジヒドロコデイン**が**モルヒネ**と同じ基本構造を持ち、**依存性**がある成分である ・コデインリン酸塩水和物については、動物実験（マウス）で催奇形性作用（胎児に異常を発生させる作用）が報告されている ・コデインリン酸塩水和物、ジヒドロコデインリン酸塩は胃腸の運動を低下させる作用も示し、副作用として便秘が現れることがある

	非麻薬性鎮咳成分	
成分	・チペピジンヒベンズ酸塩 ・クロペラスチンフェンジゾ酸塩	・ジメモルファンリン酸塩 ・ノスカピン塩酸塩水和物

コデイン類について

コデインリン酸塩水和物、または
ジヒドロコデインリン酸塩（以下
「コデイン類」という）を含む医薬
品については、米国などにおいて
12歳未満の小児などへの使用を
禁忌とする措置がとられました。

ジヒドロ
コデインリン酸塩

コデインリン
酸塩水和物

・速やかに添付文書を改訂し、原則、本剤を12歳未
満の小児などに使用しないよう注意喚起を行うこ
ととされた

・1年6カ月程度の経過措置期間を設け、コデイン類
を含まない代替製品や、12歳未満の小児を適用外
とする製品への切り替えを行うとされた

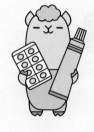

・上記の対応の後、12歳未満の小児への使用を禁忌
とする使用上の注意の改訂を再度実施すること
（一般医薬品は「してはいけないこと」に「12歳未
満の小児」に追記する使用上の注意の改訂を再度
実施すること）とされた

○×問題

鎮咳成分であるジヒドロコデインリン酸塩は、作用本体であるジヒドロコデイン
がモルヒネと同じ基本構造を持っており、依存性はない。

解答・解説　　×　　「ない」→「ある」

● その他

デキストロメトルファンフェノールフタリン塩は、主にトローチ剤・ドロップ剤に配合される鎮咳成分です。

デキストロメトルファン臭化水素酸塩は気管支を拡げる作用がある。

解答・解説 ×　「デキストロメトルファン臭化水素酸塩」→「アドレナリン作動成分またはマオウ」
デキストロメトルファン臭化水素酸塩は非麻薬性鎮咳成分で、延髄の咳嗽中枢に作用します。

❷ 気管支を拡げる成分（気管支拡張成分）

● アドレナリン作動成分

こんな作用！	・交感神経系を刺激して気管支を拡張させる作用 ・呼吸を楽にして咳や喘息の症状を鎮めることを目的に配合される
成分	・メチルエフェドリン塩酸塩 ・メチルエフェドリンサッカリン塩 ・トリメトキノール塩酸塩水和物 ・メトキシフェナミン塩酸塩
ポイント	・心臓病、高血圧、糖尿病または甲状腺機能障害の診断を受けた人では、症状を悪化させるおそれがあるためどちらも、症状の悪化を招くおそれのある場合には使用する前に、治療を行っている医師または処方薬の調剤を行った薬剤師に相談がなされるべき

アドレナリン作動成分については、
2章 P.125 の自律神経の図もチェック！

● キサンチン系成分

こんな作用！	自律神経を介さずに気管支の平滑筋に直接作用して弛緩させ、気管支を拡張させる

成分	ジプロフィリン
ポイント	**甲状腺機能障害**または**てんかん**の診断を受けた人では症状の悪化を招くおそれがある

○×問題

ジプロフィリンは、気管支の横紋筋に直接作用して弛緩させ、気管支を拡張させる。

解答・解説　×　「横紋筋」→「平滑筋」

❸ 痰の切れを良くする成分（去痰成分）

こんな作用！	気道粘膜からの粘液の分泌を促進する作用

成分	・グアイフェネシン ・グアヤコールスルホン酸カリウム ・クレゾールスルホン酸カリウム

こんな作用！	・痰の中の粘性タンパク質を溶解 ・低分子化して粘性を減少させる作用

成分	・エチルシステイン塩酸塩 ・メチルシステイン塩酸塩 ・カルボシステイン

こんな作用！	粘液成分の含量比を調整し痰の切れを良くする作用

成分	・カルボシステイン

こんな作用！	分泌促進作用・溶解低分子化作用・線毛運動促進作用

成分	・ブロムヘキシン塩酸塩

相互作用

　一般用医薬品の鎮咳去痰薬は、複数の有効成分が配合されている場合が多く、他の鎮咳去痰薬、かぜ薬、抗ヒスタミン成分などを含む医薬品が併用された場合、同じ成分または同種の作用を有する成分が重複摂取となり、効き目が強すぎたり、副作用が起こりやすくなるおそれがあります。「咳止め」と「鼻炎の薬」等は影響し合わないという誤った認識がなされることが考えられるので、適宜注意を促していくことが重要です。

受診勧奨

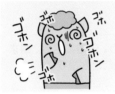

咳がひどく、**線状の血**が混じる、または黄色や緑色の膿性の痰を伴うような場合。

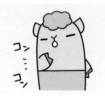

痰を伴わない乾いた咳が続く場合

間質性肺炎などの初期症状である可能性がある。また、その原因が医薬品の副作用によるものであることもある。

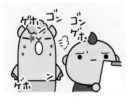

慢性閉塞性肺疾患（COPD）の可能性

咳や痰、息切れなどの症状が**長期間**にわたっている場合には、慢性閉塞性肺疾患（COPD）、慢性気管支炎や肺気腫などのがあり、医師の診療を受けるなどの対応が必要。

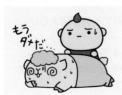

依存を生じている場合

ジヒドロコデインリン酸塩、メチルエフェドエリン塩酸塩などの反復摂取によっては、自己努力のみで依存からの離脱を図ることは困難であり、**薬物依存**は医療機関での診療が必要な病気。

2 口腔咽喉薬・うがい薬（含嗽薬）

効能と作用の仕組み

　口腔咽頭薬は、口腔内または咽頭部の粘膜に局所的に作用して、それらの部位の炎症による痛み、腫れなどの症状の緩和を主たる目的としています。含嗽薬は、口腔および咽頭の殺菌・消毒・洗浄、講習の除去などを目的としています。

　一般用医薬品の口腔咽喉薬や含嗽薬は、咽頭部の炎症を和らげる成分、殺菌消毒成分などを組み合わせて配合されています。また、効能効果の範囲が限定されるものについては、医薬部外品として扱われるものもあります。

口腔咽喉薬・含嗽薬に関する一般的な注意事項

トローチ剤・ドロップ剤	・有効成分が口腔内や咽頭部に行き渡るよう、口中に含み、噛まずにゆっくり溶かすようにして使用されることが重要 ・噛み砕いて飲み込んでしまうと効果は期待できない
噴射式の液剤・含嗽薬など	・息を吸いながら噴射すると気管支や肺に入ってしまうおそれがあるため、軽く息を吐いたり、声を出しながら噴射することが望ましい ・含嗽薬は、水で用時希釈または溶解して使用するものが多いが、調製した濃度が濃すぎても薄すぎても効果が十分得られない
口腔咽喉薬など	・口腔内や咽頭における局所的な作用を目的とする医薬品 ・口内炎などにより口腔内にひどいただれがある人では、刺激感などが現れやすいほか、循環血流中への移行による全身的な影響も生じやすくなる

○×問題

噴射式の液剤は、口腔の奥まで届くように、息を吸いながら噴射するのが望ましい。

解答・解説　　×　　噴射式の液剤では、息を吸いながら噴射すると気管支や肺に入ってしまうおそれがあるため、軽く息を吐いたり、声を出しながら噴射することが望ましいとされています。

> 喉の炎症：グリチルリチン酸二カリウム、トラネキサム酸
> 口腔内の殺菌：ポビドンヨード、が主な配合成分です！

ヨウ素系殺菌消毒成分の注意事項

　一般用医薬品の口腔咽喉薬や含嗽薬はヨウ素系殺菌消毒成分が配合されているものがあり、ヨウ素系殺菌消毒成分には以下の点について注意が必要です。

甲状腺疾患	・ヨウ素系殺菌消毒成分が口腔内に使用される場合、結果的にヨウ素の摂取につながり、バセドウ病や橋本病などの**甲状腺疾患**の診断を受けた人の治療に悪影響（治療薬の効果減弱など）を生じるおそれがある
妊娠中・授乳中	・妊娠中に摂取されたヨウ素の一部は**血液‐胎盤関門**を通過して胎児に移行する。また、摂取されたヨウ素の一部が乳汁中に移行することも知られており、母乳を与える女性では、留意される必要がある
ポビドンヨード	・ヨウ素系殺菌消毒成分の一種であるポビドンヨードが配合された含嗽薬では、その使用によって**銀**を含有する歯科材料（義歯など）が変色することがある
レモン汁やお茶	・ヨウ素は、レモン汁やお茶などに含まれる**ビタミンC**などの成分と反応すると脱色を生じて殺菌作用が失われる

　〇✕問題

□腔咽喉薬及び含嗽薬は、作用が局所的な医薬品なので、全身的な影響を生じることはない。

 ✕　「生じることはない」→ 生じることがあります。成分の一部が口腔や咽頭の粘膜から吸収されて循環血流中に入りやすく、全身的な影響を生じることがあります。

含嗽薬は、水で用時希釈又は溶解して使用するものであるが、調製した濃度が高いほど十分な効果が得られるとされる。

解答・解説　✕　調製した濃度が濃すぎても薄すぎても効果が十分得られません。

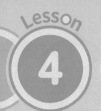
胃腸に作用する薬

注意事項が多い章です！

胃腸は
他の臓器とも
大きく
関連してくる
からね

間違った
薬の飲み方

コレ、炭酸

1　胃の薬（制酸薬、健胃薬、消化薬）

胃の不調、薬が症状を抑える仕組み

制酸薬	胃液の分泌亢進による胃酸過多や、それに伴う胸やけ、腹部の不快感、吐きけなどの症状を緩和することを目的とする
健胃薬	弱った胃の働きを高めること（健胃）を目的とする
消化薬	炭水化物、脂質、タンパク質等の分解に働く酵素を補うなどにより、胃や腸の内容物の消化を助けることを目的とする

消化不良　　　　胃痛　　　　胸やけ

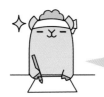

消化不良、胃痛、胸やけなど症状が
はっきりしている場合は、
効果的に症状の改善を図るため、
症状に合った成分のみが配合された
製品が選択されることが望ましい！

代表的な配合成分等、主な副作用、相互作用

● 制酸成分

どんな成分？

**中和反応によって胃酸の働きを弱めること
（制酸）を目的として配合される成分**

成分	・アルミニウムを含む成分 ・マグネシウムを含む成分 ・アルミニウムとマグネシウムの両方を含む成分 　（合成ヒドロタルサイト、メタケイ酸アルミン酸マグネシウムなど） ・カルシウムを含む成分（沈降炭酸カルシウムなど） ・これらの成分を組み合わせたものなど

メタケイ酸アルミン酸マグネシウムは、
胃酸の中和作用のほか、胃粘膜にゼラチン状の皮膜を
形成して保護する作用もあるとされています！

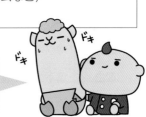

制酸成分の注意事項は以下のとおりです。

 炭酸飲料などでの服用は適当でない

成分	制酸成分を主体とする胃腸薬
理由	酸度の高い食品と一緒に使用すると胃酸に対する中和作用が低下することが考えられるため

 透析療法を受けている人は使用を避ける必要がある

成分	制酸成分のうちアルミニウムを含む成分
理由	透析療法を受けている人が長期間服用した場合にアルミニウム脳症およびアルミニウム骨症を引き起こしたとの報告がある

 腎臓病の診断を受けた人は、治療を行っている医師または処方薬の調剤を行った薬剤師に相談

成分	制酸成分全般
理由	腎臓病の診断を受けた人では、ナトリウム、カルシウム、マグネシウム、アルミニウムなどの無機塩類の排泄が遅れたり、体内に貯留しやすくなるため

 同種の無機塩類を含む医薬品との相互作用に注意

成分	制酸成分全般
理由	他の医薬品（かぜ薬、解熱鎮痛薬など）でも配合されていることが多く、併用によって制酸作用が強くなりすぎる可能性があるほか、高カルシウム血症、高マグネシウム血症などを生じるおそれがあるため

 下痢に注意

成分	マグネシウムを含む成分
理由	瀉下薬にも配合される成分であるため

注意	便秘に注意	
成分	カルシウム、アルミニウムを含む成分
理由	止瀉薬にも配合される成分であるため

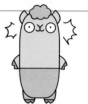

成分と注意の理由を
関連付けて覚えてね！

● 健胃成分

どんな成分？

味覚や嗅覚を刺激して反射的な唾液や胃液の分泌を促すことにより、
弱った胃の働きを高めることを目的として配合される

苦味による健胃作用を期待して用いられる生薬

生薬	基原
オウバク（黄柏）	ミカン科のキハダなどの周皮を除いた樹皮
オウレン（黄連）	キンポウゲ科のオウレンなどの根をほとんど除いた根茎
センブリ（千振）	リンドウ科のセンブリの開花期の全草
リュウタン（竜胆）	リンドウ科のトウリンドウなどの根および根茎
ゲンチアナ	リンドウ科のゲンチアナの根および根茎
ユウタン（熊胆）	クマ科の Ursus arctos Linné またはその他近縁動物の胆汁を乾燥したもの

ユウタンは、消化補助成分として
用いられることもあります。
↑胆汁酸（主成分はどちらもコール酸など）を
補うイメージで覚えてね！

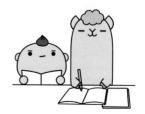

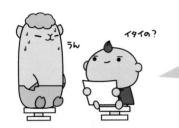

試験では、リュウタン（竜胆：植物）、
ユウタン（熊胆：動物）と入れ替えられて
出題されることが多いです。
その他、ゲンチアナなどがまれに出題されるよ！

香りによる健胃作用を期待して用いられる生薬

生薬	基原
ケイヒ（桂皮）	クスノキ科の Cinnamomum cassia J. Presl の樹皮または周皮の一部を除いた樹皮
コウボク（厚朴）	モクレン科のホオノキ、Magnolia officinalis Rehder et Wilson または Magnolia officinalis Rehder et Wilson var. biloba Rehder et Wilson の樹皮
チョウジ（丁子）	フトモモ科のチョウジの蕾
チンピ（陳皮）	ミカン科のウンシュウミカンの成熟した果皮

その他、
ショウキョウ（生姜）など
たくさんありますが、
出題はまれです。

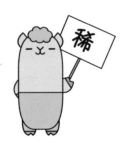

○×問題

センブリは、クスノキ科のシンナモムム・カッシアの樹皮または周皮の一部を除いたものを基原とする生薬で、香りによる健胃作用を期待して用いられる。

解答・解説　×　「センブリ」→「ケイヒ」

味覚や嗅覚に対する刺激以外の作用による健胃成分

成分	乾燥酵母	カルニチン塩化物
配合理由	・胃腸の働きに必要な栄養素を補給することで胃の働きを高める	・胃液分泌を促す ・胃の運動を高める ・胃壁の循環血流を増す

● 消化成分

どんな成分？

炭水化物、脂質、タンパク質、繊維質等の分解に働く酵素を補う

成分	・ジアスターゼ　　　・リパーゼ ・プロザイム　　　　・セルラーゼまたはその複合酵素 ・ニューラーゼ　　　　（ビオジアスターゼ、タカヂアスターゼ）など

どんな成分？

・胆汁の分泌を促す作用（利胆作用）
・消化を助ける効果を期待して用いられる

成分	・胆汁末　　　　　　　　　　・ウルソデオキシコール酸 ・動物胆（ユウタンを含む）　・デヒドロコール酸

消化成分の注意事項は以下のとおりです。

 肝臓病の診断を受けた人は、治療を行っている医師または処方薬の調剤を行った薬剤師に相談

成分	・胆汁末 ・動物胆（ユウタンを含む） ・ウルソデオキシコール酸 ・デヒドロコール
配合理由	肝臓の働きを高める作用もあるとされるが、肝臓病の診断を受けた人ではかえって症状を悪化させるおそれがあるため

その他の成分

● 胃粘膜保護・修復成分

どんな成分？

胃粘液の分泌を促す、胃粘膜を覆って胃液による消化から保護する、荒れた胃粘膜の修復を促すなどの作用を期待して配合される成分

成分	・アズレンスルホン酸ナトリウム（水溶性アズレン） ・アルジオキサ（アラントインと水酸化アルミニウムの複合体） ・スクラルファート（アルミニウムを含む） ・ソファルコン ・テプレノン ・セトラキサート塩酸塩 ・銅クロロフィリンカリウム、銅クロロフィリンナトリウム ・メチルメチオニンスルホニウムクロライド

試験では、ゲファルナート、トロキシピド、アカメガシワ（胃粘膜保護作用）などの出題は稀です。

○×問題

スクラルファートは、炭水化物、脂質、タンパク質等の分解に働く酵素を補う等の作用により、胃や腸の消化を助けることを目的として用いられる。

解答・解説 ✕ 「スクラルファート」 → 「ジアスターゼ、プロザイム、ニューラーゼ、リパーゼ、セルラーゼまたはその複合酵素（ビオジアスターゼ、タカヂアスターゼ）などの消化成分（スクラルファートは胃粘膜保護・修復成分）」

胃粘膜保護・修復成分の注意事項は以下のとおりです。

 透析を受けている人では使用を避ける必要がある
透析治療を受けていない人でも、長期連用は避ける必要がある

成分	・アルジオキサ（アラントインと水酸化アルミニウムの複合体） ・スクラルファート（アルミニウムを含む）
配合理由	アルミニウムを含む成分であるため

 腎臓病の診断を受けた人では、治療を行っている医師又は
処方薬の調剤を行った薬剤師に相談がなされるべき

成分	・アルジオキサ（アラントインと水酸化アルミニウムの複合体） ・スクラルファート（アルミニウムを含む）
配合理由	腎臓病の診断を受けた人では、アルミニウムが体内に貯留しやすいため

 肝臓病の診断を受けた人では、使用する前にその適否につき、
治療を行っている医師または処方薬の調剤を行った薬剤師に
相談がなされるべき

成分	・ソファルコン ・テプレノン
理由	まれに重篤な副作用として肝機能障害を生じることがある

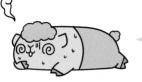

テプレノンについては、その他の副作用として
腹部膨満感、吐きけ、腹痛、頭痛、皮下出血、便秘、
下痢、口渇が現れることがあるよ！

 血栓のある人、血栓を起こすおそれのある人では、
治療を行っている医師または処方薬の調剤を行った薬剤師に相談が
なされるべきである

成分	・セトラキサート塩酸塩
理由	体内で代謝されてトラネキサム酸を生じ血栓が分解されにくくなるため

● 胃粘膜の炎症を和らげる成分（抗炎症成分）

どんな成分？

胃粘膜の炎症を和らげることを目的に配合される成分

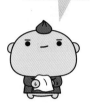

出題は稀！

成分	・グリチルリチン酸二カリウム ・グリチルリチン酸ナトリウム ・グリチルリチン酸モノアンモニウム ・カンゾウ（生薬成分）

● 消泡成分

どんな成分？

消化管内容物中に発生した気泡の分離を促すことを
目的として配合される成分

成分	ジメチルポリシロキサン（別名：ジメチコン）

● 胃液分泌抑制成分

どんな成分？

アセチルコリン（副交感神経の伝達物質）の働きを
抑えることで過剰な胃液の分泌を抑える成分

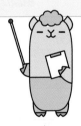

成分	・ロートエキス ・ピレンゼピン塩酸塩

胃液の分泌は副交感神経系からの刺激
（つまりアセチルコリンの働き）によって亢進します。

どんな成分？

ヒスタミンの働きを抑えることで過剰な胃液の分泌を
抑える成分

医薬品	H2 ブロッカー

※ヒスタミンの働きを抑える成分が配合された医薬品がH2ブロッカーと呼ばれる製品群

○✕問題

ロートエキスは、アセチルコリンの働きを促し、消化を助ける作用がある。

解答・解説 ✕ 「促し」→「抑制し」、
「消化を助ける」→「胃液分泌を抑える」

胃液分泌抑制成分の注意事項は以下のとおりです。

 胃腸鎮痛鎮痙薬、乗物酔い防止薬との併用を避ける必要がある

成分	・ロートエキス ・ピレンゼピン塩酸塩
理由	同じような働きの成分が含まれるため

 排尿困難の症状がある人、緑内障の診断を受けた人では、治療を行っている医師または処方薬の調剤を行った薬剤師に相談がなされるべきである

成分	・ロートエキス ・ピレンゼピン塩酸塩
理由	抗コリン成分であるロートエキスはもちろん、ピレンゼピンも消化管以外では一般的な抗コリン作用のため、排尿困難、動悸、目のかすみの副作用を生じることがあるため

ピレンゼピン塩酸塩は、
消化管の運動にはほとんど影響を与えずに
胃液の分泌を抑える作用を示します!
(一般的に、この分野に用いられる抗コリン成分は
消化管の運動を抑制するがピレンゼピンは例外)

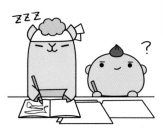

胃の不調に用いられる漢方処方製剤

あんちゅうさん 安中散 生薬成分：カンゾウ	体力中等度以下で、**腹部は力がなくて**、胃痛または腹痛があって、ときに胸やけや、げっぷ、胃もたれ、食欲不振、吐きけ、嘔吐などを伴うものの神経性胃炎、慢性胃炎、胃腸虚弱に適するとされる。
にんじんとう　り ちゅうがん 人参湯（理中丸） 生薬成分：カンゾウ	**体力虚弱**で、疲れやすくて手足などが冷えやすいものの胃腸虚弱、下痢、嘔吐、胃痛、腹痛、急・慢性胃炎に適すとされる。下痢または嘔吐に用いる場合には、漫然と長期の使用は避け、1週間位使用しても症状の改善がみられないときは、いったん使用を中止して専門家に相談がなされるべきである。
へい い さん 平胃散 生薬成分：カンゾウ	体力中等度以上で、胃がもたれて消化が悪く、ときに吐きけ、**食後に腹が鳴って下痢**の傾向のあるものの食べすぎによる胃のもたれ、急・慢性胃炎、消化不良、食欲不振に適すとされる。急性胃炎に用いる場合には、漫然と長期の使用は避け、5～6回使用しても症状の改善がみられないときは、いったん使用を中止して専門家に相談がなされるなどの対応が必要である。
りっくん し とう 六君子湯 生薬成分：カンゾウ	体力中等度以下で、胃腸が弱く、食欲がなく、**みぞおちがつかえ**、疲れやすく、貧血性で手足が冷えやすいものの胃炎、胃腸虚弱、胃下垂、消化不良、食欲不振、胃痛、嘔吐に適すとされる。まれに重篤な副作用として、肝機能障害を生じることが知られている。

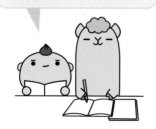

どれも試験に頻出するけど
特に安中散ね！

いずれも構成生薬としてカンゾウを含む
比較的長期間（1カ月位）服用されることがある！

人参湯（にんじんとう）
体力虚弱

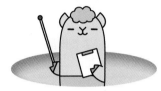

安中散（あんちゅうさん）
腹部は力がない

六君子湯（りっくんしとう）
みぞおちがつかえる

平胃散（へいいさん）
食後に腹が鳴る

○×問題

胃の不調を改善する漢方処方製剤としては、安中散、人参湯（理中丸）、平胃散、六君子湯等があるが、どれも作用が穏やかであるため、改善が見られるまで半年程度継続して服用する。

解答・解説 × 「半年程度継続」→「比較的長期間服用されることもあるが1カ月位である」

受診勧奨

一般用医薬品の胃薬（制酸薬、健胃薬、消化薬）は、基本的に、一時的な胃の不調に伴う諸症状を緩和する目的で使用されるものであり、慢性的に胸やけや胃部不快感、胃部膨満感等の症状が現れる場合、医療機関を受診するなどの対応が必要です。

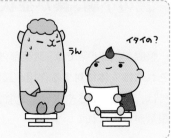

イタイの？
うん

胃の薬の服用方法

　胃の薬は、健胃成分、消化成分、制酸成分などが、その治療目的に合わせて組み合わされます。

消化を助け、胃もたれを改善し、胃をすっきりさせる効果を主とする製剤	→	食後の服用のものが多い
空腹時や就寝時の胸やけ、ストレスによる胃酸の出すぎなどを抑える効果を主とする製剤	→	食間や就寝前の服用のものが多い
どちらの効果も有する製剤	→	食後または食間の服用指示のものが多い

　医療機関で処方された医療用医薬品を服用している場合は、副作用による胃の不快感を防止するために胃の薬も処方されている場合もあるので、販売時には胃の薬が処方されていないか必ず確認する必要があります。

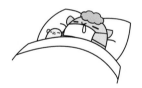

症状により製剤を選択する場合は、その症状のひどい時間を確認し、製剤の服用方法も参考にしましょう。

2　腸の薬（整腸薬、止瀉薬、瀉下薬）

腸の不調、薬が症状を抑える仕組み

　整腸薬、瀉下薬では、医薬部外品として製造販売されている製品もありますが、それらは人体に対する作用が緩和なものとして、配合できる成分（瀉下薬については、糞便のかさや水分量を増すことにより作用する成分に限られる）やその上限量が定められています。

代表的な配合成分等、主な副作用、相互作用、受診勧奨

主な配合成分

❶ 整腸成分

❷ 止瀉成分
- ① 収斂成分
- ② ロペラミド塩酸塩 ★
- ③ 腸内殺菌成分
- ④ 吸着成分
- ⑤ 生薬成分 ★

❸ 瀉下成分
- ⑥ 刺激性瀉下成分
  - (Ⅰ) 小腸刺激性瀉下成分（生薬成分）★
  - (Ⅱ) 大腸刺激性瀉下成分
- ⑦ 無機塩類 ★
- ⑧ 膨潤性瀉下成分
- ⑨ ジオクチルソジウムスルホサクシネート（DSS）
- ⑩ マルツエキス ★
- ⑪ 漢方処方製剤

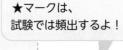

★マークは、
試験では頻出するよ！

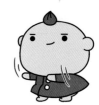

❶ 整腸成分

どんな成分？

腸内細菌のバランスを整えることを目的として配合される成分（生菌成分）

成分	・ビフィズス菌（生菌成分） ・ラクトミン（生菌成分）
ポイント	・その他、アシドフィルス菌、乳酸菌、酪酸菌などの生菌成分もあるが出題はまれ ・日本薬局方のケツメイシ、ゲンノショウコについては、煎薬として整腸（便通を整える）、腹部膨満感等に用いられる

整腸成分を期待して用いられる生薬成分

生薬	基原
ケツメイシ （決明子）	マメ科のエビスグサまたは Cassia tora Linné の種子
ゲンノショウコ （現の証拠）	フウロソウ科のゲンノショウコの 地上部

その他、アセンヤクなどの生薬成分もありますが、出題はまれ！

○×問題

日本薬局方収載のケツメイシ、ゲンノショウコは、煎薬として使用し、整腸や腹部膨満感等に用いられる。

解答・解説　○　煎薬とは、生薬を煎じて用いる薬のことです。

消化管の運動を調整する作用を目的として配合される成分

成分	トリメブチンマレイン酸塩
ポイント	消化管（胃および腸）の平滑筋に直接作用して消化管の運動を調節する

○×問題

トリメブチンマレイン酸塩は、消化管（胃及び腸）の平滑筋に直接作用することで、消化管の運動を調整する。

解答・解説　○

❷ 止瀉成分

① 収斂成分

・腸粘膜をひきしめることを「収斂」という
・収斂成分は腸粘膜のタンパク質と結合して不溶性の膜を形成し、腸粘膜をひきしめる（収斂）ことにより、腸粘膜を保護する

どんな成分？

腸粘膜を保護することを目的として配合される成分（収斂成分）

成分	・次没食子酸ビスマス、次硝酸ビスマスなどのビスマスを含む成分 ・タンニン酸アルブミン
ポイント	ビスマスを含む成分は収斂作用のほか、腸内で発生した有毒物質を分解する作用も持つ

どんな成分？

収斂成分を期待して用いられる生薬成分

生薬	基原
ゴバイシ （五倍子）	ウルシ科のヌルデの若芽や葉上にアブラムシ科のヌルデシロアブラムシが寄生し、その刺激によって葉上に生成したのう状虫こぶ

その他、苦味健胃薬で出てきた「オウレン」「オウバク」（それぞれ、収斂作用だけでなく、抗菌、抗炎症作用も期待される）などもあるが出題はまれです。

止瀉成分の注意事項は以下のとおりです。

注意　細菌性の下痢や食中毒のときは使用しない

成分	収斂成分を主体とする止瀉薬
理由	腸の運動を鎮めることで、かえって状態を悪化させるおそれがあるため

1週間以上継続して使用しない

成分	次没食子酸ビスマス、次硝酸ビスマスなどのビスマスを含む成分
理由	長期連用した場合に精神神経症状（不安、記憶力減退、注意力低下、頭痛など）が現れたとの報告があるため

 牛乳アレルギーがある人は使用を避ける

成分	タンニン酸アルブミン
理由	タンニン酸アルブミンに含まれるアルブミンは、牛乳に含まれるタンパク質（カゼイン）から精製された成分であるため

止瀉薬のうち、収斂成分を主体とするものは、細菌性の下痢や食中毒のときに使用して腸の運動を鎮めると、かえって状態を悪化させるおそれがある。

 ○

次没食子酸ビスマスは、腸粘膜のタンパク質と結合することで不溶性の膜を形成し、腸粘膜をひきしめることにより、腸粘膜を保護する。

 ○

ゴバイシは、ミカン科のキハダ又はフェロデンドロン・キネンセの周皮を除いた樹皮が基原で、腸管内の異常発酵等によって生じた有害な物質を吸着させる。

 ×　ゴバイシは、ウルシ科のヌルデの若芽や葉上にアブラムシ科のヌルデシロアブラムシが寄生し、その刺激によって葉上に生成したのう状虫こぶを基原とする生薬です。ミカン科のキハダまたはフェロデンドロン・キネンセの周皮を除いた樹皮を基原とする生薬はオウバクですが、腸に用いられる際は、収斂作用および抗菌、抗炎症作用を期待して用いられます。腸管内の異常発酵などによって生じた有害な物質を吸着させることを目的として用いられるのは、カルシウム類、アルミニウム類などの吸着成分です。

② ロペラミド塩酸塩

どんな成分？

食べすぎ・飲みすぎによる下痢、寝冷えによる下痢の
症状に用いられることを目的として配合される成分

成分	ロペラミド塩酸塩
ポイント	ロペラミド塩酸塩を「ベルベリン塩化物」に置き換えて出題されることがある

ここは、試験で
頻出するよ！

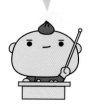

ロペラミド塩酸塩を主体とする止瀉薬の注意点は以下のとおりです。

注意	理由
「食当たり」や「水あたり」による下痢のときは使用しない	適用対象ではないため
(15) 15歳未満の小児には使用しない	ロペラミド塩酸塩を含む「一般用医薬品」では、15歳未満の小児に適用がないため
使用は短期間（2〜3日）にとどめ、症状の改善が見られない場合には、医師の診察を受けるなどの対応が必要	理由は出題されない（範囲外）
乗物または機械類の運転操作は避ける	中枢神経系を抑制する作用もあり、副作用としてめまいや眠気が現れることがあるため
飲酒は避ける	中枢を抑制する作用が増強するため
母乳を与える女性では使用を避けるか、又は使用期間中の授乳を避ける	吸収された成分の一部が乳汁中に移行するため

その他、効き目が強すぎて便秘になる、胃腸鎮痛鎮痙薬との併用は避ける（腸管の運動を低下させる作用が被るから）など、ロペラミド塩酸塩は、注意事項がたくさんある成分です。

○×問題

ロペラミド塩酸塩は、食あたりや水あたり等による下痢の症状に用いられる。

 × 　ロペラミドは食べすぎ・飲みすぎによる下痢、寝冷えによる
　　下痢の症状に用いられ「食当たり」や「水あたり」による下
　　痢のときは使用しません。

③ 腸内殺菌成分

細菌感染による下痢の症状を鎮めることを目的として配合される成分

成分	・ベルベリン塩化物、タンニン酸ベルベリンなどのベルベリン成分 ・アクリノール
ポイント	・ベルベリン塩化物、タンニン酸ベルベリンに含まれる「ベルベリン」は、苦味健胃薬の生薬である「オウバク（黄柏）」や「オウレン（黄連）」に含まれる ・ベルベリンは抗菌作用のほか、抗炎症作用も併せ持つ（オウレンやオウバクの抗菌、抗炎症作用は主にベルベリンによるものである） ・タンニン酸ベルベリンは、タンニン酸（収斂作用を持つ）とベルベリン（抗菌作用を持つ）の合体したもの（化合物）である ・タンニン酸ベルベリンは、消化管内でタンニン酸とベルベリンに分かれて、それぞれ、止瀉に働くことを期待して用いられる

腸内殺菌成分の注意事項は以下のとおりです。

注意 **下痢の予防で使わない。あくまで、下痢の症状があるとき、その症状を改善する必要のある間のみの服用にとどめる**

成分	腸内殺菌成分の入った止瀉薬
理由	腸内細菌のバランスを崩し、腸内環境を悪化させるため。腸内殺菌成分は、悪玉菌の方により強く効くが、腸内の善玉菌も殺してしまう。

ベルベリン塩化物、タンニン酸ベルベリンに含まれる成分であるベルベリンは、生薬のオウバクやオウレンの中に含まれる物質であり、抗菌作用のほか、抗炎症作用も併せ持つとされる。

解答・解説　○

④ 吸着成分

どんな成分？
腸管内の異常発酵等によって生じた有害な物質を吸着させることを目的として配合される成分

成分	・炭酸カルシウム、沈降炭酸カルシウム、乳酸カルシウム、リン酸水素カルシウムなどのカルシウム類 ・天然ケイ酸アルミニウム、ヒドロキシナフト酸アルミニウムなどのアルミニウム類
ポイント	その他、「カオリン」や「薬用炭」などの生薬成分もあるが出題はまれ

⑤ 生薬成分

どんな成分？
過剰な腸管の蠕動運動を正常化し、あわせて水分や電解質の分泌も抑えることを目的として配合される成分

成分	木クレオソート
ポイント	・木クレオソートは局所麻酔作用を期待して歯にも用いられる ・クレオソートには木材を原料とする「木クレオソート」と石炭を原料とする石炭クレオソート（発がん性があり医薬品には使えない）がある

❸ 瀉下成分

「瀉下」の読み方は「しゃげ」なのか「しゃか」なのかハッキリしません。パソコンやスマホなどでは「しゃか」と入力すると「瀉下」と変換されますが、医療者は一般的に「瀉下薬」を「しゃげやく」と呼びます。

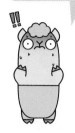

読み方、間違えないでね！

⑥ 刺激性瀉下成分
（Ⅰ）小腸刺激性瀉下成分（生薬成分）

どんな成分？

小腸を刺激して瀉下作用をもたらす目的として配合される成分（生薬成分）

生薬	基原
ヒマシ油	ヒマシ（トウダイグサ科のトウゴマの種子）を圧搾して得られた脂肪油
ポイント	・ヒマシ油は小腸でリパーゼの働きによって生じる分解物が、小腸を刺激することで瀉下作用をもたらす ・主に誤食・誤飲等による中毒の場合など、腸管内の物質をすみやかに体外に排除させなければならない場合に用いられる

小腸刺激性瀉下成分の注意事項は以下のとおりです。

注意	理由
激しい腹痛または悪心・嘔吐の症状がある人、妊婦または妊娠していると思われる女性、3歳未満の乳幼児では使用を避ける	急激で強い瀉下作用（峻下作用）を示すため
防虫剤や殺鼠剤を誤って飲み込んだ場合のような脂溶性の物質による中毒には使用を避ける	防虫剤や殺鼠剤に含まれる脂溶性物質であるナフタレンやリン酸などがヒマシ油に溶け出して、中毒症状を増悪させるため
母乳を与える女性では使用を避けるか、または使用期間中の授乳を避ける	吸収された成分の一部が乳汁中に移行して、乳児に下痢を引き起こすおそれがあるため

○×問題

ヒマシ油は、ヒマシ（トウダイグサ科のトウゴマの種子）を圧搾して抽出した油
を用いた生薬で、大腸を刺激して排便を促す。

解答・解説　 ×　 「大腸」→「小腸」

(Ⅱ) 大腸刺激性瀉下成分

ここ、
特に出題の
可能性が高いよ！

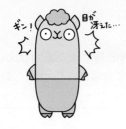

大腸刺激性瀉下成分配合の瀉下止瀉薬は、服用して
から数時間後に効果のあるものが多く、就寝前に服
用して起床時に効果を求めると、排便のリズムもつ
きやすいです。しかし、毎日漫然と同じ瀉下止瀉薬
を連続して服用していると、腸の運動が緩慢になり、
服用する薬の量を増やさないと効果が出なくなるこ
とが多いため、便秘時の頓服として使用すべきです。

毎日の排便が滞るようなときは、無機塩類や膨潤性
瀉下成分の製剤を使用する、乳酸菌などの整腸成分
の製剤を並行して使用する、食物繊維を積極的に摂
るなど、大腸刺激性瀉下成分のみに依存しない方法
を指導することが必要とされています。

試験では小腸刺激成分と、
「大腸」「小腸」を置き換えた
出題がされることも！

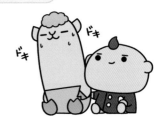

大腸を刺激して排便を促すことを目的として配合される成分

成分	ポイント
センノシド	センノシドは、センノシドカルシウム等として配合されている場合もある。胃や小腸で消化されないが、大腸に生息する腸内細菌によって分解され、分解生成物が大腸を刺激して瀉下作用をもたらす
ビサコジル	ビサコジルは、大腸のうち特に結腸や直腸の粘膜を刺激して、排便を促す。また、結腸での水分の吸収を抑えて、糞便のかさを増大させる働きがある
	内服薬では、胃内で分解されて効果が低下したり、胃粘膜に無用な刺激をもたらすのを避けるため、腸内で溶けるように錠剤がコーティング等されている製品（腸溶性製剤）が多くある。この場合、胃内でビサコジルが溶け出すおそれがあるため、服用前後1時間以内は制酸成分を含む胃腸薬の服用や牛乳の摂取を避ける ※内服薬のほか、浣腸薬（坐剤）としても用いられることもある
ピコスルファートナトリウム	ピコスルファートナトリウムは、胃や小腸では分解されないが、大腸に生息する腸内細菌によって分解されて、大腸への刺激作用を示すようになる

○×問題

センノシドは、小腸でリパーゼによって生じる分解物が、小腸を刺激して瀉作用をもたらすと考えられている。

解答・解説　×　「センシド」→「ヒマシ油」
これは、ヒマシ油の記述です。ヒマシ油と比較しながら覚えるとよいでしょう。センノシドは、大腸で腸内細菌によって分解され大腸を刺激するというものです。

どんな成分？

大腸を刺激して排便を促すことを目的として配合される生薬成分

生薬	基原
センナ	マメ科の Cassia angustifolia Vahl または Cassia acutifolia Delile の小葉
ダイオウ (大黄)	タデ科の Rheum palmatum Linné、Rheum tanguticum Maximowicz、Rheum officinale Baillon、Rheum coreanum Nakai またはそれらの種間雑種の根茎

・ダイオウもセンナと同様、センノシドを含み、大腸刺激性瀉下成分として用いられます。

・ダイオウは各種の漢方処方の構成生薬としても重要ですが、瀉下を目的としない場合には瀉下作用は副作用となります。

どんな成分？

大腸刺激による瀉下作用を目的として配合される生薬成分

生薬	基原
アロエ	ユリ科の Aloe ferox Miller またはこれと Aloe africana Miller または Aloe spicata Baker との種間雑種の葉から得た液汁を乾燥したもの
ジュウヤク (十薬)	ドクダミ科のドクダミの花期の地上部
ケンゴシ (牽牛子)	ヒルガオ科のアサガオの種子

・この基原植物のアロエは、観葉植物として栽培されるキダチアロエや食用に用いられるアロエ・ベラとは別種です。

・アロエはセンノシドに類似の物質を含みます。

・手引きでは「排便を促す」と「瀉下作用」が分けて記載されているので、分けてまとめましたが、まとめて覚えて OK です。

◎✕ 問題

ケンゴシは、ヒルガオ科のアサガオの種子が基原となる生薬であり、大腸刺激による瀉下作用を期待して配合される。

解答・解説 ○

大腸刺激性瀉下成分の注意事項は以下のとおりです。

注意 妊婦または妊娠していると思われる女性では、使用を避ける

成分	刺激性瀉下成分（特にセンナおよびセンノシドが配合された瀉下薬）
理由	刺激性瀉下成分が配合された瀉下薬は一般に、腸の急激な動きに刺激されて流産、早産を誘発するおそれがあるため

注意 母乳を与える女性では使用を避けるか、または使用期間中の授乳を避ける

成分	センナ、センノシド、ダイオウ
理由	吸収された成分の一部が乳汁中に移行することが知られており、乳児に下痢を生じるおそれがあるため

注意 構成生薬にダイオウを含む漢方処方製剤では瀉下薬の併用に注意

成分	瀉下薬
理由	瀉下作用の増強を生じて、腹痛、激しい腹痛を伴う下痢などの副作用が現れやすくなるため

⑦ 無機塩類

どんな成分？

腸内容物の浸透圧を高めることで糞便中の水分量を増し、また、大腸を刺激して排便を促すことを目的として配合される成分

成分	・酸化マグネシウム、水酸化マグネシウム、硫酸マグネシウムなどのマグネシウムを含む成分 ・硫酸ナトリウム
ポイント	[浸透圧とは] 　水分の移動は濃度の低い方から濃度の高い方に動き、この水分の移動に伴う圧力差を浸透圧という。腸管における腸内容物からの水分の吸収は浸透圧の差を利用しているため、腸内容物の塩分濃度を高めることで、水分の吸収が妨げられる

無機塩類の注意点は以下のとおりです。

 腎臓病の診断を受けた人では、治療を行っている医師または処方薬の調剤を行った薬剤師に相談

成分	マグネシウムを含む成分
理由	マグネシウムを含む成分は、一般に消化管からの吸収は少ないとされているが、一部は腸で吸収されて尿中に排泄される。これは腎臓の働きで血中から尿へ排泄されることを意味している。腎臓の働きが悪いとマグネシウムの尿への排泄ができなくなり血中にマグネシウムが溜まってしまうため

 心臓病の診断を受けた人では、治療を行っている医師または処方薬の調剤を行った薬剤師に相談

成分	硫酸ナトリウム
理由	血液中の電解質のバランスが損なわれ、心臓の負担が増加し、心臓病を悪化させるおそれがあるため

⑧ 膨潤性瀉下成分
ほうじゅん

膨潤性瀉下成分が配合された瀉下薬については、その効果を高めるため、使用と併せて十分な水分摂取がなされることが重要です。

腸管内で水分を吸収して腸内容物に浸透し、糞便のかさを増やすとともに糞便を柔らかくすることによる瀉下作用を目的として配合される成分

成分	・カルメロースナトリウム 　（別名：カルボキシメチルセルロースナトリウム） ・カルメロースカルシウム 　（別名：カルボキシメチルセルロースカルシウム） ・グリチルリチン酸ナトリウム

腸管内で水分を吸収して腸内容物に浸透し、糞便のかさを増やすとともに糞便を柔らかくすることによる瀉下作用を目的として配合される成分（生薬成分）

生薬	基原
プランタゴ・オバタ	オオバコ科のプランタゴ・オバタの種子または種皮

プランタゴ・オバタの種子又は種皮は、腸管内で水分を吸収し腸内容物に浸透することで、糞便のかさを増やして、糞便を柔らかくすることによる 瀉下作用を期待して用いられます。

解答・解説　○

⑨ ジオクチルソジウムスルホサクシネート（DSS）

 どんな成分？

> 糞便中の水分量を増して柔らかくすることをことによる
> 瀉下作用を期待して配合される成分

成分	ジオクチルソジウムスルホサクシネート（DSS）
ポイント	腸内容物に水分が浸透しやすくする作用がある

⑩ マルツエキス

 どんな成分？

> 主成分である麦芽糖が腸内細菌によって分解（発酵）して
> 生じるガスによって便通を促すことを目的に配合される成分

成分	マルツエキス
ポイント	・瀉下薬としては比較的作用が穏やかなため、主に乳幼児の便秘に用いられる ・水分不足に起因する便秘にはマルツエキスの効果は期待できない（乳児の便秘は母乳不足または調整乳希釈方法の誤りによって起こることもある） ・マルツエキスは麦芽糖を60%以上含んでおり水飴状で甘く、乳幼児の発育不良時の栄養補給にも用いられる

○×問題

マルツエキスは、細菌感染による下痢の症状を鎮める。

解答・解説　✕　マルツエキスは止瀉成分ではなく瀉下成分です。麦芽糖が腸内細菌によって分解（発酵）して生じるガスによって便通を促すことを目的に配合されます。

⑪ 漢方処方製剤

どれも頻出！

どんな成分？

腸の不調を改善する目的で用いられる漢方処方製剤

漢方処方製剤	効用
桂枝加芍薬湯 （けいしかしゃくやくとう） 生薬成分： カンゾウ	体力中等度以下で、腹部膨満感のあるもののしぶり腹、腹痛、下痢、便秘に適すとされる。短期間の使用に限られるものでないが、1週間位服用して症状の改善がみられない場合には、いったん使用を中止して専門家に相談がなされるなどの対応が必要である
大黄甘草湯 （だいおうかんぞうとう） 生薬成分： ダイオウ カンゾウ	**体力に関わらず使用できる。**便秘、便秘に伴う頭重、のぼせ、湿疹・皮膚炎、ふきでもの（にきび）、食欲不振（食欲減退）、腹部膨満、腸内異常発酵、痔などの症状の緩和に適すとされるが、体の虚弱な人（体力の衰えている人、体の弱い人）、胃腸が弱く下痢しやすい人では、激しい腹痛を伴う下痢などの副作用が現れやすいなど、不向きとされる また、本剤を使用している間は、他の瀉下薬の使用を避ける必要がある。短期間の使用に限られるものでないが、5〜6日間服用しても症状の改善がみられない場合には、いったん使用を中止して専門家に相談がなされるべきである
大黄牡丹皮湯 （だいおうぼたんぴとう） 生薬成分： ダイオウ	体力中等度以上で、下腹部痛があって、便秘しがちなものの月経不順、月経困難、月経痛、便秘、痔疾に適すとされるが、体の虚弱な人（体力の衰えている人、体の弱い人）、胃腸が弱く下痢しやすい人では、激しい腹痛を伴う下痢などの副作用が現れやすいなど、不向きとされる また、本剤を使用している間は、他の瀉下薬の使用を避ける必要がある。便秘、痔疾に対して用いる場合には、1週間位服用しても症状の改善がみられないときは、いったん使用を中止して専門家に相談がなされるべきである。月経不順、月経困難に対して用いる場合には、比較的長期間（1カ月位）服用されることがある

漢方処方製剤	効用
麻子仁丸 （ましにんがん） 構成生薬： ダイオウ	体力中等度以下で、**ときに便が硬く塊状**なものの便秘、便秘に伴う頭重、のぼせ、湿疹・皮膚炎、ふきでもの（にきび）、食欲不振（食欲減退）、腹部膨満、腸内異常醗酵、痔などの症状の緩和に適すとされるが、胃腸が弱く下痢しやすい人では、激しい腹痛を伴う下痢などの副作用が現れやすいなど、不向きとされる。 また、本剤を使用している間は、他の瀉下薬の使用を避ける必要がある。短期間の使用に限られるものでないが、5〜6日間服用しても症状の改善がみられない場合には、いったん使用を中止して専門家に相談がなされるべきである。

構成生薬としてカンゾウを含むもの、ダイオウを含むもの、両方含むものがある

3　胃腸鎮痛鎮痙薬

代表的な配合成分、主な副作用

胃腸鎮痛鎮痙薬の主な配合成分には以下のようなものがあります。

❶ 抗コリン成分

❷ パパベリン塩酸塩

❸ 局所麻酔成分

以下、それぞれについて出題されやすいところを説明していくよ！

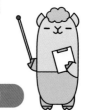

❶ 抗コリン成分

こんな作用！ 副交感神経系の働きを抑制し作用胃液分泌を抑える作用

・メチルベナクチジウム臭化物　　・ジサイクロミン塩酸塩
・ブチルスコポラミン臭化物　　　・オキシフェンサイクリミン塩酸塩
・メチルオクタトロピン臭化物　　・ロートエキス
・チキジウム臭化物

抗コリン成分が副交感神経系の働きを抑える作用は、**消化管に限定されない**ため、散瞳による目のかすみや異常な眩しさ、顔のほてり、**頭痛**、**眠気**、**口渇**、**便秘**、**排尿困難**などの副作用が現れることがあります。

ロートエキスについて

母乳を与える女性では使用を避けるか、または使用期間中の授乳を避ける必要があります。

吸収された成分の一部が乳汁中に移行して乳児の脈が速くなる（頻脈）おそれがあるため

 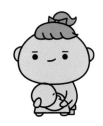

② パパベリン塩酸塩

こんな作用！	消化管の平滑筋に直接働いて胃腸の痙攣を鎮める作用

成分	パパベリン塩酸塩
ポイント	パパベリン塩酸塩は、抗コリン成分と異なり、**胃液分泌を抑える作用はない**

③ 局所麻酔成分

こんな作用！	消化管の粘膜および平滑筋に足し刷る麻酔作用

成分	アミノ安息香酸エチル	オキセサゼイン
ポイント	Ⓝ6 メトヘモグロビン血症を起こすおそれがあるため、6歳未満の小児への使用は避ける必要がある	Ⓝ15 局所麻酔作用のほか、胃液分泌を抑える作用もあるため胃腸鎮痛鎮痙薬と制酸薬の両方の目的で使用される 妊娠中や小児における安全性は確立されていないため、妊婦または妊娠していると思われる女性や、15歳未満の小児では、使用を避けること

局所麻酔成分は、**長期間**にわたって漫然と使用することは避けることとされています（局所麻酔成分は、いずれも痛みが感じにくくなることで重大な消化器疾患や状態の悪化などを見過ごすおそれがあるため）。

注意！

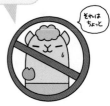

4　その他の消化器官用薬

浣腸薬

こんな医薬品！

浣腸薬は、便秘の場合に排便を促すことを目的として、直腸内に適用される医薬品

ポイントと注意点	・腹痛が激しい場合や便秘に伴って吐きけや嘔吐が現れた場合には、急性腹症の可能性があり、浣腸薬の配合成分の刺激によってその症状を悪化させるおそれがある
してはいけないこと！	・**連用しないこと**。繰り返し使用すると直腸の感受性の低下（いわゆる慣れ）が生じて効果が弱くなり、医薬品の使用に頼りがちになるため ・妊婦または妊娠中の女性は使用しないこと（流産・早産を誘発する） ・薬液を注入した後すぐに排便しない（便意が強まるまでしばらく我慢する。薬液が漏れ出しそうな場合は肛門を脱脂綿などで押さえておくとよい） ・再利用はNG（半量などを使用する用法がある場合、残量を再利用すると感染のおそれがあるので使用後は廃棄する）

剤形は2種類！

剤形	**注入剤** （肛門から液薬を注入するもの） 	**坐剤**
成分	グリセリン	ビサコジル
	ソルビトール	炭酸水素ナトリウム

◯✕問題

グリセリンは血管修復作用があるため、グリセリンが配合された浣腸薬は、肛門や直腸の粘膜に損傷があって出血している場合などにしばしば使用される。

（解答・解説） ✕ 「しばしば使用される」→「使用してはなりません」
グリセリンが傷口から体内に入ると、赤血球の破壊（溶血）や腎不全などを引き起こすため

浣腸薬は、便秘の場合に排便を促す目的で、結腸内に適用される。

（解答・解説） ✕ 「結腸」→「直腸」

グリセリンは、直腸内で徐々に分解して炭酸ガスの微細な気泡を発生することで直腸を刺激する作用を期待して用いられる。

（解答・解説） ✕ 「グリセリン」→「炭酸水素ナトリウム」

代表的な配合成分、主な副作用

❶ グリセリン

❷ ソルビトール

❸ ビサコジル

❹ 炭酸水素ナトリウム

以下、それぞれについて
出題されやすいところを
説明していきます。

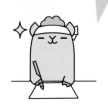

❶ グリセリン

- ・グリセリンが配合された浣腸薬が、肛門や直腸の粘膜に損傷があり**出血**しているときに使用されると、グリセリンが傷口から血管内に入って、赤血球の破壊（**溶血**）を引き起こしたり、**腎不全**を起こすおそれがある
- ・**痔出血**の症状がある人では、使用する前にその適否につき、治療を行っている医師などに**相談**がなされるべき

❷ ソルビトール

- ・グリセリンと同様に、配合成分としては、浸透圧の差によって腸管壁から水分を取り込んで直腸粘膜を刺激し、排便を促す効果を期待して用いられる
- ・直腸内の浸透圧変化に伴って、使用時の体調によっては肛門部に熱感を生じることがある

❸ ビサコジル

- ・大腸のうち特に結腸や直腸の粘膜を刺激して、排便を促す
- ・結腸での水分の吸収を抑えて、糞便のかさを増大させる働きもある
- ・内服でも用いられる
- （P.198 胃腸に作用する薬も確認）

❹ 炭酸水素ナトリウム

- ・直腸内で徐々に分解して**炭酸ガス**の微細な気泡を発生することで**直腸**を刺激する作用を期待して用いられる
- ・**炭酸水素ナトリウム**を主薬とする坐剤では、まれに重篤な副作用として**ショック（アナフィラキシー）**を生じることがある

駆虫薬

駆虫薬は腸管内の寄生虫（回虫、蟯虫）を駆除するために用いられる医薬品

成分	サントニン	カイニン酸	ピペラジンリン酸塩	パモ酸ピルビニウム
作用	回虫の自発運動を抑える作用	回虫に痙攣を起こさせる作用	**アセチルコリン**伝達を妨げて、**回虫**および**蟯虫**の運動筋を麻痺させる作用	蟯虫の呼吸や栄養分の代謝を抑える殺虫作用
ポイント	・有効成分（駆虫成分）が腸管内において薬効をもたらす ・一般用医薬品の駆虫薬が対象とする寄生虫は、**回虫と蟯虫** ・駆虫薬は**腸管内**に生息する虫体にのみ作用し、虫卵や腸管内以外に潜伏した幼虫（回虫の場合）には駆虫作用が及ばない			
使用上の注意	・再度駆虫を必要とする場合には、**1カ月以上**間隔を置いてから使用すること ・ヒマシ油との併用は避ける必要がある（ヒマシ油を使用すると腸管内で駆虫成分が吸収されやすくなり、副作用を生じる危険性が高まるため） ・複数の駆虫薬を併用しても、効果が高まることはなく副作用の危険が増す			

蟯虫と回虫の感染の特徴
ぎょうちゅう

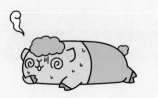

蟯虫は、肛門から這い出してその周囲に産卵するため、肛門部の痒みやそれに伴う不眠、神経症を引き起こすことがある

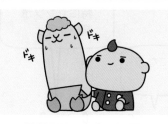

回虫や蟯虫の感染は、その感染経路から、通常、衣食を共にする家族全員にその可能性があり、保健所などにおいて虫卵検査を受けて感染が確認された場合には、一緒に駆虫を図ることが基本

試験では「蟯虫」と「回虫」を
入れ替えて出題されることがあります。

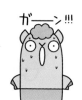

○×問題

駆虫薬は、虫卵や腸管内に生息する虫体だけに作用する。

解答・解説 ×　虫卵には駆虫作用が及びません。

駆虫薬は腸管内に生息する虫体にのみ作用し、虫卵や腸管内以外に潜伏した幼虫（回虫の場合）には駆虫作用が及ばない。

解答・解説 ○

カイニン酸は、蟯虫の呼吸や栄養分の代謝を抑えることで殺虫作用を示す。

解答・解説 ×　蟯虫ではなく、回虫に痙攣を起こさせる作用を示します。

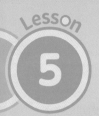

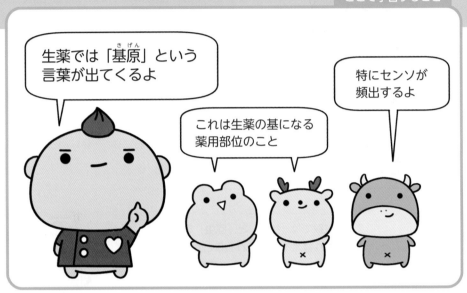

心臓などの器官や血液に作用する薬

ここで学習すること

生薬では「基原(きげん)」という言葉が出てくるよ

これは生薬の基になる薬用部位のこと

特にセンソが頻出するよ

1 強心薬

こんな医薬品!

強心薬は、疲労やストレスなどによる軽度の心臓の働きの乱れについて、心臓の働きを整えて、動悸や息切れなどの症状の改善を目的とする医薬品

動物性の生薬について出題されるよ!

動悸、息切れが生じる原因

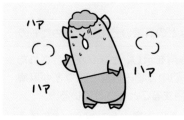

動悸や息切れは、睡眠不足や疲労による心臓の働きの低下のほか、不安やストレスなどの精神的な要因によって起こることがある。

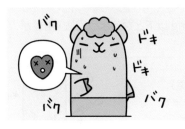

動悸は、心臓の働きが低下して十分な血液を送り出せなくなり、脈拍数を増やすことによってその不足を補おうとして起こる。

代表的な配合成分、主な副作用

心筋に直接作用して、その**収縮力**を高めるとされる成分（強心成分）を主体として配合されています。強心薬の主な配合成分には以下のようなものがあります。

❶ センソ（蟾酥）

❷ ジャコウ（麝香）

❸ ゴオウ（牛黄）

❹ ロクジョウ（鹿茸）

以下、それぞれについて出題されやすいところを説明していきます。

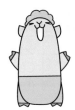

❶ センソ

微量で強い強心作用を示す

基原	ヒキガエル科の**アジアヒキガエル**などの**耳腺**の分泌物を集めたもの
注意事項	・皮膚や粘膜に触れると**局所麻酔作用**を示し、センソが配合された丸薬、錠剤などの内服固形製剤は口中で噛み砕くと舌などが麻痺することがあるため、噛まずに服用することとされている ・有効域が比較的狭い成分であり、1日用量中センソ5mgを超えて含有する医薬品は劇薬に指定されている ・一般用医薬品では、1日用量が5mg以下となるよう用法・用量が定められている

通常用量においても、悪心（吐き気）、嘔吐の副作用が現れることがあります。

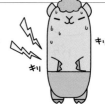

❷ ジャコウ

こんな作用！ 強心作用のほか、呼吸中枢を刺激して呼吸機能を高めたり、意識をはっきりさせるなどの作用

基原	シカ科のジャコウジカの雄の麝香腺分泌物

❸ ゴオウ

こんな作用！ 強心作用のほか末梢血管の拡張による血圧降下、興奮を静めるなどの作用

基原	ウシ科のウシの胆嚢中に生じた結石

❹ ロクジョウ

こんな作用！ 強心作用のほか、強壮、血行促進などの作用

基原	シカ科の Cervus nipponTemminck、Cervus elaphus Linné、Cervus canadensisErxleben またはその他同属動物の雄鹿の角化していない**幼角**

○×問題

ジンコウは、ヒキガエル科のシナヒキガエル等の毒腺の分泌物を集めたものが基原となっている生薬で、微量で強い強心作用を示す。

解答・解説 ×　「ジンコウ」→「センソ」

ジャコウは、ウシの胆嚢中に生じる結石が基原となっている生薬で、強心作用のほか末梢血管の拡張による血圧降下、興奮を静める等の作用がある。

解答・解説 ×　「ジャコウ」→「ゴオウ」

センソは、シカ科のマンシュウアカジカ又はマンシュウジカの雄の角化する前、若しくは、わずかに角化した幼角が基原となっている生薬である。

解答・解説 ×　「センソ」→「ロクジョウ」

強心成分以外の配合成分

　一部の強心薬では、小児五疳薬や胃腸薬、滋養強壮保健薬などの効能・効果を併せ持つものもあり、鎮静、強壮などの作用を目的とする生薬成分を組み合わせて配合されている場合が多いです。

成分	シンジュ(真珠)	リュウノウ（竜脳）
ポイント	シンジュは**ウグイスガイ科**のアコヤガイ、シンジュガイまたはクロチョウガイなどの外套膜組成中に病的に形成された**顆粒状**物質を基原とする生薬。鎮静作用などを期待して用いられる	中枢神経系の刺激作用による気つけの効果を期待して用いられる。リュウノウ中に存在する主要な物質として、ボルネオールが配合されている場合もある

その他： レイヨウカク、ジンコウ、動物胆（ユウタン、ギュウタンなど）、サフラン、ニンジン、インヨウカクなどが配合されている場合がある

2 高コレステロール改善薬

こんな医薬品！

高コレステロール改善薬は、血中コレステロール異常の改善、血中コレステロール異常に伴う末梢神経障害（手足の冷え、痺れ）の緩和などを目的として使用される医薬品

高コレステロール改善成分の働き

● コレステロールの特徴

・生体に不可欠な物質で、産生および代謝は、主として肝臓で行われます。

・コレステロールは細胞の構成成分で、胆汁酸や副腎皮質ホルモンなどの生理活性物質の産生に重要です。

● リポタンパク質

・コレステロールは、水に溶けにくい物質であるため、血液中では血漿タンパク質と結合したリポタンパク質となって存在します。

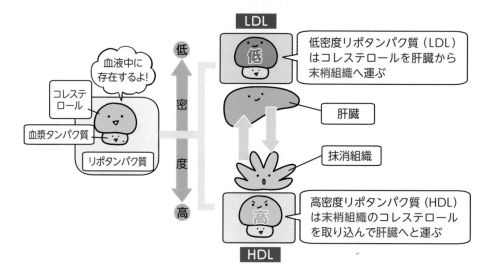

※ LDL コレステロールを「悪玉コレステロール」、
　　HDL を「善玉コレステロール」と呼ぶことがあります。

代表的な配合成分

高コレステロール改善薬に配合される主な成分は以下のようなものがあります。

分類	成分	作用
高コレステロール改善成分	大豆油不けん化物（ソイステロール）	腸管におけるコレステロールの吸収を抑える
	リノール酸ポリエンホスファチジルコリン	コレステロールと結合して、代謝されやすいコレステロールエステルを形成するとされ、肝臓におけるコレステロールの代謝を促す
	パンテチン	LDL などの異化排泄を促進し、リポタンパクリパーゼ活性を高めて、HDL産生を高める作用
ビタミン成分	ビタミン E（トコフェロール酢酸エステル）	コレステロールからの過酸化脂質の生成を抑えるほか、末梢血管における血行を促進する作用 血中コレステロール異常に伴う末梢血行障害（手足の冷え、痺れ）の緩和

〇× 問 題

パンテチンは、高密度リポタンパク質（HDL）等の異化排泄を促し、リポタンパクリパーゼ活性を高めることで、低密度リポタンパク質（LDL）産生を高める作用がある。

解答・解説　×　「高密度リポタンパク質（HDL）」と「低密度リポタンパク質（LDL）」が入れ替わっています。

ビタミン E は、コレステロール生合成抑制と排泄・異化促進作用、中性脂肪抑制作用、過酸化脂質分解作用を有する。

解答・解説　×　「ビタミン E」→「ビタミン B$_2$」

生活習慣改善へのアドバイス、受診勧奨

　いわゆる**メタボリックシンドロームの予防**では、血中コレステロール値に留意することが重要です。

　生活習慣の改善を図りつつ、しばらくの間（1〜3カ月）、高コレステロール改善薬の使用を続けてもなお、検査値に改善がみられないときには、いったん使用を中止して医師の診療を受けるなどの対応が必要です（遺伝的または内分泌的要因も疑われるため）。

3 貧血用薬（鉄製剤）

貧血症状と鉄製剤の働き

　貧血は、その原因により**ビタミン欠乏性貧血**、**鉄欠乏性貧血**などに分類されます。また、**体の成長が著しい年長乳児や幼児**、**月経血損失のある女性**、鉄要求量の増加する**妊婦・母乳を与える女性**では、鉄欠乏状態を生じやすいです。

　貧血のうち鉄製剤で改善できるのは、**鉄欠乏性貧血**のみです。

鉄欠乏状態になりやすい人

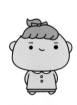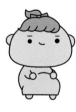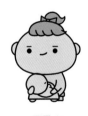

| 体の成長が著しい
年長乳児 | 幼児 | 月経血損失の
ある女性 | 鉄要求量の
増加する妊婦 | 母乳を
与える女性 |

代表的な配合成分

貧血用薬に配合される主な成分は以下のようなものがあります。

鉄製剤成分

成分	作用
フマル酸第一鉄	不足した鉄分を補充する
溶性ピロリン酸第二鉄	
可溶性含糖酸化鉄	
クエン酸鉄アンモニウム	

鉄以外の金属成分およびビタミン成分

分類	成分	作用
鉄以外の金属成分	コバルト（硫酸コバルト）	赤血球ができる過程で必要不可欠なビタミン B_{12} の構成成分であり、骨髄での造血機能を高める
	マンガン（硫酸マンガン）	糖質・脂質・タンパク質の代謝をする際に働く酵素の構成物質であり、エネルギー合成を促進する
	銅（硫酸銅）	補充した鉄分を利用してヘモグロビンが産生されるのを助ける
ビタミン成分	ビタミンC（アスコルビン酸など）	消化管内で鉄が吸収されやすい状態に保つ
	ビタミン B_6	ヘモグロビンを産生する
	ビタミン B_{12} 葉酸	正常な赤血球の形成に働く

貧血用薬を使用する際の注意点

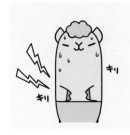

鉄分の吸収は、空腹時のほうが高い。しかし、消化器系への副作用も空腹時に起きやすい

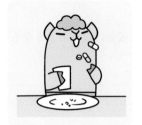

消化器系への副作用を軽減することを優先し、食後に服用することが望ましい

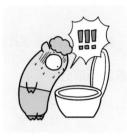

便が黒くなることがあるが、異常ではない

相互作用など

- 貧血の症状がみられる以前から予防的に、貧血用薬（鉄製剤）を使用することは適当ではない
- 複数の貧血用薬と併用すると**胃腸障害**や便秘などの副作用が起こりやすくなる（鉄分の過剰摂取となる）
- 服用前後は**タンニン酸**を含む飲食物の摂取を控えること
（服用前後30分に**タンニン酸**を含む飲食物（緑茶、コーヒー、ワイン、柿など）を摂取すると、タンニン酸と反応して鉄の吸収が悪くなることがある）

○×問題

鉄分の吸収は空腹時の方が高いとされているため、貧血用薬は食前に服用することが望ましい。

解答・解説   ×   「食前」→「食後」
消化器系への副作用を軽減することを優先し、食後に服用することが望ましいです。

4 その他の循環器用薬

代表的な配合成分

循環器用薬に配合される成分には以下のようなものがあります。

❶ 生薬成分（コウカ）

こんな作用！	末梢の血行を促してうっ血を除く作用
基原	キク科のベニバナの管状花をそのまま、または黄色色素の大部分を除いたもので、ときに圧搾して板状としたもの

❷ 生薬成分以外の成分

成分	作用
・ユビデカレノン（別名コエンザイム Q10）	心筋の酸素利用効率を高めて収縮力を高めることによって血液循環の改善効果を示す
・ルチン	ビタミン様物質の一種 高血圧などにおける毛細血管の補強、強化の効果
・ヘプロニカート ・イノシトールヘキサニコチネート	ニコチン酸が遊離し、そのニコチン酸の働きによって末梢の血液循環を改善する作用を示す。 ビタミン E と組み合わせて用いられる

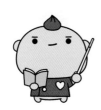

ユビデカレノンの特徴

・肝臓や心臓などの臓器に多く存在し、エネルギー代謝に関与する酵素の働きを助ける成分

・摂取された栄養素からエネルギーが産生される際にビタミン B 群とともに働く

・軽度な心疾患により日常生活の身体活動を少し越えたときに起こる動悸、息切れ、むくみの症状に用いられる

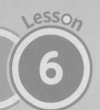

Lesson 6 排泄に関わる部位に作用する薬

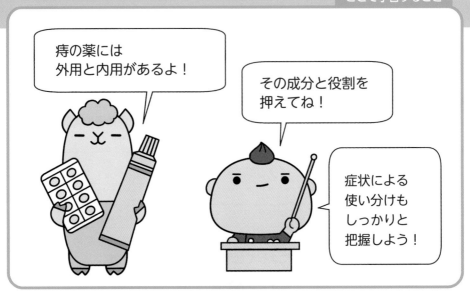

痔の薬には
外用と内用があるよ！

その成分と役割を
押えてね！

症状による
使い分けも
しっかりと
把握しよう！

1 痔の薬

こんな医薬品！
一般用医薬品の痔疾用薬には、肛門部または直腸内に適用する外用薬（外用痔疾用薬）と内服して使用する内用薬（内用痔疾用薬）がある

痔の発症と病態

　痔は、肛門付近の血管がうっ血し、肛門に負担がかかることによって生じる肛門の病気の総称です。その主な病態としては、**痔核**、**裂肛**、**痔瘻**があります。

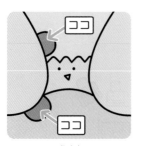
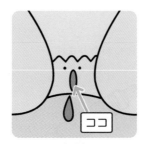
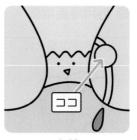

痔核（じかく）
いわゆる「いぼ痔」。**内痔核**と**外痔核**があり、痛み、出血、腫れ、かゆみなどの症状がある

裂肛（れっこう）
いわゆる「切れ痔」。肛門の粘膜が裂けた状態で、排便時の痛みや出血などの症状がある

痔瘻（じろう）
「あな痔」とも呼ばれ、肛門内のくぼみに細菌が入って化膿し、皮膚との間に管ができ、しこりとなる状態。痛み、腫れ、発熱の症状がある

代表的な配合成分、主な副作用

痔の薬の主な配合成分

❶ 外用痔疾用薬

① 局所麻酔成分
② ステロイド性抗炎症成分
③ 組織修復成分
④ 収斂保護止血成分（しゅうれん）
⑤ その他

❷ 内用痔疾用薬

① 生薬成分
② 漢方処方製剤

以下、それぞれについて出題されやすいところを説明していきます。

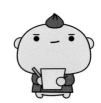

245

❶ 外用痔疾用薬

外用痔疾用薬には、以下の3つがあります。

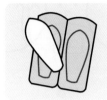

坐剤
（注入軟膏含む）

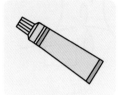

軟膏剤
（肛門周囲に塗る）

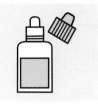

外用液剤

外用痔疾用薬は**局所**に適用されるものですが、**坐剤お
よび注入軟膏**では、成分の一部が直腸粘膜から吸収され
て循環血流中に入りやすく、**全身的な影響**を生じること
があるため配合成分によっては注意を要します。

> 注意事項は
> しっかり
> 押さえてね！

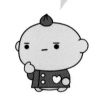

① 局所麻酔成分

こんな作用！	痔に伴う痛み・痒みを和らげる
成分	・リドカイン ・リドカイン塩酸塩 ・アミノ安息香酸エチル ・ジブカイン塩酸塩 ・プロカイン塩酸塩

② ステロイド性抗炎症成分

こんな作用！	痔による肛門部の炎症や痒みを和らげる
成分	・ヒドロコルチゾン酢酸エステル ・プレドニゾロン酢酸エステル
ポイント	その他、抗炎症成分としてグリチルレチン酸（グリチルリチン酸が分解されてできる成分）が配合されている場合がある

ステロイド性抗炎
症成分が配合され
た坐剤および注入
軟膏では、その含有
量によらず**長期連
用**を避ける必要が
あります。

③ 組織修復成分

こんな作用！	痔による肛門部の創傷の治癒を促す
成分	・アラントイン ・アルミニウムクロルヒドロキシアラントイネート 　（別名アルクロキサ）

④ 収斂保護止血成分

こんな作用！	粘膜表面に不溶性の膜を形成することによる、粘膜保護・止血
成分	・タンニン酸 ・酸化亜鉛 ・硫酸アルミニウムカリウム ・卵黄油
ポイント	その他の止血成分としてテトラヒドロゾリン塩酸塩、メチルエフェドリン塩酸塩、エフェドリン塩酸塩、ナファゾリン塩酸塩などのアドレナリン作動成分が配合されている場合がある

⑤ その他

鎮痒成分 （ちんよう）	抗ヒスタミン成分 （かゆみを和らげる作用）	ジフェンヒドラミン塩酸塩、クロルフェニラミンマレイン酸塩
	局所刺激成分 （かゆみを抑える作用）	クロタミトン、カンフル、ハッカ油、メントール
殺菌消毒成分 （局所の感染 を防止する）	クロルヘキシジン塩酸塩、セチルピリジニウム塩化物、ベンザルコニウム塩化物、デカリニウム塩化物、イソプロピルメチルフェノールなど	

生薬成分	シコン	新陳代謝促進、殺菌、抗炎症等の作用を期待して用いられる
	セイヨウトチノミ	血行促進、抗炎症等の作用を期待して用いられる
ビタミン成分	ビタミンE （トコフェロール酢酸エステル）	肛門周囲の末梢血管の血行を改善する作用
	ビタミンA油	傷の治りを促す作用

血管収縮作用 による 止血成分	アドレナリン作動成分	テトラヒドロゾリン塩酸塩、メチルエフェドリン塩酸塩、エフェドリン塩酸塩、ナファゾリン塩酸塩など

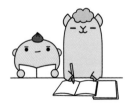

リドカインは、血管収縮作用による止血効果を期待して配合されている。

 ✕ 「リドカイン」→「テトラヒドロゾリン塩酸塩、メチルエフェ
ドリン塩酸塩、エフェドリン塩酸塩、ナファゾリン塩酸塩な
どのアドレナリン作動成分」
リドカインは局所麻酔成分で痔による痛み、痒みを和らげま
す。

テトラヒドロゾリン塩酸塩は、血管弛緩作用による止血効果を期待して配合され
ていることがある。

 ✕ 「弛緩」→「収縮」

ヒドロコルチゾン酢酸エステル等のステロイド性抗炎症成分は、痔疾患に伴う局
所の感染を防止することを目的として配合されている場合がある。

 ✕ 「ヒドロコルチゾン酢酸エステル等のステロイド性抗炎症成
分」→「クロルヘキシジン塩酸塩、セチルピリジニウム塩化
物、ベンザルコニウム塩化物、デカリニウム塩化物、イソプ
ロピルメチルフェノールなどの殺菌消毒成分」
ヒドロコルチゾン酢酸エステルなどのステロイド性抗炎症成
分は、痔による肛門部の炎症や痒みを和らげるのに用いられ
ます。

249

❷ 内用痔疾用薬

① 生薬成分

こんな作用！ 抗炎症作用		
成分	オウゴン	セイヨウトチノミ
基原	シソ科のコガネバナの周皮を除いた根	トチノキ科のセイヨウトチノキ（マロニエ）の種子

② 漢方処方製剤

【 乙字湯 】　　　生薬成分：　カンゾウ　　ダイオウ

適す状態
　体力中等度以上で大便がかたく、便秘傾向のあるものの痔核（いぼ痔）、切れ痔、便秘、軽度の脱肛に適す

起こりやすい副作用
　体の虚弱な人（体力の衰えている人、体の弱い人）、胃腸が弱く下痢しやすい人は、悪心・嘔吐、激しい腹痛を伴う下痢などの副作用が現れやすい

〇 × 問 題

セイヨウトチノミは、ムラサキ科のムラサキの根を基原とする生薬で、新陳代謝促進、殺菌、抗炎症等の作用を期待して用いられる。

解答・解説　×　「セイヨウトチノミ」→「シコン」

セイヨウトチノミは、殺菌作用の期待して用いられる。

解答・解説　×　「殺菌作用」→「抗炎症作用」

2 その他の泌尿器用薬

代表的な配合成分、主な副作用

❶ 尿路消毒成分

> **こんな作用！** 利尿作用のほかに、経口的に摂取した後、尿中に排出される分解代謝物が抗菌作用を示し尿路の殺傷毒効果を期待

成分	ウワウルシ
基原	ツツジ科のクマコケモモの葉

❶ 漢方処方製剤

【 猪苓湯 】ちょれいとう

適す状態

体力に関わらず使用でき、排尿異常があり、ときに口渇くものの排尿困難、排尿痛、残尿感、頻尿、むくみに適す

【 竜胆瀉肝湯 】りゅうたんしゃかんとう　　　生薬成分：　カンゾウ

適す状態

体力中等度以上で、下腹部に熱感や痛みがあるものの排尿痛、残尿感、尿の濁り、こしけ（おりもの）、頻尿に適す

> 竜胆瀉肝湯は胃腸が弱く下痢しやすい人では、胃部不快感、下痢などの副作用が現れやすいです。

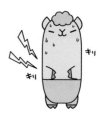

キリ

キリ

婦人薬

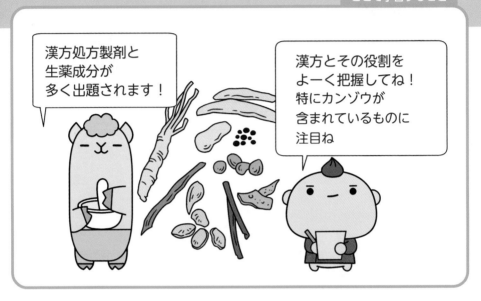

漢方処方製剤と
生薬成分が
多く出題されます！

漢方とその役割を
よーく把握してね！
特にカンゾウが
含まれているものに
注目ね

1 婦人薬

婦人薬の働き、効能

こんな医薬品！

婦人薬は、月経および月経周期に伴って起こる症状を中心として、女性に現れる特有な諸症状（血行不順、自律神経系の働きの乱れ、生理機能障害などの全身的な不快症状）の緩和と、保健を主たる目的とする医薬品

効能・効果	血の道症、更年期障害、月経異常およびそれらに随伴する冷え症、月経痛、腰痛、頭痛、のぼせ、肩こり、めまい、動悸、息切れ、手足のしびれ、こしけ（おりもの）、血色不良、便秘、むくみなど

月経の約10〜3日前に現れ、月経開始とともに消失する腹部膨満感、頭痛、乳房痛などの身体症状や感情の不安定、抑うつなどの精神症状を主体とするものを、月経前症候群といいます。

代表的な配合成分、主な副作用

婦人薬の主な配合成分

❶ 女性ホルモン成分

❷ 生薬成分

　① サフラン、コウブシ
　② センキュウ、トウキ、ジオウ

❸ 漢方処方製剤

❹ ビタミン成分

❺ その他

以下、それぞれについて出題されやすいところを説明していきます。

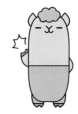

❶ 女性ホルモン成分

こんな作用！	女性ホルモン（人工的に合成された女性ホルモンの一種であるエストラジオール）を補充するもの。膣粘膜または外陰部に適用され適用部位から吸収されて循環血液中に移行し作用する

成分	エチニルエストラジオール
注意点	・妊娠中の女性ホルモン成分の過剰摂取によって胎児の先天性異常の発生が報告されているため、妊娠中の女性は使用を避ける ・女性ホルモン成分は、継続して使用する場合には、医療機関を受診するよう促すべき ※**長期連用**により**血栓症**を生じるおそれがあり、また、**乳癌**や**脳卒中**などの発生確率が高まる可能性もあるため

❷ 生薬成分

① サフラン、コウブシ

こんな作用！	鎮静、鎮痛、女性の滞ってる月経を促す作用	
成分	サフラン	コウブシ
基原	アヤメ科のサフランの柱頭	カヤツリグサ科のハマスゲの根茎

② センキュウ、トウキ、ジオウ

こんな作用！	血行改善、血色不良や冷えの緩和をするほか、強壮、鎮静、鎮痛などの作用		
成分	センキュウ	トウキ	ジオウ
基原	セリ科のセンキュウの根茎を、通例、湯通ししたもの	セリ科のトウキまたはホッカイトウキの根を通例、湯通ししたもの	ゴマノハグサ科のアカヤジオウなどの根、またはそれを蒸したもの

❸ 漢方処方製剤

【 加味逍遙散 （かみしょうようさん） 】　　　生薬成分： カンゾウ

適す状態
　体力中等度以下で、**のぼせ感**があり、肩こりがあり、**疲れ**やすく、精神不安やいらだちなどの精神神経症状、ときに便秘傾向のある人の冷え性、虚弱体質、月経不順、月経困難、更年期障害、血の道症、不眠症

不向きな人
　胃腸の弱い人は、悪心（吐き気）、嘔吐、胃部不快感、下痢などの副作用が現れやすい

重篤な副作用
　肝機能障害、腸間膜静脈硬化症

婦人科系漢方処方製剤のまとめ

(女性の月経や更年期障害に伴う諸症状の緩和に用いる)

カンゾウを 含まない	・温清飲 ・四物湯	・桂枝茯苓丸 ・当帰芍薬散	
カンゾウを 含む	・温経湯 ・柴胡桂枝乾姜湯	・加味逍遙散 ・桃核承気湯	・五積散

○×問題

十味敗毒湯、小青竜湯、乙字湯、猪苓湯は女性の月経や更年期障害に伴う諸症状緩和のため用いられる。

解答・解説 ×　十味敗毒湯と小青竜湯はアレルギーに、乙字湯は痔に、猪苓湯は排尿困難や排尿痛に用いられます。

❹ ビタミン成分

こんな作用！ **疲労時に消耗しがちなビタミンの補給を目的**

成分	・ビタミン B_1（チアミン硝化物、チアミン塩化物塩酸塩） ・ビタミン B_2（リボフラビン、リボフラビンリン酸エステルナトリウム） ・ビタミン B_6（ピリドキシン塩酸塩） ・ビタミン B_{12}（シアノコバラミン） ・ビタミン C（アスコルビン酸）

こんな作用！ **血行を促進する作用を目的**

成分	・ビタミン E（トコフェロールコハク酸エステルなど）

❺ その他

こんな作用！ **滋養強壮作用**

成分	・アミノエチルスルホン酸（タウリン） ・グルクロノラクトン ・ニンジンなど

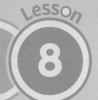

内服アレルギー用薬

> うっ
> アレルギーが…

> ここでは、
> かぜ薬の
> 成分として
> 出てきた成分が
> 重複して
> 出てきます！

> 復習のつもりで
> 覚えると
> 効率がいいよ！

1　内服アレルギー用薬

　内服アレルギー用薬は、蕁麻疹（じんましん）や湿疹（しっしん）かぶれに伴う皮膚のかゆみ、または鼻炎に用いられる内服薬の総称です。

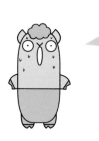

> アレルギーの要因は
> 人によってさまざまだから
> 気をつけなくちゃ！

アレルギーを生じる仕組み

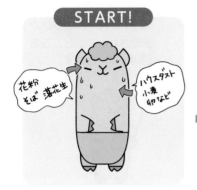

①アレルゲンが皮膚や粘膜から体内に入り込む

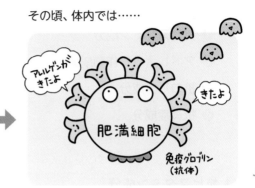

②体内に入り込んだ物質を特異的に認識した免疫グロブリン（**抗体**）によって**肥満細胞**が刺激される

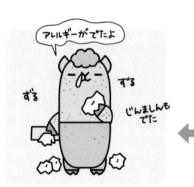

④肥満細胞から遊離したヒスタミンは、周囲の器官や組織の表面に分布する特定のタンパク質（受容体）と反応、**血管拡張**（血管の容積が拡張する）、**血管透過性亢進**（血漿タンパク質が組織中に漏出する）などの作用を示す

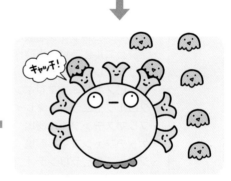

③細胞間の刺激の伝達を担う生理活性物質である**ヒスタミン**やプロスタグランジンなどの物質が遊離する

代表的な配合成分、主な副作用

① 抗ヒスタミン成分

② アドレナリン作動成分

③ 抗コリン成分

④ 抗炎症成分

以下、それぞれについて
出題されやすいところを
説明していきます。

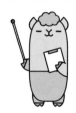

① 抗ヒスタミン成分

こんな作用！	肥満細胞から遊離したヒスタミンが受容体と反応するのを防げることにより、ヒスタミンの働きを抑える
成分	・フェキソフェナジン塩酸塩 ・エピナスチン塩酸塩 ・ジフェンヒドラミン塩酸塩 ・ジフェニルピラリン塩酸塩 ・トリプトレジン塩酸塩 ・カルビノキサミンマレイン酸塩 ・クロルフェニラミンマレイン酸塩 ・クレマスチンフマル酸塩 ・ケトチフェンフマル酸塩 ・ジフェニルピラリンテオクル酸塩 ・メキタジン ・アゼラスチン ・エメダスチン ・ロラタジン

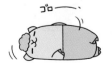

ゴロ――

似ているものは
色分けしておいたよ。

副作用	・抗ヒスタミン成分全般	ヒスタミンの働きを抑える作用以外にも**抗コリン作用**も示すため、**排尿困難**や**口渇**、**便秘**などを生じることがある
	・ジフェンヒドラミン塩酸塩 ・ジフェンヒドラミンを含む成分	**ジフェンヒドラミン**を含む成分については、吸収されたジフェンヒドラミンの一部が**乳汁**に移行して乳児に**昏睡**を生じるおそれがあるため、母乳を与える女性は使用を避けるか、使用する場合には**授乳を避ける**必要がある
	・メキタジン	まれに重篤な副作用として**ショック（アナフィラキシー）**、**肝機能障害**、**血小板減少**を生じることがある

　抗ヒスタミン成分に、急性鼻炎、アレルギー性鼻炎または副鼻腔炎による諸症状の緩和を目的として、鼻粘膜の充血や腫れを和らげる**アドレナリン作動成分**や、鼻汁分泌やくしゃみを抑える**抗コリン成分**などを組み合わせて配合されたものを**鼻炎用内服薬**といいます。

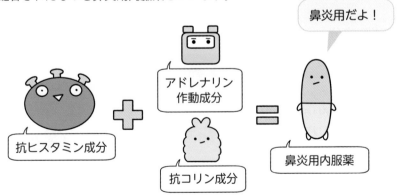

鼻炎用だよ！

抗ヒスタミン成分　＋　アドレナリン作動成分　抗コリン成分　＝　鼻炎用内服薬

❷ アドレナリン作動成分

こんな作用！	鼻粘膜の充血や腫れを和らげる目的で配合され、吸収されて循環血流に入り全身的に作用する
成分	・プソイドエフェドリン塩酸塩
副作用	・他のアドレナリン作動成分と比べて**中枢神経系**に対する作用が強く、副作用として**不眠**や**神経過敏**が現れることがある ・**自律神経系**を介した副作用として、めまいや頭痛、排尿困難が現れることがある

❸ 抗コリン成分

こんな作用！	鼻汁分泌やくしゃみを抑える
成分	・ベラドンナ総アルカロイド ・ヨウ化イソプロパミド
副作用	・鼻汁分泌やくしゃみを抑えることを目的として、以下の成分が配合されている場合がある ・ベラドンナはナス科の草本で、その葉や根に、**副交感神経系の働きを抑える**作用を示すアルカロイドを含む

❹ 抗炎症成分

こんな作用！	皮膚や鼻粘膜の炎症を和らげる
成分	・グリチルリチン酸二カリウム ・グリチルリチン酸 ・グリチルリチン酸モノアンモニウム ・トラネキサム酸

副作用のあるものは
作用と合わせて
覚えてね！

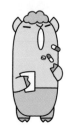

受診勧奨

　アレルギー症状を軽減するには、日常生活におけるアレルゲンの**除去・回避**といった根源的な対応が図られることが重要です。

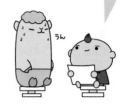

医師の診断を
受けるよう
勧めるのも大事！

○×問題

プソイドエフェドリン塩酸塩は依存性のない成分であるため、長期連用が推奨される。

 ✕　「依存性のない」→「依存性がある」、
「長期連用が推奨される」→「長期間にわたって連用された場合、薬物依存につながるおそれがある」

アドレナリン作動成分のヨウ化イソプロパミドは、鼻粘膜の充血や腫れを和らげることを目的に配合されている。

 ✕　「ヨウ化イソプロパミド」→「プソイドエフェドリン塩酸塩、フェニレフリン塩酸塩、メチルエフェドリン塩酸塩など」
ヨウ化イソプロパミドは抗コリン成分になります。

クレマスチンフマル酸塩は、交感神経系を刺激して鼻粘膜の血管を収縮させて鼻粘膜の充血や腫れを和らげることを目的として配合される。

 ✕　「クレマスチンフマル酸塩」→「プソイドエフェドリン塩酸塩、フェニレフリン塩酸塩、メチルエフェドリン塩酸塩などのアドレナリン作動成分」
クレマスチンフマル酸塩は抗ヒスタミン成分になります。

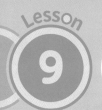

Lesson 9 鼻に用いる薬

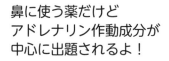

鼻に使う薬だけど
アドレナリン作動成分が
中心に出題されるよ！

アドレナリンは
鼻の粘膜の血管を
収縮させるからね

戦闘モードのときに
出血しないように
するためか！

1 鼻炎用点鼻薬

　鼻炎用点鼻薬は、急性鼻炎、アレルギー性鼻炎また
は副鼻腔炎（ふくびくう）による諸症状のうち、鼻づまり、鼻みず
（鼻汁過多）、くしゃみ、頭重（ずじゅう）（頭が重い）の緩和を目
的として、鼻腔内に適用される外用液剤です。

P.259でも学んだ
鼻炎用内服薬との違いを
見てみよう！

	鼻炎用点鼻薬	鼻炎用内服薬
主体となる成分	アドレナリン作動成分 （鼻粘膜の充血を和らげる成分）	抗ヒスタミン成分
作用の箇所	鼻腔内における局所的	全身作用

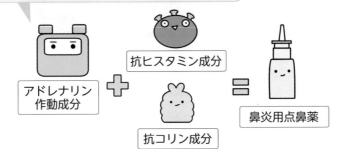

鼻炎用点鼻薬はアドレナリン作動成分が主体！

抗ヒスタミン成分

アドレナリン作動成分 ＋ 抗コリン成分 ＝ 鼻炎用点鼻薬

スプレー式鼻炎用点鼻薬に関する注意事項

- 使用前に鼻をよくかんでおく
  （噴霧後に鼻汁とともに逆流する場合がある）

- 他人と共有してはならない

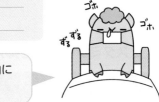

剤形はスプレー式で鼻腔内に噴霧するものが多いよ！

代表的な配合成分

鼻炎用点鼻薬の主な配合成分

❶ アドレナリン作動成分

❷ ヒスタミンの遊離を抑える成分
  （抗アレルギー成分）

❸ 局所麻酔成分

❹ 殺菌消毒成分

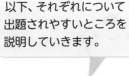

以下、それぞれについて出題されやすいところを説明していきます。

抗ヒスタミン成分と要区別！

❶ アドレナリン作動成分

こんな作用！	交感神経系を刺激して鼻粘膜を通っている血管を収縮させることにより、鼻粘膜の充血や腫れを和らげる

成分	・ナファゾリン塩酸塩 ・フェニレフリン塩酸塩 ・テトラヒドロゾリン塩酸塩
注意点	・アドレナリン作動成分が配合された点鼻薬は過度な使用を避ける （過度に使用されると鼻粘膜の血管が反応しなくなり、逆に血管が拡張して二次充血を招き、鼻づまり（鼻閉）がひどくなりやすくなる） ・点鼻薬は局所（鼻腔内）に適用されるものであるが、全身的な影響を生じることがある （成分が鼻粘膜を通っている血管から吸収されて循環血液中に入りやすい）

❷ ヒスタミンの遊離を抑える成分（抗アレルギー成分）

こんな作用！	肥満細胞からヒスタミンの遊離を抑える作用を示し、花粉、ハウスダスト（室内塵）などによる鼻のアレルギー症状を緩和

成分	クロモグリク酸ナトリウム
注意点	・通常、抗ヒスタミン成分と組み合わせて配合される ・アレルギー性ではない鼻炎や副鼻腔炎に対しては無効

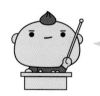

> ヒスタミンの遊離を抑えるのはクロモグリグ酸だけですが、その他、ヒスタミンの作用を抑える成分としてクロルフェニラミンなど（P.258）の抗ヒスタミン成分もチェック！

❸ 局所麻酔成分

こんな作用！	鼻粘膜の過敏性や痛みや痒みを抑える

成分	・リドカイン ・リドカイン塩酸塩

❹ 殺菌消毒成分

こんな作用！ 鼻粘膜を清潔に保ち、細菌による二次感染を防止する

成分	・ベンザルコニウム塩化物 ・ベンゼトニウム塩化物 ・セチルピリジニウム塩化物
ポイント	・いずれも**陽性界面活性成分**で、黄色ブドウ球菌、溶結性連鎖球菌または カンジダなどの真菌類に対する殺菌消毒作用を示す ・結核菌や**ウイルス**には効果はない

受診勧奨

　一般用点鼻薬の対応範囲は、急性またはアレルギー性の鼻炎およびそれに伴う副鼻腔炎のみで、蓄膿症などの**慢性**のものは対象となっていません。

　また、**長期連用**は避け、漫然と使用を継続せずに医療機関（耳鼻科）を受診するなどの対応が必要です。

クロルフェニラミンマレイン酸塩は、肥満細胞から遊離したアドレナリンが受容体と反応するのを妨げることにより、くしゃみを抑える作用を示すとされる。

解答・解説　✕　「アドレナリン」→「ヒスタミン」

テトラヒドロゾリン塩酸塩は、局所麻酔成分で鼻粘膜の過敏性や痛みや痒みを抑えることを目的として配合されている。

解答・解説　✕　「テトラヒドロゾリン塩酸塩」→「リドカイン、リドカイン塩酸塩など」
　　　　　　　　テトラヒドロゾリン塩酸塩はアドレナリン作動成分になります。

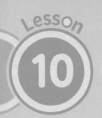

眼科用薬

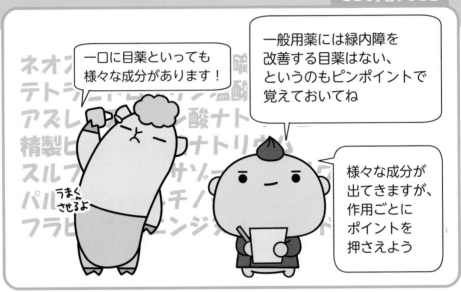

1 眼科用薬

眼の不調は、一般的に自覚されるものとして、目の疲れやかすみ、痒みなどがあります。

眼科用薬は、これらの症状の緩和を目的として、結膜嚢（結膜で覆われた眼瞼＝まぶたの内側と眼球の間の空間）に適用する外用薬（点眼薬、洗眼薬、コンタクトレンズ装着液）です。

一般用医薬品の点眼薬、洗眼薬、コンタクトレンズ装着液の使用用途

点眼薬	人工涙液	・涙液成分を補うことを目的とするもの ・目の疲れや乾き、コンタクトレンズ装着時の不快感などに用いられる
	一般点眼液	・目の疲れや痒み、結膜充血などの症状を抑える成分が配合されている
	アレルギー用点眼液	・花粉、ハウスダストなどのアレルゲンによる目のアレルギー症状（流涙、目の痒み、結膜充血など）の緩和を目的とする ・抗ヒスタミン成分や抗アレルギー成分が配合されている
	抗菌性点眼液	・抗菌成分が配合されている ・結膜炎（はやり目）やものもらい（麦粒腫）、眼瞼炎（まぶたのただれ）などに用いられる
洗眼薬		・目の洗浄、眼病予防（水泳のあと、埃や汗が目に入ったときなど）に用いられる ・主な配合成分として涙液成分のほか、抗炎症成分、抗ヒスタミン成分などが用いられる
コンタクトレンズ装着液		配合成分としてあらかじめ定められた範囲内の成分のみを含むなどの基準に当てはまる製品については、医薬部外品として認められている

点眼薬における一般的な注意

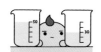

1滴の薬液の量は50μLであるのに対して、結膜嚢の容積は30μL程度とされており、一度に何滴も点眼しても効果が増すわけではなく、むしろ薬液が鼻腔内へ流れ込み、鼻粘膜や喉から吸収されて、副作用を起こしやすくなる。

コンタクトレンズをしたままでの点眼は、ソフトコンタクトレンズ、ハードコンタクトレンズに関わらず、添付文書に使用可能と記載されてない限り行うべきではない。

点眼後は、しばらく、眼瞼（まぶた）を閉じて、薬液を結膜嚢内に行き渡らせる。その際、目頭を押さえると、薬液が鼻腔内へ流れ込むのを防ぐことができ、効果的とされる。

代表的な配合成分

❶ 目の調整機能を改善する成分

❷ 目の充血、炎症を抑える配合成分

❸ 目の乾きを改善する成分

❹ 抗菌作用を有する配合成分

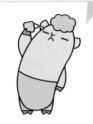

以下、それぞれについて
出題されやすいところを
説明していきます。

❶ 目の調節機能を改善する成分

こんな作用！	コリンエステラーゼの働きを抑える作用を示し毛様体におけるアセチルコリンの働きを助けることで目の調節機能を改善する
成分	ネオスチグミンメチル硫酸塩

❷ 目の充血、炎症を抑える配合成分

① アドレナリン作動成分

こんな作用！	結膜を通っている血管を収縮させて目の充血を除去する
成分	・ナファゾリン塩酸塩 ・ナファゾリン硝酸塩 ・エフェドリン塩酸塩 ・テトラヒドロゾリン塩酸塩
ポイント	・緑内障と診断された人では、使用前にその適否につき、治療を行っている医師または治療薬の調剤を行った薬剤師に相談すること（眼圧の上昇により緑内障が悪化し、その治療を妨げるおそれがあるため）

② 抗炎症成分

こんな作用!	炎症の原因となる物質の生成を抑える作用を示し、目の炎症を改善
成分	・プラノプロフェン ・イプシロン - アミノカプロン酸
ポイント	プラノプロフェンは、非ステロイド性抗炎症成分

③ 組織修復成分

こんな作用!	炎症を生じた眼粘膜の組織修復を促す
成分	・アズレンスルホン酸ナトリウム（水溶性アズレン） ・アラントイン

❸ 目の乾きを改善する成分

こんな作用!	角膜の乾燥を防ぐ
成分	・コンドロイチン硫酸ナトリウム ・精製ヒアルロン酸ナトリウム 　など

❹ 抗菌作用を有する配合成分

こんな作用!	細菌感染（ブドウ球菌や連鎖球菌）による結膜炎やものもらい（麦粒腫）眼瞼炎などの化膿性の症状の改善
成分	・スルファメトキサゾール ・スルファメトキサゾールナトリウム
ポイント	・サルファ剤に分類される ・ウイルスや真菌には効果がない

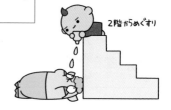

2階からめぐすり

その他の配合成分

	成分	目的
無機塩類	塩化カリウム、塩化カルシウム、塩化ナトリウム、硫酸マグネシウム、リン酸水素ナトリウム、リン酸二水素カリウムなど	涙液の主成分はナトリウムやカリウムなどの電解質であるため、配合成分として用いられる
ビタミン成分	・ビタミンA （レチノールパルミチン酸エステル、レチノール酢酸エステルなど）	視細胞が光を感受する反応に関与していることから、視力調整などの反応を改善する効果を期待して用いられる
	・ビタミンB_2 （フラビンアデニンジヌクレオチドナトリウムなど）	リボフラビンの活性体であるフラビンアデニンジヌクレオチドは、角膜の酸素消費能を増加させ組織呼吸を亢進し、ビタミンB_2欠乏が関与する角膜炎に対して改善効果を期待して用いられる
	・パンテノール ・パントテン酸カルシウム	自律神経系の伝達物質の産生に重要な成分であり、目の調節機能の回復を促す効果を期待して用いられる
	・ビタミンB_6 （ピリドキシン塩酸塩など）	アミノ酸の代謝や神経伝達物質の合成に関与していることから、目の疲れなどの症状を改善する効果を期待して用いられる
	・ビタミンB_{12} （シアノコバラミン）	目の調節機能を助ける作用を期待して用いられる
	・ビタミンE （トコフェロール酢酸エステルなど）	末梢の微小循環を促進させることにより、結膜充血、疲れ目などの症状を改善する効果を期待して用いられる
アミノ酸成分	・アスパラギン酸カリウム ・アスパラギン酸マグネシウムなど	新陳代謝を促し、目の疲れを改善する効果を期待して配合されている

受診勧奨

　一般用医薬品の点眼薬には、**緑内障**の症状を改善できるものはありません。一般用医薬品の点眼薬を緑内障の症状に用いると、効果が期待できないだけではなく、**悪化**につながるおそれがある場合があります。

　目の症状には、視力の異常、目（眼球、眼瞼など）の外観の変化、目の感覚の変化などがあります。これらの症状が現れたとき、目そのものが原因であることが多いですが、目以外の病気による可能性もあり、特に脳が原因であることが多く知られています。目に何らかの異常が現れたときには医療機関を受診し、専門医の診療を受けるように促すべきです。

○×問題

ヒアルロン酸ナトリウムは、炎症の原因となる物質の生成を抑え、目の炎症を改善する効果を期待して用いられる。

 　×　　「ヒアルロン酸ナトリウム」→「イプシロン - アミノカプロン酸、プラノプロフェンなどの抗炎症成分」

ネオスチグミンメチル硫酸塩は、コリンエステラーゼの働きを活発にすることで、目の調節機能を改善する。

 　×　　「活発にする」→「抑制する」

スルファメトキサゾールは、眼粘膜のタンパク質と結合して皮膜を形成し、外部の刺激から保護する目的で用いられる。

 　×　　スルファメトキサゾールは細菌感染による結膜炎やものもらい、眼瞼炎などの化膿性の症状を改善します。

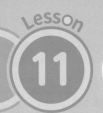

Lesson 11

皮膚に用いる薬

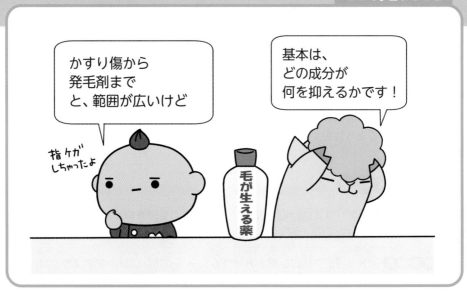

1 外皮用薬

外皮用薬は、皮膚表面に生じた創傷や症状、または皮膚の下にある毛根、血管、筋組織、関節などの症状を改善・緩和するために、外用局所に直接適用される医薬品です。

用途が広いから
形状もいろいろだよ！

形状による取り扱い上の注意

① 塗り薬（軟膏剤、クリーム剤）

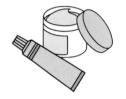

●直接塗らない

薬剤を容器から直接指に取り、患部に塗布したあと、また指に取ることを繰り返すと、容器内に雑菌が混入するおそれがあります。いったん手の甲などに必要量を取ってから患部に塗布することが望ましいとされています。

●使った後は手を洗う

塗布した後、手に薬剤が付着したままにしておくと、薬剤が目や口の粘膜などに触れて刺激感などを生じるおそれがあるため、手についた薬剤を十分に洗い流す必要があります。

② 貼付剤（テープ剤、パップ剤）

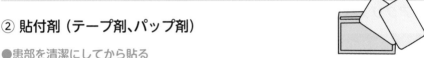

●患部を清潔にしてから貼る

患部やその周囲に汗や汚れなどが付着した状態で貼付すると、有効成分の浸透性が低下するほか、剝がれやすくもなるため十分な効果が得られません。

●かぶれに注意

同じ部位に連続して貼付すると、かぶれなどを生じやすくなります。

③ スプレー剤、エアゾール剤

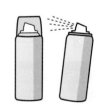

●粘膜は NG

強い刺激を生じるおそれがあるため、目の周囲や粘膜（口唇など）への使用は避けます。

●至近距離 NG、連続噴霧 NG

目や粘膜以外の部位でも、至近距離から噴霧したり、同じ部位に連続して噴霧すると、凍傷を起こすことがあります。使用上の注意に従い、患部から十分離して噴霧し、また、連続して噴霧する時間は 3 秒以内とすることが望ましいとされています。また、使用時に振盪が必要な製品では、容器を振ってから噴霧します。

●吸入 NG

吸入によりめまいや吐きけなどを生じることがあるので、できるだけ吸入しないよう、また、周囲の人にも十分注意して使用する必要があります。

主な配合成分

❶ 傷口などの殺菌消毒成分

❷ 痒み、腫れ、痛みなどを抑える配合成分

❸ 抗菌作用を有する配合成分

❹ 抗真菌作用を有する配合成分

❺ 頭皮・毛根に作用する配合成分

以下、それぞれについて出題されやすいところを説明していきます。

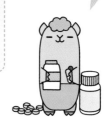

❶ 傷口などの殺菌消毒成分

① アクリノール

こんな作用！	黄色の色素で、一般細菌類の一部（連鎖球菌、黄色ブドウ球菌などの化膿菌）に対する殺菌消毒作用
成分	アクリノール
ポイント	アクリノールは、**黄色**の色素で、一般細菌類の一部（連鎖球菌、黄色ブドウ球菌などの化膿菌）に対する殺菌消毒作用を示すが、**真菌、結核菌、ウイルス**に対する効果はない

② オキシドール（過酸化水素水）

こんな作用！	一般細菌類の一部（連鎖球菌、黄色ブドウ球菌などの化膿菌）に対する殺菌消毒作用
成分	オキシドール（過酸化水素水）
ポイント	・過酸化水素の分解に伴って発生する活性酸素による酸化、および発生する酸素による泡立ちによる物理的な洗浄効果であるため、作用の持続性は乏しく、また、組織への浸透性も低い ・刺激性があるため、目の周りへの使用は避ける必要がある

③ ヨウ素系殺菌消毒成分

こんな作用!	ヨウ素系殺菌消毒成分は、ヨウ素による酸化作用により、結核菌を含む一般細菌類、真菌類、ウイルスに対して殺菌消毒作用を示す

成分	ポビドンヨード
ポイント	・ヨウ素を**ポリビニルピロリドン**（PVP）と呼ばれる担体に結合させて水溶性とし、徐々にヨウ素が遊離して殺菌作用を示すように工夫されたもの ・ヨウ素の殺菌力は**アルカリ性**になると**低下**するため、石鹸などと併用する場合には、**石鹸成分**をよく洗い落としてから使用する

④ ベンザルコニウム塩化物、ベンゼトニウム塩化物、セチルピリジニウム塩化物

こんな作用!	殺菌消毒作用。結核菌、ウイルスに効果はない

成分	・ベンザルコニウム塩化物 ・ベンゼトニウム塩化物 ・セチルピリジニウム塩化物
ポイント	石鹸との混合によって殺菌消毒効果が**低下**するため、いずれも石鹸で洗浄した後に使用する場合には、**石鹸を十分に洗い流す**必要がある

⑤ クロルヘキシジングルコン酸塩、クロルヘキシジン塩酸塩

こんな作用!	菌類、真菌類に対して比較的広い殺菌消毒作用

成分	・クロルヘキシジングルコン酸塩 ・クロルヘキシジン塩酸塩
ポイント	結核菌やウイルスに対する殺菌消毒作用はない

⑥ エタノール

こんな作用！	一般細菌類、真菌類に対して比較的広い殺菌消毒作用手指・皮膚の消毒、器具類の消毒のほか、創傷面の殺菌・消毒にも用いられる
成分	エタノール
ポイント	**皮膚刺激性**が強いため、エタノールは患部表面を軽く清拭するにとどめ、脱脂綿やガーゼに浸して貼付することは避けるべき

⑦ その他

こんな作用！	細菌や真菌類のタンパク質を変性させることにより殺菌消毒作用を示す。患部の化膿を防ぐことを目的として用いられる
成分	・イソプロピルメチルフェノール ・チモール ・フェノール（液状フェノール） ・レゾルシン

こんな作用！	角質層を軟化させる作用もあり、にきび用薬やみずむし・たむし用薬などに配合されている場合がある
成分	レゾルシン

○×問題

アクリノールは真菌、結核菌、ウイルスに対する殺菌消毒作用がある。

解答・解説 × 「アクリノール」→「ポビドンヨード、ヨードチンキなどのヨウ素系殺菌消毒成分」
アクリノールは各種化膿菌などの殺菌作用に用いられます。

ポビドンヨードは、ヨウ素及びヨウ化カリウムをエタノールに溶解させたものである。

解答・解説 × 「ポビドンヨード」→「ヨードチンキ」（チンキは「アルコールに溶かした」という意味）

ヨウ素の殺菌力は、酸性になると低下するので、石鹸との併用時には石鹸の成分をよく洗い落としてから使用する。

　×　「酸性」→「アルカリ性」

❷ 痒み、腫れ、痛みなどを抑える配合成分

① ステロイド性抗炎症成分

こんな作用！	外用の場合はいずれも末梢組織（患部局所）における炎症を抑える作用を示し、特に、痒みや発赤などの皮膚症状を抑える
成分	・デキサメタゾン ・プレドニゾロン吉草酸エステル酢酸エステル ・プレドニゾロン酢酸エステル ・ヒドロコルチゾン ・ヒドロコルチゾン酪酸エステル ・ヒドロコルチゾン酢酸エステル
ポイントと注意点	・ステロイドは広範囲に生じた皮膚症状や、慢性の湿疹皮膚炎を対象とするものではない ・ステロイド性抗炎症成分をコルチゾンに換算して1gまたは1mL中0.025mgを超えて含有する製品では、特に長期連用を避ける必要がある ・好ましくない作用として末梢組織の免疫機能を低下させる作用も示し、細菌、真菌、ウイルスなどによる皮膚感染（みずむし・たむしなどの白癬症、にきび、化膿症状）や持続的な刺激感の副作用が現れることがある ・水痘（水疱瘡）、みずむし、たむしなどまたは化膿している患部については使用を避ける （症状を悪化させるおそれがある）ため

② 非ステロイド性抗炎症成分

こんな作用！ 皮膚の炎症によるほてりや痒みなどの緩和

成分	ウフェナマート
ポイント	炎症を生じた組織に働いて、細胞膜の安定化、活性酸素の生成抑制などの作用により、抗炎症作用を示すと考えられている（他の非ステロイド性抗炎症薬と異なりプロスタグランジンを介さない）

こんな作用！ 筋肉痛、関節痛、捻挫、打撲などによる鎮痛

成分	・インドメタシン ・ケトプロフェン ・フェルビナク ・ピロキシカム ・ジクロフェナクナトリウム
ポイント	・非ステロイド性抗炎症成分のうち、上記の成分は皮膚の下層にある骨格筋や関節部まで浸透して**プロスタグランジンの産生を抑える作用**を示す ・筋肉痛、関節痛、肩こりに伴う肩の痛み、腰痛、腱鞘炎、肘の痛み（テニス肘など）、打撲、捻挫に用いられる ・過度に使用しても鎮痛効果が増すことはない ・インドメタシンを主薬とする外皮用薬：11歳未満の小児向けの製品はない ・ケトプロフェン、ピロキシカム → 副作用：光線過敏症

③ 組織修復成分

こんな作用！ 損傷皮膚の組織の修復を促す作用

成分	・アラントイン ・ビタミンA油

◯✕ 問 題

外皮用薬で用いられるステロイド性抗炎症成分は、広範囲の皮膚症状や慢性の湿疹・皮膚炎を対象として用いられる。

 解 答・解 説　✕　外皮用薬で用いられるステロイド性抗炎症成分は、体の一部分に生じた湿疹・皮膚炎、かぶれ、あせも、虫さされなどの一時的な皮膚症状（ほてり・腫れ・痒みなど）の緩和を目的とするもので、広範囲に生じた皮膚症状や、慢性の湿疹・皮膚炎を対象とするものではありません。

外皮用薬で用いられるステロイド性抗炎症成分は、末梢組織の免疫機能を高める作用がある。

 解 答・解 説　✕　「高める」→「低下させる」

ステロイド性抗炎症成分を配合する外皮用薬は水痘（水疱瘡）、みずむし、たむしに使用できる。

解 答・解 説　✕　「使用できる」→「使用できない」
末梢組織の免疫機能を低下させるため感染を悪化させます。

❸ 抗菌作用を有する配合成分

主ににきび、吹き出物、毛嚢炎、面疔、とびひを改善する成分です。

にきび、吹き出物について

にきびとは？

・最も一般的に生じる化膿性皮膚疾患です。
（皮膚に細菌が感染して化膿する皮膚疾患のこと）

・ストレス、食生活の乱れ、睡眠不足などさまざまな発生要
　因によって、肌の新陳代謝機能が低下、毛穴に皮脂や古い
　角質などの老廃物が溜まり、老廃物がつまった毛穴の中
　で皮膚常在菌の「にきび桿菌（アクネ菌）」が繁殖します。

・にきび桿菌が皮脂を分解して生じる遊離脂肪酸によって
　毛包周囲に炎症が生じ、さらに他の細菌の感染を誘発し
　て膿疱や膿腫ができます。

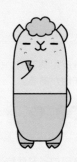

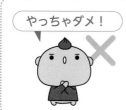
やっちゃダメ！

・ひどくなると色素沈着を起こして赤くしみが
　残ったり、クレーター状の瘢痕が残ります。

・吹き出物を潰したり無理に膿を出そうとする
　と、炎症を悪化させて皮膚の傷を深くして跡が
　残りやすくなります！

にきびをつくらない、ひどくしないためには…

・洗顔などにより皮膚を清浄に保つことが基本です。

・ストレスなどを取り除き、バランスのとれた食習慣、
　十分な睡眠など、規則正しい生活習慣を心がけるこ
　とも、にきびや吹き出物ができやすい体質の改善に
　つながります。

・油分の多い化粧品はにきびを悪化させることがあ
　り、水性成分主体のものを選択することが望まし
　いです。

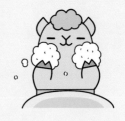

毛嚢炎（疔）について

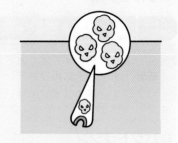

> にきびに比べて痛みや腫れが顕著

皮膚常在菌であるにきび桿菌（アクネ菌）で
なく、黄色ブドウ球菌などの化膿菌が毛穴か
ら侵入し、皮脂腺、汗腺 で増殖して生じた
吹き出物を毛嚢炎（疔）といいます。

面疔について

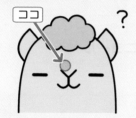

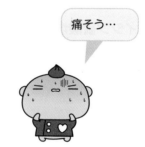

毛嚢炎が顔面に生じたものを
面疔といいます。

とびひ（伝染性膿痂疹）について

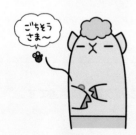

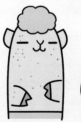

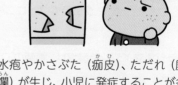

毛穴を介さずに、虫さされやあ
せも、掻き傷などから化膿菌が
侵入したものです。

水疱やかさぶた（痂皮）、ただれ（糜
爛）が生じ、小児に発症することが多
いです。また、水疱が破れて分泌液
が付着すると、皮膚の他の部分や他
人の皮膚に拡がることがあります。

① サルファ剤

こんな作用！	細菌のDNA合成を阻害する
成分	・スルファジアジン ・ホモスルファミン ・スルフイソキサゾール

② バシトラシン

こんな作用！	細菌の細胞壁合成を阻害する
成分	バシトラシン

③ フラジオマイシン硫酸塩、クロラムフェニコール

こんな作用！	細菌のタンパク質合成を阻害する
成分	・フラジオマイシン硫酸塩 ・クロラムフェニコール

どの成分が「どの方法で」
抗菌作用を示すのか要チェック！

○×問題

クロラムフェニコールは、細菌の細胞壁合成を阻害する作用がある。

 ×　「クロラムフェニコール」→「バシトラシン」
　　クロラムフェニコールは細菌のタンパク質合成阻害です。

フラジオマイシン硫酸塩は、細菌のDNA合成を阻害することにより抗菌作用がある。

 ×　「フラジオマイシン硫酸塩」→「スルファジアジン、ホモスルファミン、スルフイソキサゾールなどのサルファ剤」
　　フラジオマイシン硫酸塩は細菌のタンパク質合成阻害です。

スルファジアジンは、皮膚の角質層を構成するケラチンを変質させることで、角質軟化作用がある。

解答・解説　×　「スルファジアジン」→「イオウ」
サルファ剤であるスルファジアジンは角質軟化作用ではなく抗菌作用があります。

❹ 抗真菌作用を有する配合成分

　主にみずむし、たむしなどの原因となる皮膚糸状菌（白癬菌）という真菌類の一種が寄生することで起こる疾患（表在性真菌感染症）を改善する成分です。

ほぼ「水虫の薬」という理解でOK！
どの成分が「どの方法で」
抗菌作用を示すのか要チェック！

患部の皮膚の状況　　　適している剤型

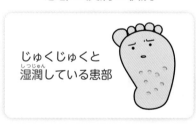

じゅくじゅくと湿潤している患部

軟膏剤
または
クリーム剤

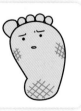

皮膚が厚く角質化している部分

液剤

① イミダゾール系

こんな作用！ 皮膚糸状菌の細胞膜を構成する成分の産生を妨げたり、細胞膜の透過性を変化させることによりその増殖を抑制

成分	・オキシコナゾール硝酸塩 ・エコナゾール硝酸塩 ・ミコナゾール硝酸塩 ・スルコナゾール硝酸塩	・ネチコナゾール硝酸塩 ・チオコナゾール ・ビホナゾール ・クロトリマゾール

② アモロルフィン塩酸塩、ブテナフィン塩酸塩、テルビナフィン塩酸塩

こんな作用！ 皮膚糸状菌の細胞膜を構成する成分の産生を妨げることによりその増殖を抑制

成分	・アモロルフィン塩酸塩 ・ブテナフィン塩酸塩 ・テルビナフィン塩酸塩

③ シクロピロクスオラミン

こんな作用！ 皮膚糸状菌の細胞膜に作用して、その増殖・生存に必要な物質の輸送機能を妨げることによりその増殖を抑制

成分	・シクロピロクスオラミン

④ その他の抗真菌成分

こんな作用！ 患部を酸性にすることにより皮膚糸状菌の発育を抑制

成分	・ウンデシレン酸 ・ウンデシレン酸亜鉛

違いがわかるように色分けしておいたよ！

○✕問題

シクロピロクスオラミンは、患部を酸性にして皮膚糸状菌の発育を抑える。

 ✕　　「シクロピロクスオラミン」→「ウンデシレン酸」あるいは「ウンデシレン酸亜鉛」

シクロピロクスオラミンは、皮膚糸状菌の細胞膜を構成する成分の産生を妨げることで、その増殖を抑える作用がある。

 ✕　　「シクロピロクスオラミン」→「アモロルフィン塩酸塩、ブテナフィン塩酸塩、テルビナフィン塩酸塩」

抗真菌作用を有する治療薬の剤形を選ぶ場合は、一般的に、皮膚が厚く角化している部分には、クリームが適する。

 ✕　　「クリーム」→「液剤」

❺ 頭皮・毛根に作用する配合成分

毛髪用薬は、脱毛の防止、育毛、ふけや痒みを抑えること等を目的として、頭皮に適用する医薬品です。

① カルプロニウム塩化物

こんな作用！	頭皮の血管を拡張、毛根への血行を促すことによる発毛効果
成分	カルプロニウム塩化物
ポイント	末梢組織（適用局所）においてアセチルコリンに類似した作用（コリン作用）を示す

② エストラジオール安息香酸エステル

こんな作用！	女性ホルモンによる脱毛抑制効果
成分	エストラジオール安息香酸エステル
ポイント	脱毛は**男性ホルモン**の働きが過剰であることも一因とされているため、**女性ホルモン成分**の一種であるエストラジオール安息香酸エステルが配合されている場合がある また、妊婦・妊娠していると思われる女性には使用しない

③ 生薬成分

こんな作用！	頭皮における脂質代謝を高めて、余分な皮脂を取り除く作用
成分	カシュウ
基原	タデ科のツルドクダミの塊根

こんな作用！	血行促進、抗炎症などの作用
成分	チクセツニンジン
基原	**ウコギ科のトチバニンジンの根茎**を、通例、湯通ししたもの

抗菌、抗炎症などの作用

成分	ヒノキチオール
基原	ヒノキ科のタイワンヒノキ、ヒバなどから得られた精油成分

○×問題

カシュウは、頭皮の血管を拡張し、毛根への血行を促すことでの発毛効果を期待して配合されている。

 × 「カシュウ」→「カルプロニウム塩化物」

カルプロニウム塩化物は、末梢組織（適用局所）において抗コリン作用を示し、頭皮の血管を拡張することで、毛根への血行を促し、発毛効果が得られることを期待して用いられる。

 × 「抗コリン作用」→「アセチルコリンに類似した作用（コリン作用）」

ヒノキチオールは、頭皮における脂質代謝を高めることで、余分な皮脂を取り除く作用を期待して用いられる。

 × 「ヒノキチオール」→「カシュウ」

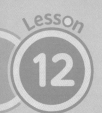

Lesson 12 歯や口中に用いる薬

ここで学習すること

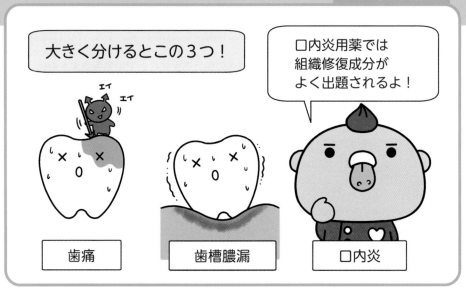

大きく分けるとこの3つ！

口内炎用薬では
組織修復成分が
よく出題されるよ！

| 歯痛 | 歯槽膿漏 | 口内炎 |

1 歯痛・歯槽膿漏薬

こんな医薬品！

歯痛薬は、歯の齲蝕（うしょく）による歯痛を応急的に鎮めることを目的とする一般用医薬品

また、歯槽膿漏薬は、歯肉炎、歯槽膿漏の諸症状（歯肉からの出血や 膿、歯肉の 腫れ、むずがゆさ、口臭、口腔内の粘りなど）の緩和を目的とする医薬品で、患部局所に適用する外用薬のほか、内服で用いる歯槽膿漏薬もある

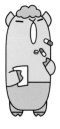

内服薬は、抗炎症成分、
ビタミン成分などが配合されたもので、
外用薬と併せて用いると効果的です。

歯や歯肉はこうやって悪くなる！

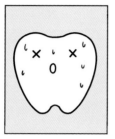

歯

歯痛は、多くの場合、歯の齲蝕（むし歯）とそれに伴う歯髄炎によって起こる

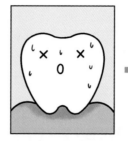

歯肉

歯と歯肉の境目にある溝（歯肉溝）では細菌が繁殖しやすく、歯肉に炎症を起こすことがある

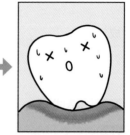

歯肉炎が重症化して、炎症が歯周組織全体に広がると歯周炎（歯槽膿漏）となる

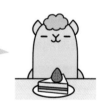

歯痛薬で歯の齲蝕が修復されることはなく、早めに医療機関（歯科）を受診して治療を受けることが基本です！

代表的な配合成分、主な副作用

● 歯痛薬（外用薬）

① 局所麻酔成分

こんな作用！ 齲蝕により露出した歯髄を通っている知覚神経の伝達を遮断して痛みを鎮める

成分	・アミノ安息香酸エチル ・ジブカイン塩酸塩 ・テーカイン

② 冷感刺激成分

こんな作用！	冷感刺激を与えて知覚神経を麻痺させることによる鎮痛・鎮痒の効果
成分	・メントール ・カンフル ・ハッカ油 ・ユーカリ油

③ 殺菌消毒成分

こんな作用！	齲蝕を生じた部分における細菌の繁殖を抑える
成分	・フェノール ・歯科用フェノールカンフル ・オイゲノール ・セチルピリジニウム塩化物

● 歯槽膿漏薬（外用薬）

① 殺菌消毒成分

こんな作用！	歯肉溝での細菌の繁殖を抑える
成分	・セチルピリジニウム塩化物 ・クロルヘキシジングルコン酸塩 ・イソプロピルメチルフェノール ・チモール

② 生薬成分

こんな作用！	抗炎症、抗菌などの作用
成分	カミツレ
基原	キク科のカミツレの頭花

③ その他

	成分	こんな作用！
外用薬	・グリチルリチン酸二カリウム ・グリチルレチン酸	歯周組織の炎症を和らげる
	・カルバゾクロム	炎症を起こした歯周組織からの出血を抑える作用
	・フィトナジオン（ビタミンK_1）	血液の凝固機能を正常に保つ

	成分	こんな作用！
内用薬	・銅クロロフィリンナトリウム	炎症を起こした歯周組織の修復を促す作用、歯肉炎に伴う口臭を抑える効果
	・ビタミンC （アスコルビン酸、アスコルビン酸カルシウムなど）	コラーゲン代謝を改善して炎症を起こした歯周組織の修復を助け、毛細血管を強化して炎症による腫れや出血を抑える効果
	・ビタミンE （トコフェロールコハク酸エステルカルシウム、トコフェロール酢酸エステル）など	歯周組織の血行を促す効果

◯×問題

テーカインは、炎症を起こした歯周組織からの出血を抑える作用を期待して配合される。

 解答・解説　× 「テーカイン」→「カルバゾクロム」
テーカインは局所麻酔成分です。

銅クロロフィリンナトリウムは、炎症を起こした歯周組織からの出血を抑える作用を期待して配合されている場合がある。

 解答・解説　× 「銅クロロフィリンナトリウム」→「カルバゾクロム」
銅クロロフィリンナトリウムは炎症を起こした歯周組織の修復を促す作用のほか、歯肉炎に伴う口臭を抑える効果も期待して配合されます。

2 口内炎用薬

こんな医薬品！
口内炎用薬は、口内炎、舌炎の緩和を目的として口腔内局所に適用される外用薬

代表的な配合成分、主な副作用

❶ 抗炎症成分

❷ 生薬成分

❸ 漢方処方製剤

以下、それぞれについて
出題されやすいところを
説明していきます。

❶ 抗炎症成分

こんな作用！	口腔粘膜の組織修復を促す
成分	アズレンスルホン酸ナトリウム（水溶性アズレン）

❷ 生薬成分

こんな作用！	組織修復促進、抗菌などの作用
成分	シコン
基原	ムラサキ科のムラサキの根

❸ 漢方処方製剤

こんな作用！ 組織修復促進、抗菌などの作用

【 茵蔯蒿湯 】
（いん ちん こう とう）

生薬成分： **ダイオウ**

適す状態
体力中等度以上で口渇があり、尿量少なく、便秘するものの蕁麻疹、口内炎、湿疹・皮膚炎、皮膚のかゆみに適す

副作用
体の虚弱な人（体力の衰えている人、体の弱い人）、胃腸が弱く下痢しやすい人では、激しい腹痛を伴う下痢などの副作用

○×問題

アクリノールは、口腔粘膜の組織修復を促す作用を期待して配合されている場合がある。

解答・解説 ×　「アクリノール」→「アズレンスルホン酸ナトリウム（水溶性アズレン）」
アクリノールは殺菌消毒成分です。

口内炎は、医薬品の副作用として生じることはない。

解答・解説 ×　「ない」→「ある」

セチルピリジニウム塩化物は、口腔粘膜の組織修復を促す作用を期待して配合される。

解答・解説 ×　「セチルピリジニウム塩化物」→「アズレンスルホン酸ナトリウム（水溶性アズレン）」
セチルピリジニウム塩化物は殺菌消毒成分です。

禁煙補助薬

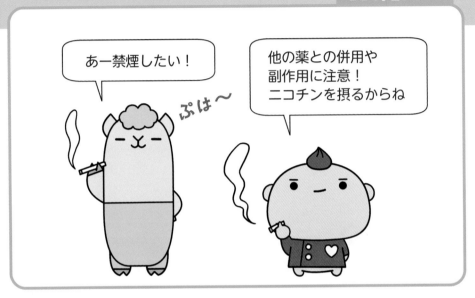

1 禁煙補助薬

こんな医薬品！

禁煙補助剤は、ニコチン置換療法に使用される、ニコチンを有効成分とする医薬品

タバコ以外の方法で
ニコチンを
摂取するわけだね！

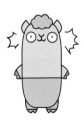

ニコチン置換療法とは？

ニコチンの摂取方法を喫煙以外に換えて離脱症状の
軽減を図りながら徐々に摂取量を減らし、最終的に
ニコチン摂取をゼロにする方法です。

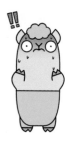

「喫煙をしながら」「減らしながら」
などの言い方で、ひっかけ問題が
出題されるから気をつけよう！

禁煙補助薬の形状と使用上の注意点

剤形は2種類！

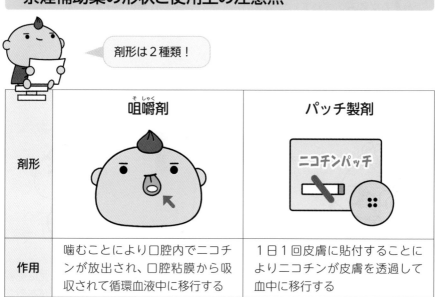

	咀嚼剤（そしゃく）	パッチ製剤
剤形		ニコチンパッチ
作用	噛むことにより口腔内でニコチンが放出され、口腔粘膜から吸収されて循環血液中に移行する	1日1回皮膚に貼付することによりニコチンが皮膚を透過して血中に移行する

使用上の注意

咀嚼剤は、ゆっくりと断続的に噛むこと

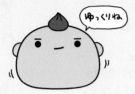

ゆっくりね

- 菓子のガムのように噛むと口腔粘膜から吸収が十分されない（唾液が多く分泌され、ニコチンが唾液とともに飲み込まれてしまうため）
- 吐きけや腹痛などの副作用が現れやすくなる

禁煙補助剤は1度に2個以上の使用は避ける

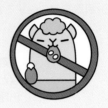

- 大量に使用しても禁煙達成が早まるものではない
- かえってニコチン過剰摂取による副作用のおそれがある

使用を避ける人

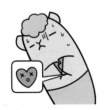

循環器系に重大な悪影響を及ぼすおそれがあるため、**脳梗塞・脳出血**などの急性期脳血管障害、重い心臓病などの基礎疾患がある人（3カ月以内の心筋梗塞発作がある人、重い狭心症や不整脈と診断された人など）は使用を避ける

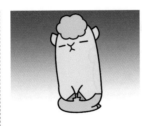

禁煙時の離脱症状により、うつ症状を悪化させることがあるため、**うつ病**と診断されたことのある人も使用を避ける必要がある

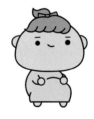

摂取されたニコチンにより胎児または乳児に影響が生じるおそれがあるため、妊婦または妊娠していると思われる女性、母乳を与える女性も使用を避ける

禁煙補助薬の相互作用

口腔内が酸性になると、ニコチンの吸収が低下するため、コーヒーや炭酸飲料など口腔内を酸性にする食品を摂取した後は、しばらくは使用を避ける。また、ニコチンは交感神経系を興奮させる作用を示し、アドレナリン作動成分が配合された医薬品（鎮咳去痰薬、鼻炎用薬、痔疾用薬など）との併用により、その作用を増強させるおそれがあります。

> **糖尿病の方は相談**
>
> インスリン製剤を使用している人は、ニコチンがインスリンの血糖降下作用に拮抗して、効果を妨げるおそれがあるため、禁煙補助剤を使用する前に、その適否につき、治療を行っている医師または処方箋を調剤した薬剤師に相談するようにしましょう。

禁煙補助剤は、酸性になった口腔内だとニコチンの吸収が増加するため、コーヒーや炭酸飲料など口腔内を酸性にする食品を摂取した後はしばらく使用を避ける。

解答・解説　✕　「増加」→「低下」

禁煙補助剤に配合されているニコチンは、アドレナリン作動成分が配合された医薬品（鎮咳去痰薬、鼻炎用薬、痔疾用薬等）と併用した場合、作用を減弱させるおそれがある。

解答・解説　✕　「減弱」→「増強」

禁煙補助剤は、脳梗塞や脳出血等の急性期脳血管障害がある人であっても、使用を避ける必要はない。

解答・解説　✕　「使用を避ける必要はない」→「使用を避ける必要がある」

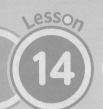

14 滋養強壮保健薬

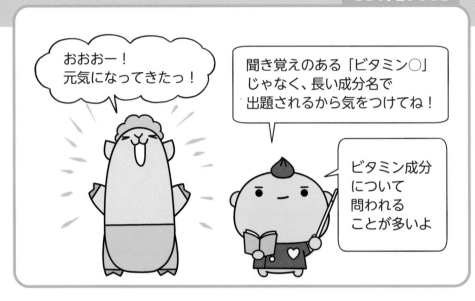

おおおー！
元気になってきたっ！

聞き覚えのある「ビタミン○」
じゃなく、長い成分名で
出題されるから気をつけてね！

ビタミン成分
について
問われる
ことが多いよ

1 滋養強壮保健薬

こんな医薬品！

滋養強壮保健薬は、体調不良を生じやすい状態の改善、特定の栄養素の不足による症状の改善または予防などを目的として、ビタミン成分、カルシウム、アミノ酸、生薬成分などが配合された医薬品

成分と作用を
セットで覚えてね！

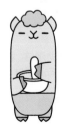

医薬品として扱われる保健薬

・ビタミンなどの補給を目的とするものとして医薬部外品の保健薬があります
が、それらの効能・効果の範囲は、滋養強壮、虚弱体質の改善、病中・病
後の栄養補給などに限定されています

・配合成分や分量は人体に対する作用が緩和なものに限られています

医薬品においてのみ認められているもの

・神経痛、筋肉痛、関節痛、しみ・そばかすなどのような特定部位の症状に対
する効能・効果

・カシュウ、ゴオウ、ゴミシ、ジオウ、ロクジョウなどの生薬成分

・1日最大量が規定値を超えるもの

代表的な配合成分

❶ ビタミン成分

❷ アミノ酸成分

❸ その他の成分

❹ 生薬成分

❺ 漢方処方製剤

以下、
それぞれについて
出題されやすいところを
説明していきます。

❶ ビタミン成分

① ビタミンA

夜間視力を維持したり、皮膚や粘膜の機能を正常に保つ

成分	・ビタミンA油 ・レチノール ・肝油
ポイントと注意点	・ビタミンA油、肝油などが主薬として配合された製剤で、目の乾燥感、夜盲症（とり目、暗所での見えにくさ）の症状の緩和、また、妊娠・授乳期、病中病後の体力低下時、発育期などのビタミンAの補給に用いられる ・一般用医薬品におけるビタミンAの1日分量は4,000国際単位が上限 ・**過剰摂取**に留意する必要あり （妊娠3カ月前から妊娠3カ月までの間にビタミンAを1日10,000国際単位以上摂取した妊婦から生まれた新生児において先天異常の割合が上昇したとの報告があるため）

② ビタミンD

腸管内でカルシウム吸収および尿細管でのカルシウム再吸収を促して、骨の形成を助ける

成分	・エルゴカルシフェロール ・コレカルシフェロール
ポイント	骨歯の発育不良、くる病の予防、また、妊娠・授乳期、発育期、老年期のビタミンDの補給に用いられる

③ ビタミンE

こんな作用！	体内の脂質を酸化から守り細胞の活動を助ける。また、血流を改善させる作用もあり、下垂体や副腎系に作用してホルモン分泌の調節に関与
成分	・トコフェロール ・トコフェロールコハク酸エステル ・トコフェロール酢酸エステル
ポイント	末梢血管障害による肩・首すじのこり、手足のしびれ・冷え、しもやけの症状の緩和、更年期における肩・首すじのこり、冷え、手足のしびれ、のぼせ・ほてり、月経不順、また、老年期におけるビタミンEの補給に用いられる

④ ビタミンB₁

こんな作用！	炭水化物からのエネルギー産生に不可欠な栄養素で、神経の正常な働きを維持する作用、腸管運動を促進
成分	・チアミン塩化物塩酸塩 ・チアミン硝化物 ・ビスチアミン硝酸塩 ・チアミンジスルフィド ・フルスルチアミン塩酸塩 ・ビスイブチアミン
ポイント	神経痛、筋肉痛・関節痛（肩・腰・肘・膝痛、肩こり、五十肩など）、手足のしびれ、便秘、眼精疲労（慢性的な目の疲れおよびそれに伴う目のかすみ・目の奥の痛み）の症状の緩和、脚気、また、肉体疲労時、妊娠・授乳期、病中病後の体力低下時におけるビタミンB₁の補給に用いられる

⑤ ビタミン B$_2$

こんな作用！	脂質の代謝に関与、皮膚や粘膜の機能を正常に保つ
成分	・リボフラビン酪酸エステル ・フラビンアデニンジヌクレオチドナトリウム ・リボフラビンリン酸エステルナトリウム
ポイント	□角炎（唇の両端の腫れ・ひび割れ）、□唇炎（唇の腫れ・ひび割れ）、□内炎、舌の炎症、湿疹、皮膚炎、かぶれ、ただれ、にきび・吹き出物、肌あれ、赤ら顔に伴う顔のほてり、目の充血、目の痒みの症状の緩和、また、肉体疲労時、妊娠・授乳期、病中病後の体力低下時におけるビタミン B$_2$ の補給に用いられる。ビタミン B$_2$ の摂取により、尿が黄色くなることがある

⑥ ビタミン B$_6$

こんな作用！	タンパク質の代謝に関与、皮膚や粘膜の健康維持、神経機能の維持
成分	・ピリドキシン塩酸塩 ・ピリドキサールリン酸エステル
ポイント	□角炎（唇の両端の腫れ・ひび割れ）、□唇炎（唇の腫れ・ひび割れ）、□内炎、舌の炎症、湿疹、皮膚炎、かぶれ、ただれ、にきび・吹き出物、肌あれ、手足のしびれの症状の緩和、また、妊娠・授乳期、病中病後の体力低下時におけるビタミン B$_6$ の補給に用いられる

ビタミン B$_2$ と似てる！

B$_1$ は炭水化物代謝
B$_2$ は脂質代謝
B$_6$ はタンパク質代謝
と、覚えよう！

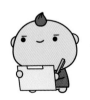

⑦ ビタミン B$_{12}$

こんな作用！ 赤血球の形成を助ける。神経機能を正常に保つ

成分	・シアノコバラミン ・ヒドロキソコバラミン塩酸塩など

ビタミン主薬製剤、貧血用薬などに
配合されてるよ！

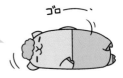

⑧ ビタミン C

こんな作用！ 体内の脂質を酸化から守る作用（抗酸化作用）があり、
皮膚や粘膜の機能を正常に保つメラニンの産生を抑える

成分	・アスコルビン酸 ・アスコルビン酸ナトリウム ・アスコルビン酸カルシウム
ポイント	しみ、そばかす、日焼け・かぶれによる色素沈着の症状の緩和、歯ぐきからの出血・鼻血の予防、また、肉体疲労時、病中病後の体力低下時、老年期におけるビタミンCの補給に用いられる

⑨ その他

こんな作用！ 皮膚や粘膜などの機能を維持

成分	・ナイアシン（ニコチン酸アミド、ニコチン酸） ・パントテン酸カルシウム ・ビオチン

❷ アミノ酸成分

成分	こんな作用！
システイン	皮膚においてメラニンの生成を抑え、新陳代謝を活発にしてメラニンの排出を促す。また、肝臓においてアルコールを分解する酵素の働きを助け、アセトアルデヒドの代謝を促す
アミノエチルスルホン酸（タウリン）	肝臓機能を改善する
アスパラギン酸ナトリウム	骨格筋に滞った乳酸の分解を促す

❸ その他の成分

成分	こんな作用！
ヘスペリジン	ビタミン C の吸収を助ける ［ポイント］ ・ビタミン様物質のひとつ ・ビタミン C の吸収を助けるなどの作用がある ・滋養強壮保健薬のほか、かぜ薬などにも配合される
コンドロイチン硫酸	軟骨成分を形成および修復する働き ［ポイント］ ・軟骨組織の主成分 ・軟骨成分を形成および修復する働きがあるとされる ・ビタミン B_1 と組み合わせて配合される
グルクロノラクトン	肝臓の働きを助け、肝血流を促進する働きがあり、全身倦怠感や疲労時の栄養補給を目的として配合
ガンマ - オリザノール	抗酸化作用 ［ポイント］ ・米油および米胚芽油から見出された抗酸化作用を示す成分 ・ビタミン E などと組み合わせて配合される

○×問題

リボフラビン酪酸エステルは、タンパク質の代謝に関与しており、皮膚・粘膜の健康維持、神経機能の維持に重要な成分である。

解答・解説 × 「リボフラビン酪酸エステル（ビタミン B_2）」→「ピリドキシン塩酸塩など（ビタミン B_6）」

ビタミン B_{12} は、炭水化物からのエネルギー産生に不可欠な栄養素であり、神経の正常な働きを維持する作用があり、かつ腸管運動を促進する働きもある。

解答・解説 × 「ビタミン B_{12}」→「ビタミン B_1」

グルクロノラクトンは、米油及び米胚芽油から見出された抗酸化作用のある成分で、ビタミン E などと組み合わせて配合されている。

解答・解説 × 「グルクロノラクトン」→「ガンマ–オリザノール」

❹ 生薬成分

① ニンジン

こんな作用！ 神経系の興奮や副腎皮質の機能亢進などの作用により、外界からのストレス刺激に対する抵抗力や新陳代謝を高める

ポイント ウコギ科のオタネニンジンの細根を除いた根、またはこれを軽く湯通ししたもので、別名を高麗人参、朝鮮人参とも呼ばれる

② センキュウ、トウキ、ジオウ

こんな作用！ 血行改善、血色不良や冷えの緩和。強壮、鎮静、鎮痛などの作用

成分	センキュウ	トウキ	ジオウ
基原	セリ科のセンキュウの根茎を通例、湯通ししたもの	セリ科のトウキまたはホッカイトウキの根を通例、湯通ししたもの	ゴマノハグサ科のアカヤジオウなどの根、またはそれを湯通ししたもの

③ ゴオウ

こんな作用！	強心作用のほか、末梢血管の拡張による血圧降下、興奮を静めるなどの作用

基原	ウシ科のウシの胆嚢中に生じた結石

④ ロクジョウ

こんな作用！	強心作用のほか、強壮、血行促進などの作用

基原	シカ科の Cervus nippon Temminck、Cervus elaphus Linné、Cervus canadensis Erxleben またはその他同属動物の雄鹿の角化していない**幼角**

ニンジン、ジオウ、トウキ、センキュウが既定値以上配合されている生薬主薬保健薬については、虚弱体質、肉体疲労、病中病後（または、病後の体力低下）のほか、胃腸虚弱、食欲不振、血色不良、冷え症における滋養強壮の効能が認められています。

⑤ その他の生薬成分

こんな作用！	主に強壮作用を期待するもの

成分	基原
タイソウ	クロウメモドキ科のナツメの果実
ゴミシ	マツブサ科のチョウセンゴミシの果実
サンシュユ	ミズキ科のサンシュユの偽果の果肉
サンヤク	ヤマノイモ科のヤマノイモ、ナガイモの周皮（しゅうひ）を除いた根茎（担根体）
オウギ	マメ科のキバナオウギの根
カシュウ	タデ科のツルドクダミの塊根

薬用酒について

・数種類の生薬をアルコールで抽出した薬用酒も、滋養強壮を目的として用いられる

・血行を促進させる作用があることから、手術や出産の直後などで出血しやすい人では使用を避ける

・アルコールを含有するため、服用後は乗り物または機械類の運転操作などを避ける

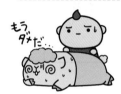

ニンジン、ジオウ、トウキ、センキュウ、ゴオウ、ロクジョウ、インヨウカク、ハンピ、ヨクイニンなどの生薬の基原、配合目的はよく出題されるよ！

❺ 漢方処方製剤

【 十全大補湯 (じゅうぜんたいほとう) 】　生薬成分： カンゾウ

適す状態
体力虚弱なものの病後・術後の体力低下、疲労倦怠、食欲不振、寝汗、手足の冷え、貧血

重篤な副作用
肝機能障害

【 補中益気湯 (ほちゅうえっきとう) 】　生薬成分： カンゾウ

適す状態
体力虚弱で、元気がなく、胃腸の働きが衰えて疲れやすいものの虚弱体質、疲労倦怠、病後・術後の衰弱、食欲不振、寝汗、感冒

重篤な副作用
間質性肺炎、肝機能障害

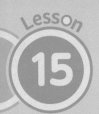

15 漢方処方製剤・生薬製剤

特に出題傾向の高い漢方処方製剤を
セレクトしておいたよ！

漢字が多いから、ふりがなを
ふっておいたからね。
しっかり読めるように！

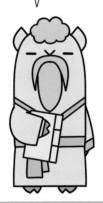

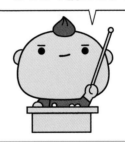

1 漢方処方製剤

漢方医学と漢方処方製剤

　古来に中国から伝わり、日本において発展してきた日本の伝統医学が漢方医学
であり、後ほど西洋から日本に入ってきた蘭方（西洋医学）と区別するためにこ
の名前がつけられました。

　漢方薬は、漢方医学の考え方に沿うように、基本的に生薬を組み合わせて構成
された漢方処方に基づく漢方処方製剤（漢方方剤）として存在します。この漢方
処方製剤の多くは、処方に基づく生薬混合物の浸出液を濃縮して調製された乾燥
エキス製剤を散剤、顆粒、錠剤などに加工して市販されています。

その他にも以下の３つの剤形があるよ！

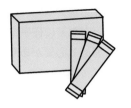

軟エキス剤

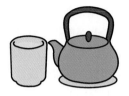

伝統的な煎剤用の
刻み生薬の混合物

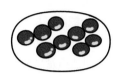

処方に基づいて
調整された丸剤など

一般的に用いることができる
漢方処方は、現在 300 処方程度！

漢方の特徴・漢方使用における基本的な考え方

「証」について

　漢方薬を使用する場合、漢方独自の病態認識である「証」に基づいて用いることが、有効性および安全性を確保するために重要です。患者の「証」に合わないものが選択された場合には、効果が得られないばかりでなく、副作用を生じやすくなります。

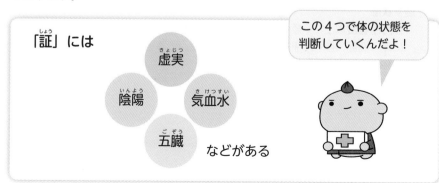

「証」には

虚実
陰陽
気血水
五臓

などがある

この４つで体の状態を
判断していくんだよ！

使用上の注意点

　一般の生活者においては、「漢方薬は作用が穏やかで、副作用が少ない」などという誤った認識がなされていることがあるため、医薬品の販売などに従事する専門家は購入者が適切な医薬品を選択することができるよう努める必要があります。

　また、用法用量において適用年齢の下限が設けられていない場合であっても、生後3カ月未満の乳児には使用しないこととされています。

代表的な漢方処方製剤、適用となる症状・体質、主な副作用

【 黄連解毒湯 】（おうれんげどくとう）

適す状態
　体力中等度以上で、のぼせぎみで顔色赤く、いらいらして落ち着かない傾向のあるものの鼻出血、不眠症、神経症、胃炎、二日酔い、血の道症、めまい、動悸、更年期障害、湿疹・皮膚炎、皮膚のかゆみ、口内炎に適す

不向きな人
　体の虚弱な人（体力の衰えている人、体の弱い人）

【 防已黄耆湯 】（ぼういおうぎとう）

生薬成分： カンゾウ

適す状態
　体力中等度以上で、疲れやすく、汗のかきやすい傾向があるものの肥満に伴う関節の腫れや痛み、むくみ、多汗症、肥満（筋肉にしまりのない、いわゆる水ぶとり）に適す

【 防風通聖散 】ぼうふうつうしょうさん

生薬成分：　カンゾウ　　マオウ　　ダイオウ

適す状態

体力充実して、**腹部に皮下脂肪が多く便秘がち**なものの高血圧や肥満に伴う動悸・肩こり・のぼせ・むくみ・便秘、蓄膿症（副鼻腔炎）、湿疹・皮膚炎、ふきでもの、にきび、肥満症に適す

不向きな人

体の虚弱な人（体力の衰えている人、体の弱い人）、胃腸が弱く下痢しやすい人、**発汗傾向が著しい人**では、激しい腹痛を伴う下痢などの副作用

重篤な副作用

肝機能障害、間質性肺炎、偽アルドステロン症 、腸間膜静脈硬化症

【 清上防風湯 】せいじょうぼうふうとう

生薬成分：　カンゾウ

適す状態

体力中等度以上で、**赤ら顔でときにのぼせがあるもの**のにきび、顔面・頭部の湿疹・皮膚炎、赤鼻（酒さ）に適す

不向きな人

胃腸の弱い人では、食欲不振、胃部不快感の副作用

重篤な副作用

肝機能障害、偽アルドステロン症、腸間膜静脈硬化症

○×問題

漢方処方製剤の利用時は、患者の「証」に合った漢方処方が選択されることで効果が期待できるが、合わないものが選択されたとしても、副作用を招きにくいとされる。

解答・解説　　　✕　　合わないものが選択された場合には、効果が得られないばかりでなく、副作用を招きやすくなります。

【 葛根湯 】

生薬成分： カンゾウ　マオウ

適す状態

体力中等度以上の人の感冒（かぜ）の初期（汗をかいていない人）、鼻かぜ、鼻炎、頭痛、肩こり、筋肉痛、手や肩の痛み

不向きな人

体の虚弱な人、胃腸の弱い人、**発汗傾向**の著しい人では、悪心、胃部不快感などの副作用が現れやすい

重篤な副作用

肝機能障害、偽アルドステロン症

【 小青竜湯 】

生薬成分： カンゾウ　マオウ

適す状態

体力中等度またはやや**虚弱**で、うすい水様の痰を伴う咳や鼻水が出る人の気管支炎、気管支喘息、鼻炎、アレルギー性鼻炎、むくみ、感冒、花粉症

不向きな人

体の虚弱な人、胃腸の弱い人、**発汗傾向**の著しい人では、悪心、胃部不快感などの副作用が現れやすい

重篤な副作用

肝機能障害、間質性肺炎、偽アルドステロン症

【 芍薬甘草湯 】 しゃくやくかんぞうとう　　　　　生薬成分：　カンゾウ

適す状態
体力に関わらず、筋肉の急激な痙攣を伴う痛みのある人。こむらがえり、筋肉の痙攣、腹痛、腰痛

不向きな人
症状があるときのみの服用にとどめ、**連用は避ける**。心臓病の診断を受けた人は使用してはいけない

重篤な副作用
肝機能障害、間質性肺炎、鬱血性心不全、心室頻拍

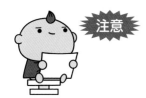

注意

カンゾウ　　マオウ　　ダイオウ

を含む漢方処方製剤は以下の点に注意しよう！

カンゾウ	カンゾウを大量に摂取すると、偽アルドステロン症を生じる ※偽アルドステロン症の副作用：血圧を上昇させるホルモン（アルドステロン）が増加していないにも関わらず、高血圧、むくみ、カリウム喪失などの症状が現れる
マオウ	・アドレナリン作動成分 ・心臓血管系の成分との併用に注意する ・依存性あり
ダイオウ	・母乳を与える女性では使用を避けるか、または使用期間中の授乳を避ける ・妊婦または妊娠していると思われる女性では使用を避ける ・瀉下成分との併用に注意する

試験に出やすい漢方製剤のポイント

この文言が出たらこの漢方製剤！

「病後・術後」 ………………………… 十全大補湯、または補中益気湯

※この二つの区別は補中益気湯は「益気（気を益す）」の作用があるため、適す状態が「元気なく」という場合に使われる

「腹部に皮下脂肪が多く」 …………………………………… 防風通聖散

「痰が切れにくく」 ………………………………………… 麦門冬湯

「かすみ目」 ………………………… 八味地黄丸、牛車腎気丸

「赤鼻（酒さ）」 ………………………………………… 清上防風湯

「汗をかきやすい」 ……………………………………… 防已黄耆湯

「常習便秘」 ……………………………………………… 大柴胡湯

「こむらがえり」 ……………………………………… 芍薬甘草湯

「インターフェロンとの併用で間質性肺炎を生じる」 … 小柴胡湯

泌尿器に用いられる漢方製剤

牛車腎気丸

八味地黄丸

六味丸

猪苓湯

竜胆瀉肝湯

試験では
漢方製剤とその効能を
入れ違えて出題されるからね！

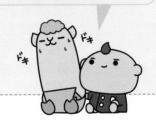

◯✕問題

防風通聖散は、体力中等度以上で、赤ら顔でときにのぼせがあるものの、顔面・頭部の湿疹・皮膚炎、赤鼻（酒さ）に適するとされている。

解答・解説　　✕　「防風通聖散」→「清上防風湯」

2 その他の生薬製剤

代表的な生薬成分

① ブシ

こんな作用！	・心筋の収縮力を高めて血液循環を改善する作用 ・血液循環を高めることによる利尿作用を示すほか、鎮痛作用
基原	キンポウゲ科のハナトリカブト、またはオクトリカブトの塊根を減毒加工して製したもの

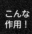

ブシは、アスピリンなどと異なり、プロスタグランジンを抑えないことから、胃腸障害などの副作用は示しません。

② カッコン

こんな作用！	解熱、鎮痙などの作用
基原	マメ科のクズの周皮を除いた根

③ ショウマ

こんな作用！	発汗、解熱、解毒、消炎などの作用
基原	キンポウゲ科のサラシナショウマ、フブキショウマ、コライショウマ、オオミツバショウマの根茎

④ ブクリョウ

こんな作用！	利尿、健胃、鎮静などの作用
基原	サルノコシカケ科のマツホドの菌核で、通例、外層をほとんど除いたもの

公衆衛生用薬

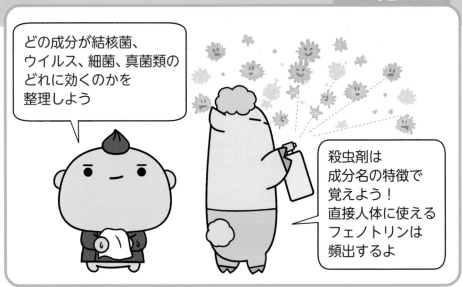

どの成分が結核菌、ウイルス、細菌、真菌類のどれに効くのかを整理しよう

殺虫剤は成分名の特徴で覚えよう！直接人体に使えるフェノトリンは頻出するよ

1 消毒薬

感染症の防止と消毒薬

　感染症は、病原性のある細菌、寄生虫やウイルスなどが体に侵入することで起こります。

　特に食中毒は、手指や食品、調理器具などに付着した細菌、寄生虫やウイルスが経口的に体内に入って増殖することで生じるため、食中毒の流行時期や、明らかに感染者が身近に存在するような場合には、集団感染を防止するため念入りに、化学薬剤（消毒薬）を用いた処置を行うことが有効です。

殺菌・消毒の効果に影響する条件

・殺菌消毒成分の種類

・濃度

・時間

・温度

・消毒対象物の汚染度

・微生物の種類や状態

消毒薬が微生物を死滅させる
仕組みや効果は
これらによって異なるよ！

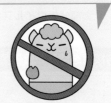

 生息条件が整えば消毒薬の溶液中で
生存、増殖する微生物もいます！

・殺菌・消毒は生存する微生物の数を減らすために行われる処置のこと
・滅菌は物質中のすべての微生物を滅菌または除去すること

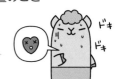

殺菌・消毒・滅菌は区別して覚えよう！

代表的な殺菌消毒成分、取扱い上の注意など

❶ 手指・皮膚の消毒のほか、器具など
の殺菌・消毒にも用いられる成分

❷ 専ら器具、設備などの殺菌・消毒に
用いられる成分
　① 塩素系殺菌消毒成分
　② 有機塩素系殺菌消毒成分

以下、それぞれについて
出題されやすいところを
説明していきます。

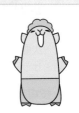

❶ 手指・皮膚の消毒のほか、器具などの殺菌・消毒にも用いられる成分

こんな作用！	結核菌を含む一般細菌類、真菌類に対して比較的広い殺菌消毒作用
成分	クレゾール石ケン液
ポイント	大部分の**ウイルス**に対する殺菌消毒作用はない

こんな作用！	結核菌を含む一般細菌類、真菌類、ウイルスに対する殺菌消毒作用
成分	・エタノール ・イソプロパノール
ポイント	・イソプロパノールの**ウイルス**に対する不活化効果はエタノールよりも低い ・エタノールは粘膜や目のまわり、傷がある部分への使用は避ける（粘膜刺激性があるため）

　手指または皮膚の殺菌・消毒を目的とする消毒薬のうち、配合成分やその濃度などがあらかじめ定められた範囲内である製品については「医薬部外品」として流通することが認められています。

※器具などの殺菌・消毒を併せて目的とする製品については、すべて「医薬品」としてのみ製造販売されています。

❷ 器具、設備などの殺菌・消毒に用いられる成分

① 塩素系殺菌消毒成分

こんな作用！	強い酸化力により一般細菌類、真菌類、ウイルス全般に対する殺菌消毒作用
成分	・次亜塩素酸ナトリウム ・サラシ粉
ポイント	**皮膚刺激性**が強いため通常人体には用いられない。また金属腐食性がある

② 有機塩素系殺菌消毒成分

こんな作用！	塩素臭や刺激性、金属腐食性が比較的抑えられておりプールなどの大型設備の殺菌・消毒に用いられる
成分	・ジクロロイソシアヌル酸ナトリウム ・ジクロロイソシアヌル酸

誤用・事故などによる中毒への対処

誤って飲み込んだ場合

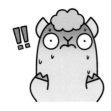

一般的な家庭における応急処置として

・通常は多量の牛乳などを飲ませる

・手元に何もないときはまず水を飲ませる

・牛乳以外にも、卵白を水に溶いた卵白水や、小麦粉を水で溶いたものを用いてもよい。ただし、これらをつくるのに手間がかかる場合は早めに水を飲ませることを優先すべき

誤って目や皮膚に付着した場合

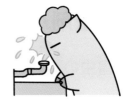

・流水で十分に（15分間以上）水洗する

・特に酸やアルカリは早期に十分な水洗がなされることが重要
　※特にアルカリ性の場合には念入りに水洗する

・中和はNG。酸をアルカリで中和したり、アルカリを酸で中和するといった処置は、熱を発生して刺激をかえって強め、状態が悪化するおそれがあるため適切ではない

○×問題

クレゾール石鹸液は、ほとんどのウイルスに対して殺菌消毒作用がある。

　×　大部分のウイルスに対する殺菌消毒作用はありません。

○ × 問 題

次亜塩素酸ナトリウムやサラシ粉は、強い酸化力によって一般細菌類、真菌類に殺菌消毒作用があるが、ウイルスに対する殺菌消毒作用はない。

解答・解説 ×　ウイルス全般にも殺菌消毒作用あります。

エタノールのウイルスへの不活性効果はイソプロパノールよりも低い。

解答・解説 ×　「エタノール」と「イソプロパノール」が逆に表記されています。

2　殺虫剤・忌避剤

衛生害虫の駆除と防除

対象	ハエ・ウジ	ゴキブリ	シラミ
防除	有機リン系 殺虫剤	燻蒸処理	フェノトリン配合シャンプー、てんか粉
ポイント	・ハエの防除の基本は、ウジの防除 ・ウジの防除法としては、通常、有機リン系殺虫成分が配合された殺虫剤が用いられる	・ゴキブリの防除としての燻蒸処理はゴキブリの卵には殺虫効果を示さない（医薬品の成分が浸透しない殻で覆われているため） → そのため3週間くらい後に、もう一度燻蒸処理を行い、孵化した幼虫を駆除する必要がある	・次の宿主に伝染しやすい場所には殺虫剤を散布して、寄生の拡散防止を図ることも重要です

代表的な配合成分・用法、誤用・事故などへの対処

- ❶ 有機リン系殺虫成分
- ❷ ピレスロイド系殺虫成分
- ❸ カーバメイト系殺虫成分、オキサジアゾール系殺虫成分
- ❹ その他の成分

以下、それぞれについて出題されやすいところを説明していきます。

❶ 有機リン系殺虫成分

こんな作用！	アセチルコリンを分解する酵素（アセチルコリンエステラーゼ）と不可逆的に結合してその働きを阻害する作用

成分	・ジクロルボス ・ダイアジノン ・フェニトロチオン ・フェンチオン	・トリクロルホン ・クロルピリホスメチル ・プロペタンホス

❷ ピレスロイド系殺虫成分

こんな作用！	神経細胞に直接作用して神経伝達を阻害する作用

成分	・ペルメトリン ・フェノトリン ・フタルスリン
ポイント	・**フェノトリン**は、殺虫成分で唯一人体に直接適用される（シラミの駆除を目的とする製品の場合） ・除虫菊の成分から開発された成分で、比較的速やかに自然分解して残効性が低いため、家庭用殺虫剤に広く用いられている

❸ カーバメイト系殺虫成分、オキサジアゾール系殺虫成分

こんな作用! アセチルコリンエステラーゼの阻害による殺虫作用（可逆的）

成分	・プロポクスル（カーバメイト系） ・メトキサジアゾン（オキサジアゾール系）
ポイント	有機リン系殺虫成分と異なり、アセチルコリンエステラーゼとの結合は**可逆的**（「一時的なもの」的な意味）

❹ その他の成分

こんな作用! 虫が一般にこの物質の臭いを嫌うためと考えられていますが、詳細は不明

成分	ディート
ポイント	・忌避成分では**ディート**が最も効果的 ・効果の持続性も高い ・医薬品（または医薬部外品）の忌避剤の有効成分として用いられる。 ・ディートを含有する忌避剤（医薬品および医薬部外品）は、生後**6カ月未満の乳児**への使用を避ける

「成分名」「作用機序」（どのような仕組みで殺虫効果を示すか）それぞれが○○系なのか？

この2つはよく出題されるので整理して覚えよう！

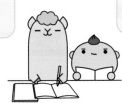

① 有機塩素系殺虫成分

成分	有機塩素系殺虫成分（ＤＤＴなど）
ポイント	有機塩素系殺虫成分（ＤＤＴなど）は、日本我が国ではかつて広く使用され、感染症の撲滅に大きな効果を上げていたが、残留性や体内蓄積性の問題から、現在ではオルトジクロロベンゼンがウジ、ボウフラの防除の目的で使用されているのみ

② 昆虫成長阻害成分

成分	・メトプレン ・ピリプロキシフェン	ジフルベンズロンなど
ポイント	幼虫が十分成長して蛹になるのを抑えているホルモン（幼若ホルモン）に類似した作用を有し、幼虫が蛹になるのを妨ぐ	脱皮時の新しい外殻の形成を阻害して、幼虫の正常な脱皮をできなくする
	直接の殺虫作用ではなく、昆虫の脱皮や変態を阻害する作用を有する成分で、有機リン系殺虫成分やピレスロイド系殺虫成分に対して抵抗性を示す場合にも効果がある	

殺虫剤使用にあたっては、同じ殺虫成分を長期間連用せず、いくつかの殺虫成分を順番に使用していくことが望ましいとされています。

 誤って殺虫用医薬品を飲み込んだ場合には、その製品が何系の殺虫成分を含むものかを医師に伝えて診療を受けるなどの対応が必要です。

○×問題

ハエの幼虫（ウジ）の防除の場合、有機リン系殺虫成分が配合された殺虫剤には効果がないと言われている。

 × ウジの防除法としては、通常、有機リン系殺虫成分が配合された殺虫剤が用いられます。

殺虫成分のペルメトリンは、人体のシラミの防除を目的として、シャンプーやてんか粉に配合されている場合がある。

 × 「ペルメトリン」→「フェノトリン」
共にピレスロイド系殺虫成分ですが人体には用いられません。

フェノトリン、プロポクスルは共に有機リン系殺虫成分である。

 × フェノトリンはピレスロイド系殺虫成分、プロポクスルはカーバメイト系殺虫成分です。

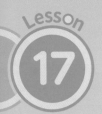

一般用検査薬

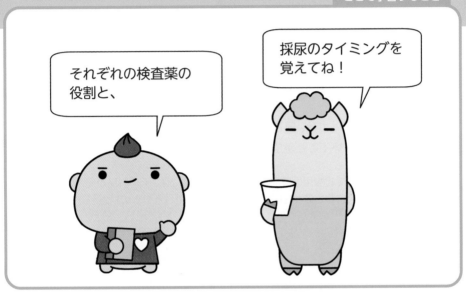

> それぞれの検査薬の役割と、

> 採尿のタイミングを覚えてね!

1 一般用検査薬

一般用検査薬とは

　疾病の診断に使用されることが目的とされる医薬品のうち、人体に直接使用されることのないものを体外診断用医薬品といいます。

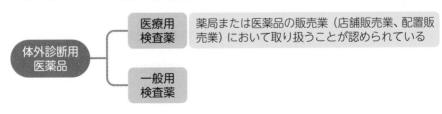

体外診断用医薬品 ── 医療用検査薬 ── 薬局または医薬品の販売業(店舗販売業、配置販売業)において取り扱うことが認められている

└── 一般用検査薬

　一般用検査薬は、**一般の生活者**が正しく用いて健康状態を把握し、速やかな受診につなげることで疾病を**早期発見**するためのものです。

　悪性腫瘍、心筋梗塞や**遺伝性疾患**など重大な疾患の診断に関係するものは一般用検査薬の対象外です。

検出感度、偽陰性・偽陽性

いかなる検査薬においても偽陰性・偽陽性を完全に排除することは困難です。また、検査薬が高温になる場所に放置されたり、冷蔵庫内に保管されていたりすると、設計どおりの検出感度を発揮できなくなるおそれがあります。

尿糖・尿タンパク検査薬

尿糖
食後1～2時間など、検査薬の使用方法に従って採尿を行う

尿タンパク
原則として**早朝尿（起床直後）**を検体とし、**激しい運動の直後は避ける**

尿糖　尿タンパク　同時検査の場合
早朝尿（起床直後）を検体とするが、尿糖が検出された場合には、食後の尿について改めて検査して判断する

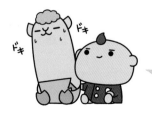

「尿糖のみ」
「尿タンパクのみ」
「同時検査」のときの
それぞれの採尿の
タイミングに注意！

尿中のタンパク値に
異常を生じる要因に
尿路結石や腎炎などが
あります

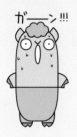

以下の場合、正確な検査結果が
得られなくなることがあります！

・通常、尿は**弱酸性**であるが、食事その他の影響で中性〜
弱アルカリ性に傾くと、正確な検査結果が得られなくな
ることがある。

・医薬品の中にも、検査結果に影響を与える成分がある。

・尿糖または尿タンパクを検出する部分を直接手で触れる
と、正確な検査結果が得られなくなる。

・長い間尿に浸していると検出成分が溶け出してしまい、
正確な検査結果が得られなくなる。

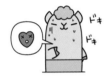

検査結果が陰性でも、何らかの症状がある場合は、再検査
するかまたは医療機関を受診して医師に相談するなどの対
応が必要です！

◯✕問題

尿タンパク検査は、食後1〜2時間を目安に採尿を行う。

 ✕　タンパクは早朝尿、また、糖の場合でも食後1〜2時間では
ない検査薬もあるため、あくまでも検査薬の使用方法に従い
ましょう。

通常、尿は弱アルカリ性だが、食事などの影響で中性〜弱酸性に傾くと、正確な
検査結果が得られなくなる場合がある。

 ✕　「弱アルカリ性」と「弱酸性」が逆に表記されています。

尿糖検査の場合は、原則として早朝尿（起床直後の尿）を採尿し、尿タンパクの場合には、食後 2 〜 3 時間を目安に採尿する。

解答・解説　　×　　「尿糖」と「尿タンパク」が逆に表記されています。
尿糖検査に関しては、以前は食後 2 〜 3 時間とされていましたが、最近は食後 1 〜 2 時間のキットが多くあります。ただし、そうでないものもあるため、あくまでも検査薬の使用方法に従いましょう。

妊娠検査薬

　妊娠が成立すると、胎児（受精卵）を取り巻く絨毛細胞から**ヒト絨毛性性腺刺激ホルモン（hCG）**が分泌され始め、やがて尿中に hCG が検出されるようになります。

こんな検査薬
妊娠検査薬は、尿中のhCGの有無を調べるものであり、通常、実際に妊娠が成立してから 4 週目前後の尿中hCG濃度を検出感度としている

検査の時期	一般的な妊娠検査薬は、**月経予定日**が過ぎて概ね 1 週目以降の検査が推奨されている
採尿のタイミング	尿中のhCGが検出されやすい早朝尿が向いている ただし、尿が濃すぎると、かえって正確な結果が得られないこともある

一般的な妊娠検査薬では、排卵予定日が過ぎてから概ね 1 週目以降の検査が推奨されている。

解答・解説　　×　　「排卵」→「月経」

327

4章

薬事関係法規・制度

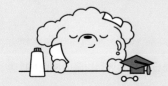

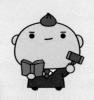

この章では、医薬品に関連する法律について学びます。法律の文章はあまり目にすることがないので苦手意識が生まれやすいかもしれません。「許可、承認、届出」や、「厚生労働大臣、都道府県知事」など、混同しやすい論点も多いため、過去問を繰り返し解くことで、わかりづらい言い回しや、法律文に慣れることをお勧めします！ また、医薬品のリスク区分や保健機能食品などは実際に店頭で手に取って見てみるのも一つの手でしょう。別表も試験範囲の対象となります。忘れずに目を通してみてくださいね。

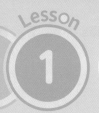

Lesson 1 医薬品、医療機器等の品質、有効性及び安全性の確保等に関する法律の目的など

ここで学習すること

法律文の穴埋め問題が多いから、ポイントをしっかり押さえてね！

登録販売者が合格後に行う手続きも問われます！

「いつまで」に提出するかもよく覚えてね！

1 一般用医薬品の販売に関連する法令

「医薬品、医療機器等の品質、有効性及び安全性の確保等に関する法律」

　法律の説明のように長いですが、これが、この法律の正式名称です。通称「薬機法」といいます。一般用医薬品 の販売に関連する法令のうち、最も重要な法令です。

試験には出ないけど超重要！

薬機法を要約すると…

医薬品、医薬部外品、化粧品、医療機器及び再生医療等製品の品質、有効性及び安全性の確保

これらの使用による保健衛生上の危害の発生及び拡大の防止のために必要な規制を行うとともに、指定薬物の規制に関する措置を講ずる

医療上特にその必要性が高い医薬品、医療機器及び再生医療等製品の研究開発の促進のために必要な措置を講ずること

① **薬機法の目的（法第1条）**
「この法律は、**医薬品、医薬部外品、化粧品、医療機器及び再生医療等製品の品質、有効性及び安全性の確保**並びにこれらの使用による保健衛生上の**危害の発生及び拡大の防止**のために必要な規制を行うとともに、**指定薬物**の規制に関する措置を講ずるほか、医療上特にその必要性が高い**医薬品、医療機器及び再生医療等製品の研究開発の促進**のために必要な措置を講ずることにより、保健衛生の向上を図ることを目的とする。」

② **医薬関係者の責務（法第1条の5）**
「医師、歯科医師、薬剤師、獣医師その他の医薬関係者は、医薬品などの**有効性及び安全性**その他これらの適正な使用に関する知識と理解を深めるとともに、これらの使用の対象者（略）及びこれらを購入し、又は譲り受けようとする者に対し、これらの適正な使用に関する事項に関する正確かつ適切な**情報の提供**に努めなければならない。」

③ **国民の役割（法第1条の6）**
「国民は、医薬品などを適正に使用するとともに、これらの**有効性及び安全性**に関する知識と理解を深めるよう努めなければならない。」

文章が長いけど、穴埋めなどこの文章で出題されることも多いので要チェック！

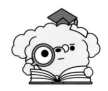

医薬品、医療機器等の品質、有効性及び安全性の確保等に関する法律（薬機法）に基づき、薬局開設者、店舗販売業者または配置販売業者は、その薬局、店舗または区域において業務に従事する登録販売者に対し、**厚生労働省大臣に届出を行った者（研修実施機関）が行う研修を毎年度受講**させなければなりません。

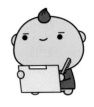

「登録販売者の義務」ではなく
「会社の義務（会社が登録販売者に
受けさせなければならない）」
というわけです！

薬機法は、医薬品、医薬部外品、化粧品、医療機器及び再生医療等製品の品質、有効性及び安全性の確保並びにこれらの使用による保健衛生上の危害の発生及び拡大防止のために必要な規制を行うことを定めたものである。

解答・解説　○

医師、歯科医師、薬剤師、獣医師その他の医薬関係者は、医薬品等の有効性及び安全性その他これらの適正な使用に関する知識と理解を深めるとともに、使用する対象者や、購入又は譲り受けようとする者に対して、適正な使用に関する適切な情報の提供に努めなければならない。

解答・解説　○

国民は、医薬品等を適正に使用し、かつこれらの有効性及び安全性に関する知識と理解を深めるよう努めなければならない。

解答・解説　○

2 登録販売者

登録販売者は、法において、「法第36条の8第2項の**登録を受けた者をいう**」と規定されています。

登録販売者の登録

一般用医薬品の販売または授与に従事しようとする者がそれに必要な資質を有することを確認するために**都道府県知事**が行う**試験**に合格した人であって、医薬品の販売または授与に従事しようとする人は、**都道府県知事の登録**を受けなければなりません（この登録を販売従事登録といいます）。

試験の受験に当たっては、一定の学歴や実務経験を要することとされていました。しかし、実務経験の不正証明などの事案を受け、平成27年度以降の試験では、この受験資格を撤廃して、管理者または管理代行者となる登録販売者に一定の実務・業務経験が必要とされました。

試験に合格しただけでは「まだ」登録販売者ではありません。
都道府県知事の「登録」を受けてはじめて「登録販売者になる」ということです。
ここ、試験によく出るからね。

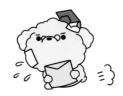

販売従事登録の申請

販売従事登録を受けようとする人は、申請書を医薬品の販売または授与に従事する薬局または医薬品の販売業の**店舗の所在地の都道府県知事**（配置販売業にあっては、配置しようとする区域をその区域に含む都道府県の知事）に提出しなければなりません。

登録販売者は、厚生労働省が行う試験に合格した者である。

(解答・解説)　×　「厚生労働省」→「都道府県知事」

登録販売者は、一般用医薬品の販売又は授与に従事する者がそれに必要な資質を有することを確認するために都道府県知事が行う試験に合格した者であって、医薬品の販売又は授与に従事しようとするものは、都道府県知事の許可を受けなければならない。

(解答・解説)　×　「許可」→「登録」

配置販売業にあっては、申請書を医薬品の販売又は授与に従事する薬局又は医薬品の販売業の店舗の所在地の都道府県知事に提出しなければならない。

(解答・解説)　×　「薬局又は医薬品の販売業の店舗の所在地の都道府県知事」
　　　　　　　　→「配置しようとする区域をその区域に含む都道府県の知事」

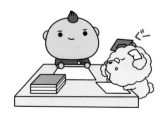

販売従事登録の申請書に添付する書類

登録販売者試験に**合格**したことを証する書類

戸籍謄本、戸籍抄本、戸籍記載事項証明書又は本籍の記載のある住民票の写し若しくは住民票記載事項証明書

申請者に係る精神の機能の障害に関する**医師の診断書**（申請者が精神の機能の障害により業務を適正に行うに当たつて必要な認知、判断及び意思疎通を適切に行うことができないおそれがある者である場合）

申請者が薬局開設者又は医薬品の販売業者でないときは、**雇用契約書の写し**その他薬局開設者又は医薬品の販売業者の申請者に対する**使用関係を証する書類**

　二つ以上の都道府県において販売従事登録を受けようと申請した人は、当該申請を行った都道府県知事のうち**いずれか一つ**の都道府県知事の登録のみを受けることができます。

　つまり「一カ所の都道府県にしか登録できない」ということです。

　また「精神の機能の障害により登録販売者の業務を適正に行うに当たつて必要な認知、判断及び意思疎通を適切に行うことができないおそれがある者」は都道府県知事は許可を与えないことがあります（登録を受けることができません）。

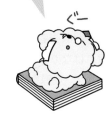

法律の文章は小さい「っ」が使われない場合があるよ！

登録販売者名簿の登録

　販売従事登録を行うため、都道府県に**登録販売者名簿**を備え、次に掲げる事項を登録します。

登録事項

登録番号及び登録年月日

本籍地都道府県名（日本国籍を有していない者については、その国籍）、氏名、生年月日及び性別

登録販売者試験合格の年月及び試験施行地都道府県名

前各号に掲げるもののほか、適正に医薬品を販売するに足るものであることを確認するために都道府県知事が必要と認める事項

登録事項の変更

　登録販売者は、**登録事項に変更**を生じたときは、**30日以内**に、その旨を届けなければなりません。届出をするには、**変更届に届出の原因たる事実を証する書類**を添え、登録を受けた**都道府県知事**に提出しなければなりません。

販売従事登録の消除

　登録販売者は、一般用医薬品の販売または授与に従事しようとしなくなったときは、**30日以内**に、登録販売者名簿の登録の消除を申請しなければならないとされています。また、登録販売者が**死亡**または失踪した際には、**届出義務者**は、**30日以内**に、登録販売者名簿の登録の消除を申請しなければなりません。

　登録販売者が精神の機能の障害を有する状態となり登録販売者の業務の継続が著しく困難になったときは、遅滞なく、登録を受けた都道府県知事にその旨を届け出ることとされています。

間違えやすい
ポイント

そうそう、
試験問題では
わざと逆にした
正誤問題が
よく出題されるんだ。

届出先がこの
どっちか
間違えやすい！

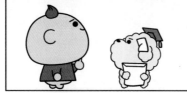

今一度振り返って
どれがどっちか
よーく把握して
おこう！

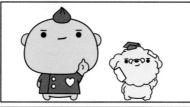

ちなみに
許可、承認、届出も
間違えやすい
からね！

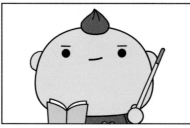

医薬品の分類・取扱いなど

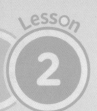

医薬品の分類と
それぞれの違いを
押さえよう

一般用
医薬品

要指導
医薬品

医療用
医薬品

第一類医薬品
第二類医薬品
第三類医薬品

一般医薬品は
さらに3つに
区分されるのか…

メモ
メモ

1 医薬品の定義と範囲

医薬品の定義

医薬品の定義は次のように規定されています。

①日本薬局方に収められている物

②人又は動物の疾病の診断、治療又は予防に使用されることが目的とされ
ている物であって、機械器具等でないもの（医薬部外品及び再生医療等
製品を除く）

③人又は動物の身体の構造又は機能に影響を及ぼすことが目的とされている物であって、**機械器具**※等でないもの（**医薬部外品、化粧品及び再生医療等製品を除く**）

※機械器具、歯科材料、医療用品、衛生用品並びにプログラム（電子計算機に対する指令であって、①「日本薬局方に収められているもの」の結果を得ることができるように組み合わされたもの）及びこれを記録した記録媒体をいいます。

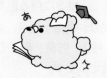

③はほとんど出題されないよ…

● 日本薬局方（日局）とは

　規定に基づいて、厚生労働大臣が医薬品の**性状**および**品質**の適正を図るため、**薬事・食品衛生審議会**の意見を聴いて、保健医療上重要な医薬品（有効性および安全性に優れ、医療上の必要性が高く、国内外で広く使用されているもの）について、必要な**規格・基準及び標準的試験法**などを定めたものです。

● 一般用医薬品にも収蔵されている

　日局に収載されている医薬品の中には、一般用医薬品として販売されていたり、又は**一般用医薬品**の中に配合されているものも少なくありません。社会通念上いわゆる医薬品と認識される物の中には、**検査薬や殺虫剤、器具用消毒薬**のように、人の身体に直接使用されない医薬品も含まれます。

● 不良医薬品などの扱い

　製造販売元の製薬企業、製造業者のみならず、薬局および医薬品の販売業においても、**不正表示医薬品は販売し、授与し、または販売若しくは授与の目的で貯蔵し、若しくは陳列してはなりません**。また、**模造に係る医薬品及び次に掲げる不良医薬品は、販売や授与、またはそれらの目的での製造、輸入、貯蔵、若しくは陳列してはならない**とされています。

日本薬局方に収載されている医薬品には、一般用医薬品として販売されているものはない。

　　×　　「ない」→「ある」

人又は動物の疾病の診断、治療、予防に使用されることを目的としているものは、全て医薬品である。

　　×　　「全て」→「機械器具などでないもの（医薬部外品、再生医療等製品を除く）」

日本薬局方とは、厚生労働大臣が医薬品の性状及び品質の適正を図るため、医道審議会の意見を聴き、保健医療上重要な医薬品について、必要な規格・基準及び標準的試験法等を定めたものである。

　　×　　「医道審議会」→「薬事・食品衛生審議会」

販売、授与、製造等が禁止されている医薬品

日本薬局方に収められている医薬品であって、その性状、品質が日本薬局方で定める基準に適合しないもの

基準が定められた体外診断用医薬品であって、その性状、品質又は性能がその基準に適合しないもの

承認を受けた医薬品又は認証を受けた体外診断用医薬品であって、その成分若しくは分量又は性状、品質若しくは性能がその承認又は認証の内容と異なるもの

厚生労働大臣が基準を定めて指定した医薬品であって、その成分若しくは分量（成分が不明のものにあっては、その本質又は製造方法）又は性状又は品質若しくは性能がその基準に適合しないもの

基準が定められた医薬品であって、その基準に適合しないもの

その全部又は一部が**不潔な物質**又は**変質**若しくは**変敗**した物質から成っている**医薬品**

異物が混入し、又は付着している**医薬品**

病原微生物その他疾病の原因となるものにより汚染され、又は汚染されているおそれがある**医薬品**

着色のみを目的として、厚生労働省令で定める**タール色素**以外のタール色素が使用されている医薬品

法律の文なのでややこしい書き方をしてるけど、
出題されることが多いので、よーく読み解いてね。

注意 ここは日本語の「逆説」が理解できないと難しい！

「着色以外の目的」があれば「定められたもの以外」も使用可能！

「厚生労働省で定めるタール色素」は着色のみが目的でも使用可能！

例えば「厚生労働省で定められたタール色素なら着色のみに用いることができる」などという間違った文章が出題されます。

一般用医薬品、要指導医薬品と医療用医薬品

一般用医薬品	医薬品のうち、その効能及び効果において人体に対する作用が**著しくないもの**であって、**薬剤師**その他の**医薬関係者**から提供された情報に基づく需要者の選択により使用されることが目的とされているもの（要指導医薬品を除く）
要指導医薬品	・**要指導医薬品**は、厚生労働大臣が薬事・食品衛生審議会の意見を聴いて指定し、**薬剤師**その他の**医薬関係者**から提供された情報に基づく需要者の選択により使用されることが目的とされるもの。 ・その適正な使用のために薬剤師の**対面**による情報の提供及び**薬学的知見に基づく指導**が行われることが必要なもの。
医療用医薬品	「医師もしくは歯科医師によって使用され、またはこれらの者の処方箋もしくは指示によって使用されることを目的として供給されるもの。」

「一般用医薬品」または「要指導医薬品」として認められていないもの

・**注射**などの**侵襲性**の高い使用方法のもの。

・医師の診療によらなければ一般に治癒が期待できない疾患（例えば、**がん**、**心臓病**など）に対する効能効果のもの。

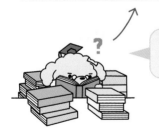

これらは
「医療用医薬品」ね。

◯✕問題

要指導医薬品とは、適正な使用のために薬剤師又は登録販売者の対面での情報提供及び薬学的知見に基づく指導が必要なものとして、厚生労働大臣が薬事・食品衛生審議会の意見を聴いて指定するものである。

解答・解説 ✕ 「薬剤師又は登録販売者」→「薬剤師」のみです。

要指導医薬品及び一般用医薬品は、患者の容態に合わせて用量を決めるものである。

解答・解説 ✕ 「患者の容態に合わせて用量を決める」→「あらかじめ定められた用量」に基づき、適正使用することによって効果を期待するもの、とされています。

毒薬・劇薬

● 毒薬、劇薬とは

　毒薬および劇薬は、単に毒性、劇性が強いものだけでなく、薬効が期待される摂取量（**薬用量**）と中毒のおそれがある摂取量（**中毒量**）が接近しており安全域が狭いため、その取扱いに注意を要するものなどが指定されます。

　毒薬または劇薬は、要指導医薬品に該当するものはありますが、現在のところ一般用医薬品に該当するものはありません。

● 毒薬・劇薬の貯蔵、陳列

　業務上、毒薬または劇薬を取り扱う者（薬局開設者または医薬品の販売業の許可を受けた事業者を含む）は、それらを**他の物**と**区別**して貯蔵、陳列しなければなりません。特に**毒薬**を貯蔵、陳列する場所については、**鍵**を施さなければならないとされています。

● 毒薬・劇薬の記載

毒薬：収める直接の容器または被包に、**黒地**に**白枠**、**白字**を もって、当該医薬品の**品名**および「**毒**」の文字が記載 されていなければなりません。

劇薬：収める直接の容器または被包に、**白地**に**赤枠**、**赤字**を もって、当該医薬品の**品名**および「**劇**」の文字が記載 されていなければなりません。

試験では「白地に黒」や 「赤字に白」などとよく出題されます。

マークが「○」か「□」か どうかは関係ない！

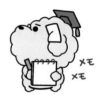

○×問題

劇薬を他の物と区別して貯蔵、陳列しなければならず、劇薬を貯蔵、陳列する場 所については、鍵を施さなければならない。

 ×　貯蔵・陳列をする場所に鍵を施させなければならないのは 「劇薬」ではなく「毒薬」です。

劇薬の直接の容器又は被包には、赤地に白枠、白字で、当該医薬品の品名及び 「劇」の文字が記載されていなければならない。

 ×　赤と白が逆になっています（白地に赤枠・赤字をもって記載 します）。

● 毒薬・劇薬の交付、譲渡

毒薬または劇薬を、14歳未満の者その他安全な取扱いに不安のある者に交付することは禁止されています。また、一般の生活者に対して販売または譲渡する際には、当該医薬品を譲り受ける者から、以下の記載事項を記した文書の交付を受けなければなりません。

譲渡時の文書への記載事項
品名
数量
使用目的
譲渡年月日
譲渡人の氏名
譲渡人の住所および職業
署名または記名押印

文書の代わりに、一定の条件を満たす電子ファイルに記録したものでもOKです。

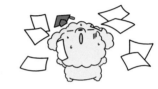

○×問題

医薬品医療機器等法第47条の規定により、毒薬を18歳未満の者その他安全な取扱いに不安のある者に交付することは禁止されている。

解答・解説 × 「18」→「14」

● 毒薬・劇薬の開封販売について

毒薬または劇薬については、店舗管理者が**薬剤師**である店舗販売業者および医薬品営業所管理者が**薬剤師**である卸売販売業者**以外**の医薬品の販売業者は、**開封**して販売をしてはなりません。また、店舗管理者が「登録販売者」の場合、開封販売できません。

生物由来製品

現在のところ、生物由来製品として指定された**一般用医薬品**または**要指導医薬品、医薬部外品、化粧品**はありません。

一般用医薬品のリスク区分

一般用医薬品は、その保健衛生上のリスクに応じて、「第一類医薬品」「第二類医薬品」「第三類医薬品」に区分されます。

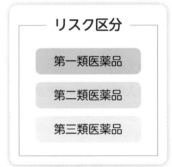

リスク区分

第一類医薬品

第二類医薬品

第三類医薬品

第一類医薬品	第一類医薬品は、その副作用などにより**日常生活に支障を来す程**度の健康被害が生ずるおそれがある医薬品のうち、その使用に関し特に**注意が必要なもの**として厚生労働大臣が**指定するもの**
第二類医薬品	第二類医薬品は、その副作用などにより**日常生活に支障を来す程**度の健康被害が生ずるおそれがある医薬品（第一類医薬品を除く）であって厚生労働大臣が**指定するもの**
第三類医薬品	第一類および第二類**以外**の一般用医薬品。日常生活に支障を来す程度ではないが、身体の**変調・不調**が起こるおそれがあるもの

一般用医薬品が、第一類医薬品、第二類医薬品または第三類医薬品のいずれのリスク区分に分類されるかを確認し、購入者がそのリスクの程度について判別しやすいよう、各製品の外箱などに、当該医薬品が分類されたリスク区分ごとに定められた事項を記載することが義務づけられています。

● 指定第二類医薬品

第二類医薬品のうち、「特別の注意を要するものとして厚生労働大臣が指定するもの」を「**指定第二類医薬品**」としています。

● リスク区分の変更

厚生労働大臣は、第一類医薬品または第二類医薬品の指定に資するよう医薬品に関する**情報の収集**に努めるとともに、必要に応じてこれらの**指定を変更**しなければなりません。各分類については、安全性に関する新たな知見や副作用の発生状況などを踏まえ、**適宜見直し**が図られています。

第一類医薬品には、副作用等によって日常生活に支障を来す程度の健康被害が生ずるおそれがある全ての一般用医薬品が指定される。

解答・解説　×　「全ての一般用医薬品」→「使用に関し特に注意が必要なものとして厚生労働大臣が指定するもの」をいいます。

指定第二類医薬品は、第二類医薬品のうち、特別の注意を要するものとして都道府県知事が指定するもので、直接の容器又は被包には、枠の中に「2」の数字を記載しなければならない。

解答・解説　×　「都道府県知事」→「厚生労働大臣」

第三類医薬品に分類されている医薬品は、第一類医薬品又は第二類医薬品に分類が変更されることはない。

解答・解説　×　「分類が変更されることはない」→ 分類については、安全性に関する新たな知見や副作用の発生状況などを踏まえ、適宜見直しが図られています。

2 容器・外箱・添付文書などへの記載事項

容器・外箱への記載事項

医薬品の直接の容器または被包には、以下のような必要事項が記載されています。

製造販売業者などの氏名または名称および住所
名称（日局）に収載されている医薬品では日局において定められた名称、また、その他の医薬品で一般的名称があるものではその一般的名称）
製造番号または**製造記号**
重量、容量または**個数**などの内容量
日局に収載されている医薬品については「**日本薬局方**」の文字など
要指導医薬品である旨を示す識別表示
一般用医薬品の**リスク区分**を示す識別表示
日局に収載されている医薬品以外の医薬品における**有効成分の名称**およびその分量
誤って人体に散布、噴霧された場合に健康被害を生じるおそれがあるものとして厚生労働大臣が指定する医薬品（殺虫剤など）における「**注意－人体に使用しないこと**」の文字
適切な保存条件の下で**3年**を超えて性状および品質が安定でない医薬品など、厚生労働大臣の指定する医薬品における**使用の期限**
配置販売品目以外の一般用医薬品にあっては、「**店舗専用**」の文字
指定第二類医薬品にあっては、**枠の中に「2」の数字**

添付文書などへの記載事項

要指導医薬品、一般用医薬品は、これに添付する文書又は容器等若しくは外箱等に、当該医薬品に関する最新の論文その他により得られた知見に基づき、**用法用量その他使用および取扱い上必要な注意**などが記載されていなければなりません。

- ・規定に基づく添付文書への記載については、他の文字、記事、図画、又は図案に比較して見やすい場所にされていなければならない。

- ・購入者などが読みやすく理解しやすい用語による正確なものでなければならない。

- ・特に明瞭に記載され、かつ邦文でされていなければならない。

 ○×問題

製造業者の氏名又は名称及び住所は、表示しなければならない。

 ✕　「製造業者」→「製造販売業者」

人体に誤って散布、噴霧等された場合に健康被害を生じるおそれがあるものとして厚生労働大臣が指定する医薬品（殺虫剤等）は、「要指導医薬品」の文字を表示する。

 ✕　「要指導医薬品」→「注意－人体に使用しないこと」

医薬品医療機器等法の規定に基づき、配置販売品目では「配置専用」の文字は一般用医薬品の直接の容器又は被包に記載されていなければならない事項である。

 ✕　「記載されていなければならない事項」ではありません。

手元にある薬の添付文書や
外箱を見てみると
理解しやすいよ。

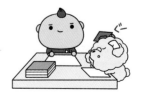

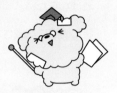

医薬品の記載禁止事項

医薬品について表示や記載が義務づけられている事項がある一方、次の事項は医薬品に添付する文書、その容器又は外箱などに記載されてはなりません。

- ・虚偽または誤解を招くおそれがある事項

- ・承認を受けていない効能効果または性能

- ・保健衛生上危険がある用法、用量または使用期間

○×問題

一般用医薬品では、効能効果の表現に関して、通常、診断疾患名（例えば、胃炎、胃・十二指腸潰瘍等）で示されている。

解答・解説 　×　「診断疾患名」→「一般の生活者にわかりやすい表現」

3 医薬部外品、化粧品、保健機能食品など

医薬部外品

● **医薬部外品の定義**

次の目的で使用されるもので、機械器具ではないもの

- ・吐きけその他の不快感又は口臭若しくは体臭の防止

- ・あせも、ただれなどの防止

- ・脱毛の防止、育毛又は除毛

また、人または動物の保健のためにする防除の目的で、ねずみ、はえ、蚊、のみその他のこれらに類する生物に使用されるものであって機械器具などではないものも、医薬部外品と定義されています。

● 医薬部外品の効能効果

医薬部外品は、その効能効果が**あらかじめ定められた範囲内**であって、成分や用法などに照らして人体に対する**作用が緩和**であることを要件として、医薬品的な効能効果を表示・標榜することが認められています。**医薬部外品の枠内**で、薬用化粧品類、薬用石けん、薬用歯みがき類などが承認されています。

● 医薬部外品の許可と承認

医薬部外品を製造・販売する場合には、**製造販売業の許可**が必要であり、厚生労働大臣が基準を定めて指定するものを**除き**、**品目ごとに承認**を得る必要があります。また、医薬部外品の直接の容器または直接の被包には、「医薬部外品」の文字の表示や、その他定められた事項の表示が義務づけられています。

● 防除用医薬部外品

医薬部外品のうち、衛生害虫類の防除のため使用される製品群（「**防除用医薬部外品**」の表示のある製品群）については、一般の生活者が購入時に容易に判別することができ、また、実際に製品を使用する際に必要な注意が促されるよう、各製品の容器や包装などに識別表示がなされています。

> 「衛生害虫類」とは
> 「ねずみ、はえ、蚊、ノミ、その他
> これらに類する生物」のことです！

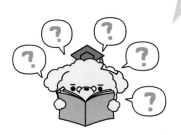

○✕問題

医薬部外品は、その効能効果があらかじめ定められた範囲内、かつ成分や用法等に照らして人体に対する作用が緩和でも、医薬品的な効能効果を表示・標榜することは認められていない。

 ✕ 「認められていない」→「認められている」

医薬部外品を販売するには、医薬部外品販売業の許可が必要である。

 ✕ 販売するだけなら、特に許可等は不要ですが、「製造販売」する場合は、「製造販売業の許可」が必要です。「医薬部外品販売業（の許可）」はありません。

防除用医薬部外品は、直接の容器又は被包に「指定医薬部外品」と表示しなければならない。

 ✕ 「指定医薬部外品」→「防除用医薬部外品」

医薬部外品の効能効果の範囲（「手引き」別表４－１）

（1）衛生害虫類の防除のため 使用される医薬部外品	効能効果の範囲
殺鼠剤： 保健のためにするねずみの防除を目的とする製剤	殺鼠、ねずみの駆除、殺滅又は防止
殺虫剤： 衛生のためにするはえ、蚊、のみ等の衛生害虫の防除を目的とする製剤	殺虫、はえ、蚊、のみ等の駆除又は防止
忌避剤（虫除け薬）： はえ、蚊、のみ等の衛生害虫の忌避を目的とする外用剤	蚊成虫、ブユ（ブヨ）、サシバエ、ノミ、イエダニ、トコジラミ（ナンキンムシ）等の忌避
（2）医薬品から医薬部外品へ 移行した製品群	効能効果の範囲
●平成16年に医薬品から移行した新範囲医薬部外品	
健胃薬： 胃のもたれ、食欲不振、食べすぎ、飲みすぎ等の諸症状を改善することを目的とする内用剤（煎じて使用するものを除く）	食欲不振（食欲減退）、胃弱、胃部膨満感・腹部膨満感、消化不良、食べすぎ、飲みすぎ、胸やけ、胃もたれ、胸つかえ、吐きけ、胃のむかつき、むかつき（二日酔い、悪酔い時を含む）、嘔気、悪心、嘔吐、栄養補給（妊産婦、授乳婦、虚弱体質者を含む）、栄養障害、健胃
整腸薬： 腸内の細菌叢を整え、腸運動を調節することを目的とする内用剤（煎じて使用するものを除く）	整腸、便通を整える、腹部膨満感、便秘、軟便（腸内細菌叢の異常による症状を含む）
消化薬： 消化管内の食物等の消化を促進することを目的とする内用剤	消化促進、消化不良、食欲不振（食欲減退）、食べすぎ（過食）、もたれ（胃もたれ）、胸つかえ、消化不良による胃部膨満感・腹部膨満感

健胃消化薬： 食欲不振、消化促進、整腸等の複数の胃腸症状を改善することを目的とする内用剤	食欲不振（食欲減退）、胃弱、胃部膨満感・腹部膨満感、消化不良、消化促進、食べすぎ（過食）、飲みすぎ、胸やけ、もたれ（胃もたれ）、胸つかえ、健胃、むかつき（二日酔い、悪酔い時を含む）、嘔気、悪心、嘔吐、吐きけ、栄養補給（妊産婦、授乳婦、虚弱体質者を含む）、栄養障害、整腸、便通を整える、便秘、軟便（腸内細菌叢の異常による症状を含む）
瀉下薬： 腸内に滞留・膨潤することにより、便秘等を改善することを目的とする内用剤	便通を整える（整腸）、軟便、腹部膨満感、便秘、痔、下痢軟便の繰り返し、便秘に伴う頭重・のぼせ・肌あれ・吹き出物・食欲不振（食欲減退）・腹部膨満感、腸内異常発酵
ビタミン含有保健薬： ビタミン、アミノ酸その他身体の保持等に必要な栄養素の補給等を目的とする内用剤	滋養強壮、虚弱体質、次の場合の栄養補給：胃腸障害、栄養障害、産前産後、小児・幼児の発育期、偏食児、食欲不振、肉体疲労、妊娠授乳期、発熱性消耗性疾患、病後の体力低下、病中病後
カルシウム含有保健薬： カルシウムの補給等を目的とする内用剤（用時調整して使用するものを除く）	妊娠授乳期・老年期・発育期のカルシウム補給、虚弱体質の場合の骨歯の発育促進、骨歯の脆弱防止（妊娠授乳期）、カルシウム不足、カルシウム補給（栄養補給、妊娠授乳期）、腺病質、授乳期及び小児発育期のカルシウム補給源
生薬主剤保健薬： 虚弱体質、肉体疲労、食欲不振、発育期の滋養強壮等を目的とする生薬配合内用剤（煎じて使用するものを除く）	虚弱体質、肉体疲労、病中病後・病後の体力低下、胃腸虚弱、食欲不振、血色不良、冷え症、発育期の滋養強壮

鼻づまり改善薬： 胸又はのど等に適用することにより、鼻づまりやくしゃみ等のかぜに伴う諸症状の緩和を目的とする外用剤（蒸気を吸入して使用するものを含む）	鼻づまり、くしゃみ等のかぜに伴う諸症状の緩和
殺菌消毒薬： 手指及び皮膚の表面又は創傷部に適用することにより、殺菌すること等を目的とする外用剤（絆創膏を含む）	手指・皮膚の殺菌・消毒、外傷の消毒・治療・殺菌作用による傷の化膿（のう）の防止、一般外傷・擦傷、切傷の殺菌・消毒、傷面の殺菌・消毒、きり傷・すり傷・さし傷・かき傷・靴ずれ・創傷面の殺菌・消毒・被覆
しもやけ・あかぎれ用薬： 手指、皮膚又は口唇に適用することにより、しもやけや唇のひびわれ・ただれ等を改善することを目的とする外用剤	ひび、あかぎれ、手指のひび、皮膚のあれ、皮膚の保護、手指のひらのあれ、ひじ・ひざ・かかとのあれ、かゆみ、かゆみどめ、しもやけ、口唇のひびわれ・ただれ、口唇炎、口角炎
含嗽薬（がんそう）： 口腔内又はのどの殺菌、消毒、洗浄等を目的とするうがい用薬（適量を水で薄めて用いるものに限る）	口腔（くう）内・のど（咽頭）の殺菌・消毒・洗浄、口臭の除去
コンタクトレンズ装着薬： ソフトコンタクトレンズ又はハードコンタクトレンズの装着を容易にすることを目的とするもの	ソフトコンタクトレンズ又はハードコンタクトレンズの装着を容易にする
いびき防止薬： いびきの一時的な抑制・軽減を目的とする点鼻剤	いびきの一時的な抑制・軽減
口腔咽喉薬（くう）： のどの炎症による痛み・はれの緩和等を目的とするトローチ剤、口腔用スプレー剤・塗布剤（くう）	のどの炎症によるのどの痛み・のどのはれ・のどの不快感・のどのあれ・声がれ、口腔内の殺菌・消毒・清浄、口臭の除去

●平成11年に医薬品から移行した新指定医薬部外品	
のど清涼剤： のどの不快感を改善することも目的とする内用剤（トローチ剤及びドロップ剤）	たん、のどの炎症による声がれ、のどのあれ、のどの不快感、のどの痛み、のどのはれ
健胃清涼剤： 胃の不快感の改善を目的とする内用剤（カプセル剤、顆粒剤、丸剤、散剤、舐剤、錠剤、内用液剤）	食べすぎ又は飲みすぎによる胃部不快感及び吐きけ（むかつき、胃のむかつき、二日酔い・悪酔いのむかつき、嘔気、悪心）
きず消毒保護剤： すり傷、切り傷、さし傷、かき傷、靴ずれ又は創傷面の消毒及び保護を目的とする外用剤（外用液剤、絆創膏類）	すり傷、切り傷、さし傷、かき傷、靴ずれ、創傷面の消毒・保護（被覆）
外皮消毒剤： すり傷、きり傷、さし傷、かき傷、靴ずれ、創傷面等の洗浄又は消毒を目的とする外用剤（外用液剤、軟膏剤）	・すり傷、きり傷、さし傷、かき傷、靴ずれ、創傷面の洗浄・消毒 ・手指・皮膚の洗浄・消毒
ひび・あかぎれ用剤： ひび、あかぎれ等の改善を目的とする外用剤（軟膏剤に限る）	・クロルヘキシジン主剤製剤：ひび、あかぎれ、すり傷、靴ずれ ・メントール・カンフル主剤製剤：ひび、しもやけ、あかぎれ ・ビタミンＡＥ主剤製剤：ひび、しもやけ、あかぎれ、手足のあれの緩和
あせも・ただれ用剤： あせも、ただれの改善を目的とする外用剤（外用液剤、軟膏剤）	あせも、ただれの緩和・防止
うおのめ・たこ用剤： うおのめ、たこの改善を目的とする絆創膏	うおのめ、たこ

octцAporeitable

かさつき・あれ用剤： 手足のかさつき又はあれの改善を目的とする外用剤（軟膏剤に限る）	手足のかさつき・あれの緩和
ビタミン剤： 1種類以上のビタミンを主体とした製剤であって、肉体疲労時、中高年期等における当該ビタミンの補給に用いることを目的とする内用剤（カプセル剤、顆粒剤、丸剤、散剤、舐剤、錠剤、ゼリー状ドロップ剤、内用液剤）	・ビタミンE剤：中高年期のビタミンEの補給 ・ビタミンC剤：肉体疲労時、妊娠・授乳期、病中病後の体力低下時又は中高年期のビタミンCの補給 ・肉体疲労時、病中病後の体力低下時又は中高年期のビタミンECの補給
カルシウム補給剤： 1種類以上のカルシウムを主体とした製剤であって、妊娠授乳期、発育期等におけるカルシウムの補給に用いることを目的とする内用剤（カプセル剤、顆粒剤、散剤、錠剤、内用液剤）	妊娠授乳期・発育期・中高年期のカルシウムの補給
ビタミン含有保健剤： 1種類以上のビタミンを配合した製剤であって、滋養強壮、虚弱体質等の改善及び肉体疲労などの場合における栄養補給に用いることを目的とする内用剤（カプセル剤、顆粒剤、丸剤、散剤、錠剤、内用液剤）	滋養強壮、虚弱体質、肉体疲労・病中病後（又は病後の体力低下）・食欲不振（又は胃腸障害）・栄養障害・発熱性消耗性疾患、妊娠授乳期（又は産前産後）等の場合の栄養補給

●平成8年に医薬品から移行した医薬部外品

ソフトコンタクトレンズ用消毒剤： ソフトコンタクトレンズの消毒に用いられる化学消毒剤	ソフトコンタクトレンズの消毒

4章 薬事関係法規・制度

Lesson 2 医薬品の分類・取扱いなど

（3）その他の医薬部外品	効能効果の範囲
口中清涼剤： **吐きけその他の不快感の防止を目的とする内用剤**	溜飲(りゅう)、悪心・嘔吐(おう)、乗物酔い、二日酔い、宿酔、口臭、胸つかえ、気分不快、暑気あたり
腋臭防止剤(えき)： 体臭の防止を目的とする外用剤	わきが（腋臭(えき)）、皮膚汗臭、制汗
てんか粉類： **あせも、ただれ等の防止を目的とする外用剤**	あせも、おしめ（おむつ）かぶれ、ただれ、股ずれ、かみそりまけ
育毛剤（養毛剤）： **脱毛の防止及び育毛を目的とする外用剤**	育毛、薄毛、かゆみ、脱毛の予防、毛生促進、発毛促進、ふけ、病後・産後の脱毛、養毛
除毛剤： 除毛を目的とする外用剤	除毛
生理処理用ナプキン： 経血を吸収処理することを目的とする綿類（紙綿類を含む）	生理処理用
清浄用綿類： 塩化ベンザルコニウム水溶液又はクロルヘキシジングルコン酸塩水溶液を有効成分とする、衛生上の用途に供されることを目的とする綿類（紙綿類を含む）	・乳児の皮膚又は口腔(くう)の清浄又は清拭 ・授乳時の乳首又は乳房の清浄又は清拭 ・目、性器又は肛門(こう)の清浄又は清拭
染毛剤（脱色剤、脱染剤を含む）： 毛髪の染色（※1）、脱色又は脱染を目的とする外用剤	染毛、脱色、脱染
パーマネント・ウェーブ用剤： 毛髪のウェーブ等を目的とする外用剤	・毛髪にウェーブをもたせ、保つ。 ・くせ毛、ちぢれ毛又はウェーブ毛髪をのばし、保つ

薬用化粧品類： 化粧品としての使用目的（※2）を併せて有する化粧品類似の剤形の外用剤	・シャンプー・リンス：ふけ・かゆみを防ぐ、毛髪・頭皮の汗臭を防ぐ、毛髪・頭皮を清浄にする、毛髪の水分・脂肪を補い保つ、裂毛・切毛・枝毛を防ぐ、毛髪・頭皮をすこやかに保つ又は毛髪をしなやかにする ・化粧水・クリーム・乳液・化粧用油、パック：肌あれ、あれ性、あせも・しもやけ・ひび・あかぎれ・にきびを防ぐ、油性肌、カミソリまけを防ぐ、日やけによるシミ・そばかすを防ぐ、日やけ・雪やけ後のほてり、肌をひきしめる、肌を清浄にする、肌を整える、皮膚をすこやかに保つ、皮膚にうるおいを与える、皮膚を保護する、皮膚の乾燥を防ぐ ・ひげそり用剤：カミソリまけを防ぐ、皮膚を保護し、ひげを剃りやすくする ・日やけ止め剤：日やけ・雪やけによる肌あれを防ぐ、日やけ・雪やけを防ぐ、日やけによるシミ・そばかすを防ぐ、皮膚を保護する
薬用石けん（洗顔料を含む）： 化粧品としての使用目的を併せて有する石けん類似の剤形の外用剤	・殺菌剤主剤製剤：皮膚の清浄・殺菌・消毒、体臭・汗臭及びにきびを防ぐ ・消炎剤主剤製剤：皮膚の清浄、にきび・カミソリまけ及び肌あれを防ぐ

※1　毛髪を単に物理的に染色するものは含まない。
※2　人の身体を清潔にし、美化し、魅力をまし、容貌を変え、又は皮膚若しくは髪を健やかと保つために使用される目的（法第2条第3項）

効能・効果の表、文字が多くて
一見「うわっ」となるけど、
よく読むと日頃何気なく使っている製品が
細かく定義されていて面白いんだよ。

薬用歯みがき類： 化粧品としての使用目的を併せて有する歯みがきと類似の剤形の外用剤、洗口することを目的とするもの（洗口液）	①ブラッシングにより歯を磨くことを目的とするもの：歯周炎（歯槽膿漏）の予防、歯肉（齦）炎の予防、歯石の形成及び沈着を防ぐ、むし歯の発生及び進行の予防、口臭又はその発生の防止、タバコのやに除去、歯がしみるのを防ぐ、歯を白くする、口中を浄化する、口中を爽快にする、むし歯を防ぐ ②口に含みすすいで、吐き出した後ブラッシングにより歯を磨くことを目的とするもの：歯周炎（歯槽膿漏）の予防、歯肉（齦）炎の予防、むし歯の発生及び進行の予防、口臭又はその発生の防止、歯を白くする、口中を浄化する、口中を爽快にする、むし歯を防ぐ ③洗口することを目的とするもの：口臭又はその発生の防止、口中を浄化する、口中を爽快にする
浴用剤： 原則としてその使用法が浴槽中に投入して用いられる外用剤（浴用石けんを除く）	あせも、荒れ性、打ち身、肩のこり、くじき、神経痛、湿疹、しもやけ、痔、冷え症、腰痛、リウマチ、疲労回復、ひび、あかぎれ、産前産後の冷え症、にきび

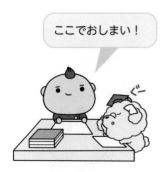

ここでおしまい！

360

化粧品

● 化粧品の定義

化粧品とは法律で以下のように定義されています。

> 化粧品は、人の身体を清潔にし、美化し、魅力を増し、容貌を変え、又は皮膚若しくは毛髪を健やかに保つために、身体に塗擦（とさつ）、散布その他これらに類似する方法で使用されることが目的とされている物で、人体に対する作用が緩和なものです。

人の疾病の診断、治療若しくは予防に使用されること、または人の身体の構造若しくは機能に影響を及ぼすことを目的とするものは化粧品に含まれません。

● 化粧品の効能効果、成分

・化粧品に医薬品的な効能効果を表示、標榜することは一切認められていない

・化粧品の成分本質（原材料）には原則として医薬品の成分を配合してはならない

・配合が認められる場合にあっても薬理作用が期待できない量以下に制限されている
（添加物として使用されているなど）

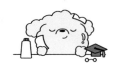

医薬品じゃないからね。

● 化粧品の製造販売の許可と承認

化粧品を業として製造販売する場合には、製造販売業の許可を受けた人が、あらかじめ品目ごとの届出を行う必要があります。また、厚生労働大臣が指定する成分を含有する化粧品を製造販売する場合は、品目ごとの承認を得る必要がありますが、販売に許可や届出は不要です。

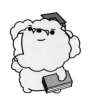

届出と承認を間違えないで！

化粧品の効能効果として表示・標榜が認められている範囲に、「皮膚の炎症を抑える」は含まれる。

 ×　「皮膚の炎症を抑える」は、医薬品的な効能効果にあたるため、表示・標榜することは認められていません。

厚生労働大臣の指定する成分を含有する化粧品を製造販売する場合には、製造販売業の許可を受けた者が、あらかじめ品目ごとに届出を行う必要がある。

 ×　「届出を行う」→「承認を得る」

化粧品を販売、授与又はそれらの目的で貯蔵、陳列する場合には、医薬品医療機器等法に基づき、化粧品の販売業の許可を受ける必要がある。

 ×　化粧品を販売する場合には、医薬品のような販売業の許可は必要ありません。

保健機能食品等の食品

特定保健用食品 （条件付き特定保健用食品）	健康増進法に基づく、**許可・承認**
栄養機能食品	許可なし
機能性表示食品	許可なし （企業から消費者庁への届出）

重要！

- 「特定保健用食品」「栄養機能食品」「機能性表示食品」を総称して「保健機能食品」という。

- これらの保健機能食品はあくまで食生活を通じた健康の保持増進を目的として摂取されるものである。

- 「特定保健用食品」「栄養機能食品」「機能性表示食品」及び「特別用途食品（特定保健用食品を除く。）」のいずれであっても、食品として販売に供するものについて、健康の保持増進効果等につき虚偽又は誇大な表示をすることは禁止されている（健康増進法）。

よーく読んで
頭に入れておこう！

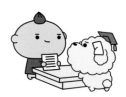

○×問題

特定保健用食品は、特定の保健の目的が期待できる（健康の維持及び増進に役立つ）という機能性の表示はできるが、機能性表示食品とは異なり、消費者庁長官の個別の許可を受けたものではない。

解答・解説 ×　「特定保健用食品」と「機能性表示食品」が逆です。

● 食品の定義

食品とは、**医薬品、医薬部外品及び再生医療等製品**以外のすべての飲食物をいいます。食品のうち、健康増進法の規定に基づく許可または承認を受けた内容を表示する**特別用途食品**（特定保健用食品を含む、以下同じ）については、原則として、一般の生活者が医薬品としての目的を有するものであるとの誤った認識を生じるおそれはないものとされています。

ただし特別用途食品（**特定保健用食品を含む**）以外の食品において、**特定の保険の用途に適する旨の効果が表示・標榜されている場合**には、医薬品の効能効果を暗示させるものとみなされます。

「食品」と「特別用途食品」の違いを知っておいてね。

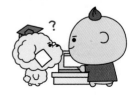

特別用途食品と保健機能食品の区分

広義の特別用途食品	1 狭義の特別用途食品		・病者用食品 ・妊婦・授乳婦用 ・乳児用 ・えん下困難者用 ・特定保健用食品
	保健機能食品	特定保健用食品※ （トクホ）	2 特定保健用食品※（トクホ） 3 条件付き特定保健用食品 （条件付きトクホ）
		4 栄養機能食品	
		5 機能性表示食品	

※特定保健用食品は、特別用途食品制度と保健機能食品制度の両制度に位置付けられている

1 特別用途食品（特定保健用食品を除く）

乳児、幼児、妊産婦または病者の発育または健康の保持若しくは回復の用に供することが適当な旨を医学的・栄養学的表現で記載し、かつ、用途を限定したものです。

健康増進法の規定に基づく許可または承認を受け「特別の用途に適する旨の表示」をする食品であり、消費者庁の許可などのマークが付されています。

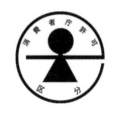

2 特定保健用食品（トクホ）

健康増進法の規定に基づく許可または同法の規定に基づく承認を受けて、「食生活において特定の保健の目的で摂取をする者に対し、その摂取により当該保健の目的が期待できる旨の表示をする」食品です。

特定の保健の用途を表示するには、個別に生理的機能や特定の保健機能を示す有効性や安全性などに関する審査を受け、許可または承認を取得することが必要です。

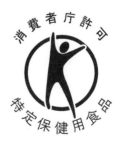

3 条件付き特定保健用食品 (条件付きトクホ)

現行の特定保健用食品の許可の際に必要とされる有効性の科学的根拠のレベルに達しないものの、一定の有効性が確認されるものについては、**限定的な科学的根拠である旨の表示をすることを条件として許可**されています。

この条件で許可された特定保健用食品を「条件付き特定保健用食品」と区分しています。

特定保健用食品および条件付き特定保健用食品にも、それぞれ消費者庁の許可などのマークが付されています。

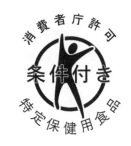

4 栄養機能食品

1日当たりの摂取目安量に含まれる栄養成分の量が、基準に適合しており、栄養表示しようとする場合には、食品表示基準の規定に基づき、その栄養成分の機能の表示を行わなければなりません。

栄養成分の機能表示に関しては、消費者庁長官の許可は要さないが、その表示と併せて、当該栄養成分を摂取する上での注意事項を適正に表示することが求められています。

消費者庁長官の個別の審査を受けたものではない旨の表示も義務づけられています。

5 機能性表示食品

①機能性表示食品とは

食品表示法の規定に基づく食品表示基準に規定されている食品です。

事業者の責任において、科学的根拠に基づいた機能性を表示し、販売前に安全性および機能性の根拠に関する情報などが**消費者庁長官へ届け出られた**ものです。

②特定保健用食品との違い

特定の保健の目的が期待できる（健康の維持および増進に役立つ）という食品の機能性を表示することはできます。

特定保健用食品とは異なり、消費者庁長官の個別の許可を受けたものではありません。

機能性表示食品は、
国の審査がないんだ！

● 無承認無許可医薬品

外形上、食品として販売されている製品であっても、その成分本質、効能効果の標榜内容などに照らして医薬品とみなされる場合や、いわゆる健康食品の中には、特定の保健の用途に適する旨の効果などが表示・標榜されている場合、製品中に**医薬品成分**が検出される場合もあります。それらについては、医薬品の効能効果を暗示するものとみなされ、**無承認無許可医薬品**として、法に基づく取締りの対象となります。

医薬品は
見た目じゃ
ないんだね。

錠剤、丸剤、カプセル剤、顆粒剤、散剤などの形状でも、食品である明示がされていれば、「医薬品にあたる」という判断をされることはありません。

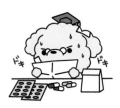

Lesson 3 医薬品の販売業の許可

ここで学習すること

医薬品の販売業や
お店の中での陳列の仕方に
もルールがあるよ！

要指導医薬品　第一類医薬品

それぞれの
決まりを
覚えてね！

1 許可の種類と許可行為の範囲

許可の種類と許可行為の範囲

　薬局開設者または医薬品の販売業の許可を受けた者でなければ、業として、医薬品を販売し、授与し、または販売もしくは授与の目的で貯蔵し、もしくは陳列（配置することを含む）してはなりません。

> 医薬品販売業の許可は、6年ごと。その更新を受けなければ、期間の経過によって、その効力を失います。

● 医薬品販売業の許可の種類

医薬品の販売業の許可については、店舗販売業の許可、配置販売業の許可または卸売販売業の許可の3種類に分けられています。そのうち、一般の生活者に対して医薬品を販売などすることができるのは「店舗販売業」および「配置販売業」の許可を受けた者だけです。薬局における医薬品の販売行為は、薬局の業務に付随して行われる行為であり、医薬品の販売業の許可は不要です。

● 分割販売

薬局、店舗販売業及び卸売販売業では、特定の購入者の求めに応じて医薬品の包装を開封して分割販売（「量り売り」、「零売」）することができます。分割販売する場合には、法の規定に基づく容器などへの記載事項、法の規定に基づく添付文書などへの記載事項について、分割販売する薬局開設者または医薬品の販売業者の責任において、それぞれ表示または記載されなければなりません。

卸売販売業は、医薬品を薬局や他の医薬品の販売業、製薬企業または医療機関などに対して販売などする業態であり、業として一般の生活者に対して直接医薬品の販売などを行うことは認められていません。

分割販売される医薬品の記載事項には、「分割販売を行う者の氏名または名称、分割販売を行う薬局、店舗または営業所の名称および所在地」も含まれている。

零売のしくみ

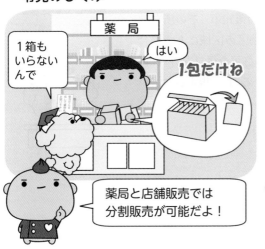

1箱もいらないんで

はい

1包だけね

薬局と店舗販売では分割販売が可能だよ！

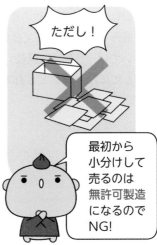

ただし！

最初から小分けして売るのは無許可製造になるのでNG!

医薬品販売業の許可は、5年ごとに、その更新を受けなければ効力を失う。

解答・解説　×　「5年」→「6年」

卸売販売業の許可を受けた者は、一般の生活者に対して直接医薬品を販売することができる。

解答・解説　×　「卸売販売業の許可を受けた者」→「店舗販売業及び配置販売業の許可を受けた者」のみです。

薬局

　薬局では、医薬品の調剤とあわせて、店舗により医薬品の販売を行うことが認められています。また、調剤を実施する薬局は、**医療提供施設**としても位置づけられています。

● 薬局の開設には都道府県知事の許可が必要

　薬局は、「その所在地の**都道府県知事**（その所在地が**保健所を設置する市**又は**特別区**の区域にある場合においては、**市長又は区長**）の許可を受けなければ、開設してはならないとされている。」と規定されています。

> 販売業の許可3種類の頻出部位を中心に説明していきます！

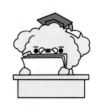

● 薬局の設備や体制

　都道府県知事は、調剤や医薬品の販売などを行うために必要な**構造設備**を備えていないとき、並びに医薬品の調剤および販売または授与の**業務を行う体制**が整っていないとき、または申請者が薬事に関する法令などに違反し**一定期間**を経過していないときなどには、許可を与えないことができます。

薬局開設者が、配置による方法で医薬品を販売等しようとする場合には、別途、配置販売業の許可を受ける必要はない。

解答・解説　×　別途、許可を受ける必要があります（店舗販売をする際の許可は不要です）。

厚生労働大臣の許可を受けなければ、薬局を開設してはならない。

解答・解説　×　「厚生労働大臣」→「その所在地の都道府県知事」

● 薬局で取り扱えるものの範囲

薬局での医薬品の取り扱い	医療用医薬品
	要指導医薬品
	一般用医薬品

　薬局では、医療用医薬品のほか、要指導医薬品および一般用医薬品を取り扱うことができます。一般用医薬品のうち、第二類医薬品または第三類医薬品に分類されたものの販売などに関しては、薬剤師のほかに、登録販売者が購入者などへの情報提供や相談対応を行うこともできます。

● 薬局の管理

薬局の管理者の指定について

・薬局開設者は、自らが薬剤師であるときは、その薬局を実地に管理しなければならない。

・自ら管理しない場合には、その薬局で薬事に関する実務に従事する薬剤師のうちから管理者を指定して実地に管理させなければならない。

・薬局開設者が薬剤師でないときは、その薬局で薬事に関する実務に従事する薬剤師のうちから管理者を指定して実施に管理させなければならない。

・この管理者は、薬局に関する必要な業務を遂行し、必要な事項を遵守するために必要な能力および経験を有する者でなければならない。

・薬局の管理者は、その薬局の所在地の都道府県知事の許可を受けた場合を除き、その薬局以外の場所で業として薬局の管理その他薬事に関する実務に従事する者であってはならない。

都道府県知事の許可なしに
管理薬剤師は掛け持ち NG
（他が管理薬剤師ではない薬剤師でも NG）
ってこと。

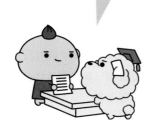

薬局の管理者の責務について

- ・管理者は、保健衛生上支障を生ずるおそれがないよう、「その薬局に勤務するその他の従業者」を監督するなど、薬局の業務につき、必要な注意をしなければならない。

- ・管理者は、薬局開設者に対して必要な意見を書面により述べなければならない。

- ・一方、薬局開設者は、その管理者の意見を尊重するとともに、法令遵守のために措置を講ずる必要があるときは、当該措置を講じ、かつ、講じた措置の内容（措置を講じない場合にあつては、その旨及びその理由）を記録し、これを適切に保存しなければならない。

- ・薬局開設者は、薬局の管理に関する業務その他の薬局開設者の業務を適正に遂行することにより、薬事に関する法令の規定の遵守を確保するために、必要な措置を講じるとともに、その措置の内容を記録し、適切に保存しなければならない。

● 地域連携薬局

医師もしくは歯科医師または薬剤師が診療、調剤に従事する**他の医療提供施設と連携し、地域における薬剤および医薬品の適正な使用の推進および効率的な提供に必要な情報の提供および薬学的知見に基づく指導を実施するために一定の必要な機能を有する薬局です。所在地の都道府県知事の認定を受ける必要があります。**

● 専門医療機関連携薬局

医師もしくは歯科医師または薬剤師が診療、調剤に従事する**他の医療提供施設と連携し、薬剤の適正な使用の確保のために専門的な薬学的知見に基づく指導を実施するために必要な機能を有する薬局です。傷病の区分ごとに、その所在地の都道府県知事の認定を受ける必要があります。**

誰の認定を受けるか、覚えておいて！

● 健康サポート薬局

　患者が継続して利用するために必要な機能および個人の主体的な健康の保持増進への取組を積極的に支援する機能を有する薬局です。薬局開設者は、健康サポート薬局である旨を表示するときは、その薬局を、**厚生労働大臣が定める基準**に適合するものとしなければなりません。

● 薬剤師不在時間

① 薬剤師不在時間とは

　開店時間のうち、当該薬局において**調剤**に従事する**薬剤師**が当該薬局以外の場所においてその業務を行うため、やむを得ず、かつ、**一時的**に薬剤師が不在となる時間のことです。緊急時の在宅対応や急遽日程の決まった退院時カンファレンスへの参加のため、一時的に薬剤師が不在となる時間が該当します。

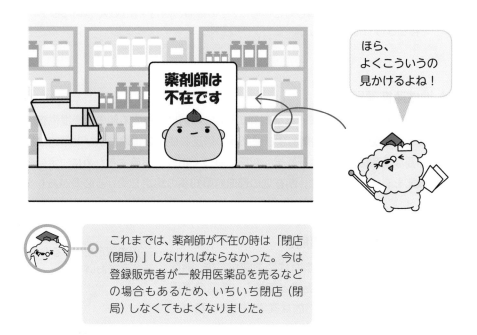

これまでは、薬剤師が不在の時は「閉店（閉局）」しなければならなかった。今は登録販売者が一般用医薬品を売るなどの場合もあるため、いちいち閉店（閉局）しなくてもよくなりました。

② 薬剤師不在時間と認められないもの

　学校薬剤師の業務やすでに予定されている定期的な業務によって恒常的に薬剤師が不在となる時間は「薬剤師不在時間」とは認められず、従来どおり、調剤応需体制を確保する必要があります。

「調剤応需体制」とはすなわち薬剤師がいないとならないので、代わりの薬剤師を用意できなければ「閉店（閉局）」することになります。

薬剤師不在時間に該当するもの 該当しないもの

（該当する＝○、該当しない＝×）

緊急時の在宅対応	○
急遽日程の決まった退院時カンファレンスへの参加	○
学校薬剤師の業務	×
すでに予定されている定期的な業務によって恒常的に薬剤師が不在となる時間	×

◯✕問題

薬局の開店時間のうち、調剤に従事する薬剤師が学校薬剤師の業務や、事前に予定されている定期的な業務のため恒常的に薬剤師が不在となる時間を薬剤師不在時間という。

解答・解説　×　薬剤師不在時間と認められていません。

③ 薬剤師不在の掲示が必要

　薬局開設者は、薬剤師不在時間内は、**調剤室を閉鎖**するとともに、調剤に従事する薬剤師が不在のため**調剤に応じることができない旨**など、薬剤師不在時間に係る掲示事項を**薬局内**の見やすい場所および**薬局の外側**の見やすい場所に掲示しなければなりません。

④ 薬剤師不在時の体制

　法の規定による**薬局の管理を行う薬剤師**が、薬剤師不時間内に当該薬局において勤務している**従事者**と**連絡**ができる体制を備えて置く必要があります。

⑤ 薬剤師不在時に販売できる医薬品

　薬剤師不在時間内であっても、登録販売者が販売できる医薬品は、（いつも通り）**第二類医薬品**または**第三類医薬品**であり、薬局開設者は、調剤室の閉鎖に加え、**要指導医薬品陳列区画**または**第一類医薬品陳列区画**を閉鎖しなければならなりません。ただし、鍵をかけた陳列設備に要指導医薬品または第一類医薬品を陳列する場合は、この限りではありません。

つまり
「鍵をかけていれば
閉鎖しなくてよい」
ということ。

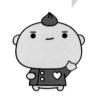

店舗販売業

● 店舗販売業の許可

　店舗販売業の許可は、**要指導医薬品**または**一般用医薬品**を、店舗において販売し、または授与する業務について、店舗ごとに所在地の**都道府県知事**（その店舗の所在地が**保健所を設置する市**であり**特別区**の区域にある場合においては、**市長又は区長**）が与えることとされています。

○✕問題

薬局及び店舗販売業では、許可を受けた薬局又は店舗以外の場所で医薬品を貯蔵又は陳列し、そこを拠点として販売等を行うことは許可を受けた薬局又は店舗での販売として認められる。

解答・解説　✕　「認められる」→「認められない」

● 店舗販売業の許可の範囲

　店舗販売業の許可では、薬局と異なり、**薬剤師**が従事していても**調剤**を行うことはできず、**要指導医薬品**または**一般用医薬品**以外の医薬品の販売などは認められていません。店舗販売業者は、第二類医薬品または第三類医薬品については、薬剤師または登録販売者に販売、授与させなければなりません。

	薬剤師	登録販売者
第一類医薬品	○	×
第二類医薬品	○	○
第三類医薬品	○	○

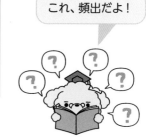

これ、頻出だよ！

　店舗販売業者は、その店舗を、**自ら実地に管理し**、またはその**指定する者**に実地に管理させなければならないとされています。また、**店舗管理者**は、**薬剤師**または**登録販売者**でなければならないとされており、店舗に関する必要な業務を遂行し、必要な事項を遵守するために必要な能力および経験を有する者でなければなりません。

● 店舗販売業の管理者

取り扱う医薬品のリスク区分	店舗管理者の資格
要指導医薬品または第一類医薬品を販売し、授与する店舗	薬剤師 （例外規定あり。練習問題参照）
さらに第二類医薬品または第三類医薬品を販売し、授与する店舗	薬剤師または登録販売者

店舗販売業では、登録販売者は、第一類医薬品を販売する店舗の管理者になることはできない。

解答・解説　×　「できない」→「できる（例外規定）」
・要指導医薬品若しくは第一類医薬品を販売・授与する薬局
・薬剤師が店舗管理者である要指導医薬品若しくは第一類医薬品を販売・授与する店舗販売業
・薬剤師が区域管理者である第一類医薬品を配置販売する配置販売業
これらにおいて、登録販売者として3年以上業務に従事した者で、その店舗で医薬品の販売または授与に関する業務に従事するものを店舗管理者にすることができます。

● 登録販売者を店舗管理者とする場合

　登録販売者が店舗管理者になるためには、薬局、店舗販売業または配置販売業において、**過去5年間の**うち、「**一般従事者**※1 として薬剤師または登録販売者の管理及び指導の下に実務に従事した期間」と「**登録販売者として業務**※2 に従事した期間」が**通算して2年以上**※3 あることが必要です。

　ただし、これらの従事期間が通算して1年以上であり、かつ、過去に店舗管理者等として業務に従事した経験がある場合も店舗管理者になることができます。

※1　その薬局、店舗または区域において実務に従事する薬剤師または登録販売者以外の者
※2　店舗管理者または区域管理者としての業務を含む
※3　従事期間が月単位で計算して、1カ月に80時間以上従事した月が24月以上、または、従事期間が通算して2年以上あり、かつ、過去5年間において合計1,920時間以上

過去に管理者だった場合は、5年以上ブランクがあってもOKということ。

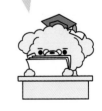

登録販売者が店舗管理者になるための必要事項

1. **一般従事者**として薬剤師または登録販売者の管理および指導の下に実務に従事した期間	**過去5年間**のうち通算して左の各事項（1、2）の期間が**2年以上**あることが必要
2. **登録販売者**として業務（店舗管理者または区域管理者としての業務を含む）に従事した期間	

登録販売者から店舗管理者になるまで

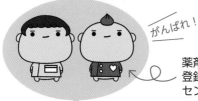

がんばれ！

薬剤師・
登録販売者の
センパイ

管理・指導

第二類医薬品または
第三類医薬品を販売し、
授与することが
できます！

よし！

一般従事者
（アルバイトもOK）

やったー！
登録販売者資格に
合格したぞ！

この間に…
月80時間以上（週20時間以上）従事

登録販売者に
なったよ！

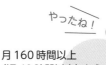

過去5年のうち、通算で2年以上

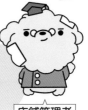

やったね！

月160時間以上
（週40時間以上）なら、
1年従事＋追加研修で

店舗管理者

● 店舗管理者の役割

　店舗管理者は、保健衛生上支障を生ずるおそれがないよう、その店舗に勤務する他の**従事者を監督**するなど、その店舗の業務につき、必要な注意をしなければならず、**店舗販売業者**に対して必要な意見を**書面により述べ**なければなりません。また、**店舗管理者の意見を尊重**するとともに、法令遵守のために措置を講ずる必要があるときは、当該措置を講じ、かつ、講じた**措置の内容**（措置を講じない場合にあつては、その旨及びその理由）を**記録し、これを適切に保存**しなければなりません。

　店舗所在地の都道府県知事の許可を受けた場合を除き、その**店舗以外の場所**で業として店舗の管理その他薬事に関する実務に従事する者であってはなりません。

> 都道府県知事の許可なしに管理者は掛け持ちNGということ（他が管理者以外でもNG）。

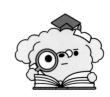

◯✕問題

店舗販売業において店舗管理者は、勤務する他の従事者を監督するなど、業務につき必要な注意をしなければならないが、店舗販売業者に対して必要な意見を述べなくてもよい。

解答・解説　✕　「述べなくてもよい」→「述べなければならない」

配置販売業

● 配置販売業の許可

　配置販売業の許可は、**一般用医薬品**を、配置により販売または授与する業務について、配置しようとする区域ごとに与えられます。その区域を含む**都道府県ごと**に、その**都道府県知事**が与えることとなっています（複数の都道府県をまたいで2カ所以上の許可は受けられません）。

● 配置販売業の許可の範囲

　配置販売業は、購入者の居宅などに医薬品をあらかじめ預けておき、購入者がこれを使用した後でなければ代金請求権を生じない（「**先用後利**」）販売形態です。配置販売業では、一般用医薬品のうち**経年変化が起こりにくい**ことなどの基準に適合するもの以外の医薬品を販売などしてはなりません。薬剤師が配置販売に従事していない場合には、第一類医薬品の販売または授与を行うことができません。

通常、常備薬として用いられる製品をひと揃いに収めた「配置箱」を預けます。配置箱は法上、陳列に該当します。

つまり薬剤師が従事していれば第一類も配置できるということ。

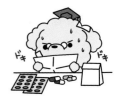

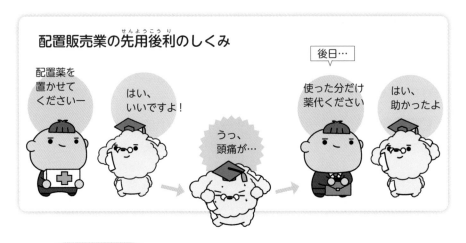

配置販売業の先用後利のしくみ

配置薬を置かせてください―

はい、いいですよ！

うっ、頭痛が…

後日…

使った分だけ薬代ください

はい、助かったよ

〇×問題

配置販売業者は、要指導医薬品を配置販売する場合、薬剤師により販売又は授与させなければならない。

解答・解説 ✕ そもそも配置販売業では要指導医薬品は販売または授与できません。なぜならば、対面での説明が必須であるためです（要指導医薬品は一般用医薬品ではない別の枠組み）。

配置販売業者が、購入者の居宅に常備薬をひと揃い収めた「配置箱」をあらかじめ預けておくことは、法上陳列に該当しない。

解答・解説 ✕ 「該当しない」→「該当する」

● 区域管理者の役割

配置販売業において、**区域管理者**は、保健衛生上支障を生ずるおそれがないように、業務に関し**配置員を監督**するなど、**必要な注意**をしなければなりません。また**配置販売業者**に対して必要な**意見**を**書面**により述べなければなりません（その他、対応などは薬局の管理者および店舗管理者と同様）。

● 配置販売に従事するために必要な届出

　配置販売業者又はその配置員は、医薬品の配置販売に従事しようとするときは、次の事項を、あらかじめ、配置販売に**従事しようとする区域**の都道府県知事に届け出なければなりません。

医薬品の配置販売業に従事するために必要な届出事項
配置販売業者の氏名および住所
配置販売に**従事する者**の氏名および住所並びに**区域**およびその期間

● 身分証明書の交付

　配置販売業者またはその配置員は、**その住所地の都道府県知事**が発行する**身分証明書**の**交付**を受け、かつ、これを**携帯**しなければ、医薬品の配置販売に従事してはなりません。

● 店舗販売を行う場合

　配置販売業者が、**店舗による販売または授与**の方法で医薬品を販売などしようとする場合には、別途、**薬局の開設または店舗販売業の許可**を受ける必要があります。

配置販売業では、医薬品を開封して分割販売することは禁止されています。

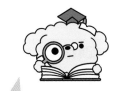

つまり、配置販売の免許と店舗販売の免許は別で、兼ねられないということ。

○✕問題

配置販売業者又はその配置員は、配置販売に従事しようとする区域の都道府県知事が発行する身分証明書の交付を受け、かつ携帯しなければ、医薬品の配置販売に従事してはならない。

解答・解説　　✕　「従事しようとする区域の都道府県知事」 → 「住所地の都道府県知事」

2 リスク区分に応じた販売従事者、情報提供及び陳列等

リスク区分に応じた販売従事者、情報提供等

● 要指導医薬品、第一類医薬品を販売したときの記録

各販売従事者は、販売または授与した医薬品に応じて次に掲げる事項を書面に記載し、**2年間保存**しなければなりません。

薬局開設者	：薬局医薬品、要指導医薬品又は第一類医薬品
店舗販売業者	：要指導医薬品又は第一類医薬品
配置販売業者	：第一類医薬品

記載事項
品名
数量
販売、授与、配置した**日時**
販売、授与、配置した**薬剤師の氏名**、情報提供を行った薬剤師の氏名
医薬品の購入者などが情報提供の**内容を理解**したことの確認の結果

薬局開設者、店舗販売業者または配置販売業者は**第二類医薬品**または**第三類医薬品**を販売し、授与し、または配置したときは、上記の事項を書面に記載し、**保存**するよう**努めなければなりません**（努力義務）。

「努めなければならない」とは、つまり「保存の義務ではない」ということ。保存の「努力をする」義務があるということ（努力義務という）。「しなければならない」つまり「義務」と間違えないように！

● 販売するときの確認事項

　薬局開設者または店舗販売業者が要指導医薬品または第一類医薬品を販売または授与する場合には、薬局開設者または店舗販売業者は、**情報の提供**および**指導**を行わせるに当たって、当該薬剤師に、**あらかじめ**、次に掲げる事項を**確認**させなければなりません。

確認事項
年齢
他の薬剤または医薬品の**使用状況**
性別
症状
回答した症状に関して**医師または歯科医師の診断**を受けたか否かの別および診断を受けたことがある場合にはその**診断の内容**
現にかかっている**他の疾病**がある場合は、その**病名**
妊娠しているか否かおよび妊娠中である場合は**妊娠週数**
授乳しているか否か
当該要指導医薬品に係る購入、譲受けまたは**使用経験の有無**
調剤された薬剤または医薬品の**副作用**その他の事由によると疑われる疾病にかかったことがあるか否か、かかったことがある場合はその**症状**、その**時期**、当該薬剤または医薬品の**名称**、**有効成分**、服用した量および**服用の状況**
その他情報の提供を行うために確認することが必要な事項

※第二類医薬品に関しては義務ではなく「**努力義務**」

● 要指導医薬品を販売するとき

　薬局開設者または店舗販売業者は、**要指導医薬品**を販売または授与する場合には、その薬局または店舗において医薬品の販売または授与に従事する**薬剤師**に、購入者などに対して、**対面**により、**書面**を用いて、必要な**情報**を**提供**させ、必要な**薬学的知見に基づく指導**を行わせなければなりません。

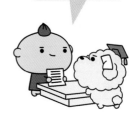

必ず
「対面」で
「書面」で。

お薬手帳について

特に、当該要指導医薬品を使用しようとする者が薬剤服用歴その他の情報を一元的かつ経時的に管理できる手帳（以下「お薬手帳」という。）を所持しない場合はその所持を勧奨し、当該者がお薬手帳を所 持する場合は、必要に応じ、当該お薬手帳を活用した情報の提供および指導を行わせることとされており、お薬手帳には、要指導医薬品についても記録することが重要です。

○×問題

要指導医薬品の販売時の対応で、薬剤師は、要指導医薬品の購入者に情報提供及び指導した後、質問がないことを確認せずに販売した。

解答・解説　　×　　提供および指導の内容を理解したことおよび更なる質問の有無について確認することは必要事項です。

● 第一類医薬品を販売するとき

薬局開設者または店舗販売業者が**第一類医薬品**を販売または授与する場合には、その薬局または店舗において医薬品の販売または授与に従事する**薬剤師**に、必要な事項を記載した**書面**を用いて、必要な**情報を提供**させなければなりません。また、第一類医薬品に関する情報の提供を受けた者が情報提供の内容を理解したことを確認した後でなければ、当該第一類医薬品を販売し、または授与してはならないとされています。

必ず「書面」で。「対面」でなくてもよい。

◯✕問題

店舗販売業者が第一類医薬品を販売又は授与する場合、その店舗に従事する薬剤師又は登録販売者に、書面を用いて必要な情報を提供させなければならない。

解答・解説 ✕ 「薬剤師又は登録販売者」→「薬剤師」

販売時に購入者側から相談があった場合

相談があった場合には、規定により、その薬局または店舗において医薬品の販売または授与に従事する薬剤師に、必要な情報を提供させ、または必要な薬学的知見に基づく指導を行わせなければなりません(義務)。

義務の例外

第一類医薬品を購入し、または譲り受ける者から「説明を要しない旨の意思の表明[※1]」があり、「薬剤師が、適正に使用されると認められると判断[※2]」した場合には適用しないとされています。

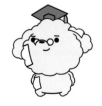

義務の例外で、※1、※2の2つの条件が満たされたら説明しなくてOK!

第一類医薬品の販売に従事する薬剤師は、購入者から説明を要しない旨の意思の表明の有無に関わらず、情報提供を行わなければならない。

 ✕ 薬剤師が、当該第一類医薬品が適正に使用されると認められると判断した場合には、適用しないこととされています。

● 第二類医薬品を販売するとき

① 第二類医薬品を販売または授与する場合に行われる情報提供

薬局開設者または店舗販売業者が第二類医薬品を販売または授与する場合には、規定により、医薬品の販売または授与に従事する薬剤師または登録販売者に、必要な情報を提供させるよう努めなければなりなりません（努力義務）。配置販売業者についても同様です（努力義務）。

② 指定第二類医薬品を販売するとき

指定第二類医薬品とは、第二類医薬品に分類された医薬品のうち「特定の使用者（小児、妊婦など）や相互作用に関して使用を避けるべき注意事項があり、それに該当する使用がなされた場合に重大な副作用を生じる危険性が高まる成分、又は依存性・習慣性がある成分が配合されたもの」のことです。

③ 指定第二類医薬品の陳列方法の工夫

指定第二類医薬品では、薬剤師または登録販売者による積極的な情報提供の機会が確保されるよう、陳列方法を工夫するなどの対応が求められます。また、指定第二類医薬品の販売または授与する場合には、購入しようとする者が、禁忌事項を確認することおよび当該医薬品の使用について薬剤師または登録販売者に相談することを勧める旨を確実に認識できるような措置を講じなければなりません。

● リスク区分に関係なく相談されたとき

薬局開設者または店舗販売業者は、**一般用医薬品**の適正な使用のため、下記の人々から**相談があった場合**には、医薬品の販売または授与に従事する薬剤師又は登録販売者に必要な**情報を提供**させなければなりません。

> その薬局若しくは店舗において一般用医薬品を購入、若しくは譲り受けようとする者

> その薬局若しくは店舗において一般用医薬品を購入、若しくは譲り受けた者、若しくはこれらの者によって購入され、若しくは譲り受けられた一般用医薬品を使用する者

リスク区分に応じた陳列

● 薬局および店舗販売業の陳列

薬局開設者または店舗販売業者は、医薬品を**他の物**と区別して貯蔵し、または**陳列**しなければなりません。

① 要指導医薬品の陳列

要指導医薬品は、**要指導医薬品陳列区画**の内部の陳列設備に陳列しなければなりません。ただし「**鍵をかけた陳列設備に陳列する場合※1**」と「**要指導医薬品を購入しようとする者が直接手の触れられない陳列設備に陳列する場合※2**」を除きます。

> ※1、※2は
> 義務の例外で、
> この2つの条件が
> 満たされたら
> 要指導医薬品陳列
> 区画の内部に
> 陳列しなくて OK！

② 時間外は閉鎖する

薬局開設者または店舗販売業者は、要指導医薬品または一般用医薬品を販売し、または**授与しない時間**は、要指導医薬品または一般用医薬品を通常陳列し、または**交付する場所**を**閉鎖**しなければなりません。

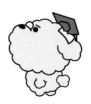

③ 一般用医薬品の陳列

薬局開設者または店舗販売業者は、**一般用医薬品**を陳列する場合は、区分ごとに定められた方法で陳列しなければなりません。また、第一類医薬品は、**第一類医薬品陳列区画**の内部の陳列設備に陳列しなければなりませんが、「鍵をかけた陳列設備に陳列する場合※3」と「第一類医薬品を購入しようとする者が直接手の触れられない陳列設備に陳列する場合※4」を除きます。

指定第二類医薬品は、構造設備規則に規定する「情報提供を行うための設備」から**7メートル以内**の範囲に陳列しなければなりません。

※3、※4も、義務の例外で、この2つの条件が満たされたら第一類医薬品陳列区画の内部に陳列しなくてOK！

○×問題

薬局開設者は、購入者の利便性等を考慮し、薬効分類が同じである第一類医薬品と要指導医薬品を、区別することなく陳列することができる。

 解答・解説 × 要指導医薬品および一般用医薬品を混在しないように陳列しなければなりません。

薬局開設者又は店舗販売業者は、要指導医薬品を、鍵をかけた陳列設備に陳列しなければならない。

解答・解説 × 要指導医薬品陳列区画に陳列しなければいけませんが、鍵は必ずしも必要というわけではありません。

医薬品販売店の陳列はこうなっています

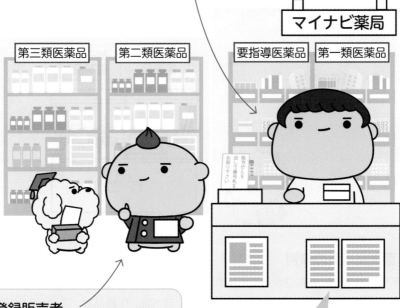

薬剤師
第一類医薬品と要指導医薬品は
カウンターの後ろなど、お客さんが
自由に手に取れない場所に
保管しています。また、この2つを
扱えるのは薬剤師だけです。

※専門家が不在のときは、こ
れらの医薬品が販売できな
いため、棚を閉鎖します。

マイナビ薬局

第三類医薬品　　第二類医薬品　　要指導医薬品　　第一類医薬品

登録販売者
第二類医薬品と第三類医薬品は
店内の棚に置かれています。
登録販売者はこの2つを扱えます。

店舗・医薬品に関する
情報が掲示されています。
管理者名、専門家の種類と氏名、
取り扱う医薬品の種類、
連絡先等が表示されています。

● 配置販売業の陳列

配置販売業者は、医薬品を他の物と区別して貯蔵し、または陳列しなければならず、一般用医薬品を陳列する場合は、区分ごとに陳列しなければならないとされています。その際、第一類医薬品、第二類医薬品および第三類医薬品を混在させないように配置しなければなりません。

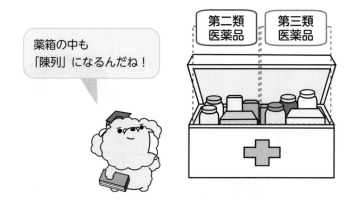

薬箱の中も
「陳列」になるんだね！

第二類
医薬品

第三類
医薬品

● 医薬品以外の陳列

薬局開設者、店舗販売業者または配置販売業者が販売などすることにより、一般の生活者に医薬品でない製品（食品、医薬部外品、化粧品など）について医薬品的な誤認を与えることのないよう、または医薬品について食品的若しくは化粧品的な使用目的、使用方法と誤認を与えることのないよう、十分配慮する必要があります。

薬局又は店舗における掲示

　リスク区分に応じた情報提供または相談対応の実効性を高めるため、薬局開設者または店舗販売業者は、当該薬局または店舗を利用するために必要な次の情報を、当該薬局または店舗の**見やすい位置**に**掲示板で掲示**しなければなりません。

薬局又は店舗の管理及び運営に関する事項

掲載事項
許可の区分の別
開設者等の氏名または名称、許可証の記載事項
管理者の氏名
勤務する薬剤師または第十五条第二項本文に規定する登録販売者以外の登録販売者[1]若しくは同項本文に規定する登録販売者[2]の別、その氏名および担当業務
取り扱う要指導医薬品および一般用医薬品の区分
薬局、店舗に勤務する者の名札などによる区別に関する説明
営業時間、営業時間外で相談できる時間および営業時間外で医薬品の購入、譲受けの申し込みを受理する時間
相談時および緊急時の電話番号その他連絡先

※1 「第十五条第二項本文に規定する登録販売者以外の登録販売者」とは「従事期間が2年以上の登録販売者」のこと

※2 「同項本文に規定する登録販売者」とは「従事期間が2年未満の登録販売者」のこと

薬局製造販売医薬品、要指導医薬品及び一般用医薬品の販売制度に関する事項

掲載事項
要指導医薬品、第一類医薬品、第二類医薬品および第三類医薬品の**定義**並びにこれらに関する解説
要指導医薬品、第一類医薬品、第二類医薬品および第三類医薬品の**表示**に関する解説
要指導医薬品、第一類医薬品、第二類医薬品および第三類医薬品の**情報の提供**に関する解説
薬局製造販売医薬品を調剤室以外の場所に陳列する場合にあつては、薬局製造販売医薬品の定義およびこれに関する解説並びに表示、情報の提供および陳列に関する解説
要指導医薬品の陳列に関する解説
指定第二類医薬品の陳列などに関する解説
指定第二類医薬品を購入し、または譲り受けようとする場合は、当該指定第二類医薬品の**禁忌を確認**することおよび当該指定第二類医薬品の使用について薬剤師または登録販売者に**相談**することを勧める旨
一般用医薬品の陳列に関する解説
医薬品による**健康被害**の**救済制度**に関する解説
個人情報の適正な取扱いを確保するための措置
その他必要な事項

このような問題が
出ます！

× 第三類医薬品を除く
○ 第三類医薬品も含む

用 語 解 説

薬局製造販売医薬品
薬局開設者が当該薬局における設備および器具をもって製造し、当該薬局において直接消費者に販売し、または授与する医薬品です。厚生労働大臣の指定する有効成分以外の有効成分を含有していてはなりません。

このような問題が
出ます！

× 健康食品
○ 医薬品

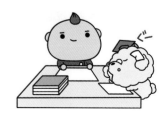

区域の管理及び運営に関する事項

配置販売業者は、次の情報を記載した書面を配置しなければなりません。

掲載事項
許可の区分の別
配置販売業者の氏名または名称、営業の**区域**その他の**許可証の記載事項**
区域管理者の氏名
当該区域に勤務する**薬剤師**または**第十五条第二項本文**に規定する**登録販売者以外の登録販売者**若しくは**同項本文に規定する登録販売者**の別、その氏名および担当業務
取り扱う一般用医薬品の**区分**
当該区域に勤務する者の**名札**などによる**区別**に関する説明
営業時間、営業時間外で相談できる時間 および営業時間外で医薬品の購入、譲受けの**申し込み**を受理する時間
相談時および**緊急時の電話番号**その他連絡先

上記に加えて前のページの表にある「一般用医薬品の販売制度に関する事項」も書面に記載して配置する必要があります。

配置販売なので
薬局製造販売医薬品と
要指導医薬品の
記載部分は不要です。

特定販売

● 特定販売とは

　その薬局または店舗におけるその薬局または店舗以外の場所にいる者に対する一般用医薬品または薬局製造販売医薬品（毒薬および劇薬であるものを除く）の販売または授与を「**特定販売**」といい、主にネット販売や通販を想定しています。特定販売を行う際は、当該薬局または店舗に貯蔵、陳列している一般用医薬品または薬局製造販売医薬品を販売し、または授与することとされています。

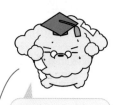

「店舗で売っているものだけ、ネット販売や通販で売ることができる」ということです。

● 特定販売に伴う掲載事項

　特定販売を行うことについて広告をするときは、インターネットを利用する場合は**ホームページ**に、その他の広告方法を用いる場合は当該広告に、定められた情報を、見やすく表示することとされています。

掲載事項
薬局または店舗の主要な**外観の写真**
薬局製造販売医薬品または一般用医薬品の**陳列の状況を示す写真**
現在勤務している**薬剤師**または第十五条第二項本文に規定する登録販売者以外の**登録販売者**若しくは同項本文に規定する登録販売者の別およびその氏名
開店時間と特定販売を行う時間が異なる場合にあっては、その開店時間および**特定販売を行う時間**
特定販売を行う薬局製造販売医薬品または一般用医薬品の**使用期限**

　　上記に加えて P.393 の表にある「薬局又は店舗の管理及び運営関する事項」と P.394 の「薬局製造販売医薬品、要指導医薬品及び一般用医薬品の販売制度に関する事項」も掲載が必要です。

● 特定販売の広告

　特定販売を行うことについて広告をするときは、第一類医薬品、指定第二類医薬品、第二類医薬品、第三類医薬品および薬局製造販売医薬品の**区分ごとに表示**することとされています。また、特定販売を行うことについて、**インターネットを利用**して広告をするときは、都道府県知事（その薬局または店舗の所在地が保健所を設置する市または特別区の区域にある場合においては、市長または区長）および厚生労働大臣が**容易**に閲覧することができるホームページで行うこととされています。

● 特定販売での情報提供

　特定販売を行う場合であっても、一般用医薬品を購入しようとする者などから、**対面または電話**により**相談応需**の希望があった場合には、薬局開設者または店舗販売業者は、その薬局または店舗において医薬品の販売または授与に従事する**薬剤師**または**登録販売者**に情報提供を行わせなければなりません。

◎×問題

特定販売を行う場合は、当該薬局又は店舗以外の場所に貯蔵、陳列している一般用医薬品を販売又は授与することができる。

解答・解説　　✕　　「当該薬局又は店舗以外の場所」→「当該薬局又は店舗」

特定販売を行う場合は、一般用医薬品の製造番号又は製造記号を表示しなければならない。

解答・解説　　✕　　「製造番号又は製造記号」→「使用期限」

特定販売とは、「その薬局又は店舗におけるその薬局又は店舗以外の場所にいる者に対する要指導医薬品又は一般用医薬品の販売又は授与」をいう。

解答・解説　　✕　　「要指導医薬品又は一般用医薬品」→「一般用医薬品又は薬局製造販売医薬品（毒薬及び劇薬であるものを除く）」
　　　　　　　　　　※要指導医薬品は対面が原則です。

医薬品の購入などに関する記録など

　薬局開設者および**店舗販売業者**は、医薬品を購入し、または**譲り受けたとき**および**薬局開設者**、医薬品の**製造販売業者**、製造業者若しくは販売業者または病院、診療所若しくは飼育動物診療施設の開設者に**販売**し、または**授与**したときは、次に掲げる事項を書面に記載しなければなりません（**配置販売業**においても同様）。

掲載事項
① 　品名
② 　数量
③ 　購入若しくは譲受けまたは販売若しくは授与の**年月日**
④ 　購入若しくは譲受けまたは販売若しくは授与した者の**氏名**または名称、**住所**または所在地、および**電話番号**その他の連絡先
⑤ 　④の事項を確認するために提示を受けた資料
⑥ 　購入者などが**自然人**であり、かつ、**購入者など以外の者**が医薬品の取引の任に当たる場合および購入者などが**法人**である場合にあっては[※]、医薬品の取引の任に当たる自然人が、購入者などと**雇用関係**にあることまたは購入者等から**取引に係る指示**を受けたことを示す資料

※下線部分の記述は薬局にはなく「店舗販売業」のみ

【注意事項】

①から⑥までの事項を書面に記載する際に、購入者などから、許可に係る許可証の写しその他の資料の提示を受けることで、購入者などの住所または所在地、電話番号その他の連絡先を確認しなければならず、この確認ができない場合は、医薬品の**譲受**および**譲渡**を行わないこととされています。

ちなみに「自然人」というのは、法人ではない、いわゆる「人」のことね。

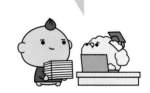

● ロット番号及び使用期限

医療用医薬品（体外診断用医薬品を除く）については、①から⑥までの事項に加え、**ロット番号**※および**使用の期限**を記載する必要があります。医療用医薬品以外の医薬品についても、**偽造医薬品の流通防止**に向けた対策の観点から、併せて記載することが望ましいとされています。

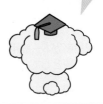

ロットを構成しない
医薬品については
製造番号または
製造記号を記載します。

掲載事項
① 品名
② ロット番号
③ 使用期限
④ 数量
⑤ 移転先および移転元の場所並びに移転の**年月日**

※②および③については、医療用医薬品（体外診断用医薬品を除く）である場合に限る

● 複数の事業所について許可を受けている場合

法に基づく許可を受けて医薬品を業として販売または授与する者が、複数の事業所について許可を受けている場合には、当該許可事業者内の異なる事業所間の医薬品の移転であっても、その移転に係る記録について、許可を受けた事業所ごとに記録することを明確化する必要があります。そのため移転元の**それぞれの事業所ごと**に、次の①から⑤までの事項を**3年間**記録しなければなりません。

薬局開設者が、一般用医薬品を購入した際、書面に「医薬品のリスク区分」は記載しなければならない事項である。

解答・解説 　✕　記載しなければならない事項ではありません。

薬局開設者が、一般用医薬品を購入した際、書面に「品名」は記載しなければならない事項として正しい。

解答・解説 　〇

薬局開設者が、一般用医薬品を購入した際、書面に「購入した者の氏名又は名称」は記載しなければならない事項として正しい。

解答・解説 　〇

● 貯蔵設備を設ける区域

　薬局および店舗販売業の店舗の構造設備に係る基準として「医薬品の貯蔵設備を設ける区域が他の区域から明確に区別されていること」が規定されています。また、薬局開設者および店舗販売業者が講じなければならない措置として「医薬品の貯蔵設備を設ける区域に立ち入ることができる者の特定」が規定されています。

倉庫の場所は
明確に区別、
決められた人以外は
立ち入り禁止！
ということね。

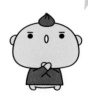

その他の遵守事項

● 名札の着用

薬局開設者、店舗販売業者または配置販売業者は、その薬局、店舗または区域において医薬品の販売などに従事する**薬剤師、登録販売者または一般従事者**であることが容易に判別できるよう、その薬局、店舗または区域に勤務する者に**名札**を付けさせることその他必要な措置を講じなければなりません。

一般従事者とは、その薬局、店舗または区域において実務に従事する薬剤師または登録販売者以外の者をいいます。

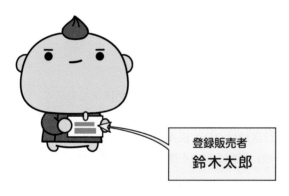

登録販売者
鈴木太郎

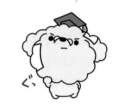

● 名札の表記

名札については、過去5年間のうち薬局、店舗販売業または配置販売業において、一般従事者として従事期間が通算して**2年**に満たない登録販売者である場合は、「**登録販売者（研修中）**」などの容易に判別できるような表記をすることが必要です。

※過去5年間で、従事期間が通算して1〜2年
- 従事期間が月単位で計算して、1カ月あたり160時間以上従事した月が12カ月以上
- または、従事期間が通算して1年以上あり、かつ、過去5年間で合計1920時間以上

の場合は、「登録販売者」。

それ以外は「登録販売者（研修中）」と表記します。

● 従事期間が2年未満の登録販売者

　薬局開設者、店舗販売業者または配置販売業者は、この従事期間が2年に満たない登録販売者については、**薬剤師または登録販売者**（前述の過去5年間のうち業務に従事した期間が2年に満たない場合を除く）の管理および指導の下に実務に従事させなければなりません。ただし、従事期間が通算して1年以上であり、かつ、過去に店舗管理者として業務に従事した経験がある場合はこれらの規定は適用されません。

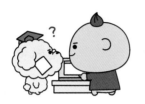

前にも出ましたが、
つまり、管理者経験があれば
5年以上ブランクがあっても
OKということです！

● 濫用のおそれのある一般用医薬品の確認事項

　薬局開設者、店舗販売業者または配置販売業者は、一般用医薬品のうち、**濫用のおそれのあるもの**として厚生労働大臣が指定するものを販売し、または授与するときは、当該薬局、店舗または区域において医薬品の販売または授与に従事する薬剤師または登録販売者に、次に掲げる事項を確認させることが必要です。

確認事項
1. 当該医薬品を購入し、または譲り受けようとする者が**若年者**である場合にあっては、当該者の**氏名**および**年齢**
2. 当該医薬品を購入し、または譲り受けようとする者および当該医薬品を使用しようとする者の他の薬局開設者、店舗販売業者または配置販売業者からの当該医薬品および当該医薬品以外の濫用などのおそれのある医薬品の**購入又は譲受けの状況**
3. 当該医薬品を購入し、または譲り受けようとする者が、適正な使用のために**必要と認められる数量を超えて**当該医薬品を購入し、または譲り受けようとする場合は、**その理由**
4. その他当該医薬品の適正な使用を目的とする購入または譲受けであることを確認するために必要な事項

法に基づき、一般用医薬品のうち、濫用等のおそれのあるとして厚生労働大臣が指定する医薬品については、店舗販売業において当該医薬品を購入、又は譲り受けようとする者が若年者である場合には、当該者の氏名及び住所を書面で記録しなければならない。

解答・解説　✕　「当該者の氏名及び住所」→「当該者の氏名及び年齢」

● 濫用のおそれのある有効成分

　薬局開設者、店舗販売業者または配置販売業者は、一般用医薬品のうち、**濫用のおそれのあるものとして厚生労働大臣が指定する医薬品**は、次に掲げるもの、その水和物およびそれらの塩類を有効成分として含有する製剤とされています。対象の医薬品を販売する際には確認を行った上で適正に使用されるよう販売する必要があります。

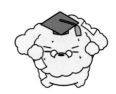

濫用すると
ヤバい成分に
気をつけておこう。

濫用のおそれがあり確認が必要な医薬品成分
1. エフェドリン
2. コデイン 　（鎮咳去痰薬に限る）
3. ジヒドロコデイン 　（鎮咳去痰薬に限る）
4. ブロモバレリル尿素
5. プソイドエフェドリン
6. メチルエフェドリン 　（鎮咳去痰薬のうち、**内用液剤**に限る）

◯✕問題

濫用等のおそれがあるとして厚生労働大臣が指定する医薬品に、プソイドエフェドリン塩酸塩を有効成分として含有する製剤は指定されていない。

解答・解説 ✕ 「指定されていない」→「指定されている」

アセトアミノフェン（その水和物及びそれらの塩類を含む。）を有効成分として含有する製剤のうち、濫用等のおそれがあるとして厚生労働大臣が指定する医薬品として含まれる。

解答・解説 ✕ アセトアミノフェンは含まれません。

● 競売、不適正な勧誘広告の禁止

　薬局開設者または店舗販売業者は、医薬品を**競売**に付してはなりません。また、医薬品の**購入**、**譲受けの履歴**、**ホームページの利用の履歴**などの情報に基づき、**自動的**に**特定**の医薬品の購入、譲受けを勧誘する方法などの医薬品の使用が不適正なものとなるおそれのある方法により、医薬品を広告してはならないとされています。

【医薬品販売業の許可に関するまとめ！】

製造業・製造販売業・販売業のイメージ	
製造業 ➡	工場
製造販売業 ➡	製薬会社
販売業 ➡	ドラッグストア などの小売業

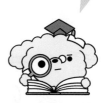

こうイメージすると
わかりやすいよ。

	製造販売業の許可	製造販売業の品目ごとの許可	販売業の許可
医薬品	必要	品目ごとに、品質、有効性および安全性について審査などを受け、その製造販売について厚生労働大臣の承認を受けたものでなければならないとされている	薬局開設の許可、一般用医薬品販売業の許可、配置販売業の許可のいずれかが必要
医薬部外品	必要	厚生労働大臣が基準を定めて指定するものを除き、品目ごとに承認を得る必要がある	不要
化粧品	必要	基本的に承認は不要で品目ごとの届出でよいが、厚生労働大臣が指定する成分を含有する化粧品を製造販売する場合は、品目ごとの承認を得る必要がある	不要
保健機能食品	不要	不要	不要

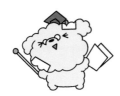

「承認」と「届出」を
しっかり区別してね！

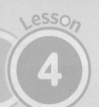

医薬品販売に関する法令遵守

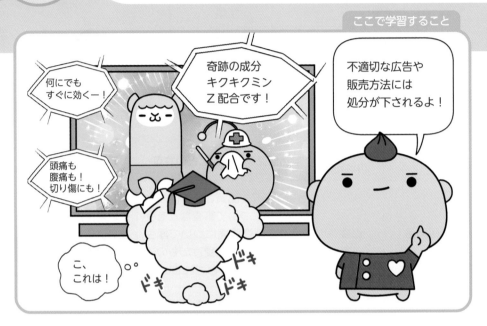

1 適正な販売広告

不適正な販売広告

　医薬品については、**誇大広告や承認前の医薬品の広告**が禁止されています。医薬品などの販売広告に関しては、法による保健衛生上の観点からの規制のほか、不当な表示による顧客の誘引の防止などを図るため「不当景品類及び不当表示防止法」や「特定商取引に関する法律」の規制もなされています。

● 誇大広告の規制

誇大広告などについては、以下のような規制があります。

> 「何人(なんびと)も、医薬品、医薬部外品、化粧品、医療機器又は再生医療等製品の**名称**、**製造方法**、**効能**、**効果**又は性能に関して、明示的であると**暗示的**であることを問わず、虚偽又は誇大な記事を**広告**し、記述し、又は流布してはならないとされています」(医薬品、医療機器等の品質、有効性及び安全性の確保等に関する法律　第六十六条の1)

例えば、
「医師その他の者がこれを保証したものと誤解されるおそれがある記事を広告し、記述し、または流布する」のは
上記に違反することになりNGです！

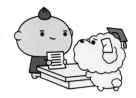

> 「また、**何人も**、医薬品、医薬部外品、化粧品、医療機器又は再生医療等製品に関して**堕胎(だたい)**を暗示し、又は**わいせつ**にわたる文書又は図画を用いてはならないとされています」(同法六十六条の2)

○×問題

医師がその医薬品を推奨している旨の広告は、それが事実であれば不適当とみなされない。

解答・解説　　×　　「不適当とみなされない」→「不適当とみなされる」

● 未承認医薬品の広告の禁止

未承認の医薬品の**名称**、**製造方法**、**効能**、**効果**または性能に関する広告が禁止されています。

○×問題

医薬品の製造販売業者は、承認前であってもその医薬品の効能・効果を広告することができる。

解答・解説 × 「できる」→「できない」
未承認の医薬品の名称、製造方法、効能、効果または性能に関する広告が禁止されています。

● 販売広告の違反の対象

医薬品の広告の違反は、広告の依頼主だけでなく、その広告などに関与する**すべての人**が対象となります。また、一般用医薬品の販売広告としては、製薬企業などの依頼によりマスメディアを通じて行われるもののほか、薬局、店舗販売業または配置販売業において販売促進のため用いられる**チラシやダイレクトメール**（電子メールを含む）、**POP 広告**なども含まれます。

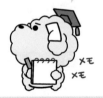

例えば
ウェブサイトや
広告ページを
作成したデザイナー
も処罰の対象と
なります。

○×問題

薬局、店舗販売業又は配置販売業で、販売促進のためのチラシやダイレクトメール、POP 広告は、一般用医薬品の販売広告には含まれない。

解答・解説 × 「含まれない」→「含まれる」

● 販売広告とみなされる要件

医薬品の広告に該当するか否かについては以下のいずれの要件も満たす場合には、広告に該当するものと判断されます。

広告と見なされる3つのポイント

・顧客を誘引する（顧客の購入意欲を昂進させる）意図が明確なこと

・特定の医薬品の商品名（販売名）が明らかにされていること

・一般人が認知できる状態であること

顧客を誘引する（顧客の購入意欲を昂進させる）意図が明確で、かつ一般人が認知できる状態であれば、特定の医薬品の商品名（販売名）が明らかにされていなくても、医薬品の広告に該当すると判断される。

解答・解説　✕　「顧客を誘引する（顧客の購入意欲を昂進させる）意図が明確であること」「特定の医薬品の商品名（販売名）が明らかにされていること」「一般人が認知できる状態であること」のいずれの要件も満たす場合には、広告に該当するものと判断されています。

違反広告に係る措置命令等

厚生労働大臣または都道府県知事が法の規定に違反して広告などを行った者に対して その行為の中止、再発防止などの措置命令を行うことができるとされています。

課徴金制度

　厚生労働大臣が医薬品、医療機器などの名称、製造方法、効能、効果または性能に関する虚偽・誇大な広告を行った者に対して、**違反を行っていた期間中における対象商品の売上額×4.5％の課徴金**を納付させる命令を行う課徴金制度があります。

医薬品等適正広告基準

　医薬品等適正広告基準においては、購入者などに対して、医薬品について**事実に反する認識**を得させるおそれがある広告のほか、**過度の消費や乱用を助長する**おそれがある広告についても不適正なものとされます。

● 事実に反する認識を得させるおそれがある広告
① 漢方処方製剤

　使用する人の体質などを限定した上で特定の症状などに対する改善を目的として、効能効果に一定の前提条件（いわゆる「**しばり表現**」）が付されていることが多いのですが、それらを省いて広告することは原則として認められていません。また、漢方処方製剤の効能効果は、配合されている個々の生薬成分が相互に作用しているため、それらの**構成生薬の作用を個別に挙げて説明する**ことも不適当です。

総合感冒薬
ナオナール
カプセル錠

体質虚弱なお子さまに

1日2回
食後服用

これ
しばり表現ね。

漢方処方製剤の効能効果について、構成生薬の作用を個別に挙げて説明することは広告として適当である。

 × 「適当である」→「不適当である」

② 一般用医薬品

一般用医薬品と同じ有効成分を含有する**医療用医薬品**の効能効果をそのまま標榜することも、承認されている内容を正確に反映した広告といえません。一般用医薬品は、医療機関を受診するほどではない体調の不良や疾病の初期段階において使用されるものが多く、医師による診断・治療によらなければ一般に治癒が期待できない疾患※について自己治療が可能であるかのような広告表現は認められていません。

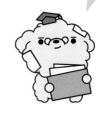

※例えば、
がん、糖尿病、心臓病
など。

③ 虚偽、誇大な広告

医薬品の有効性または安全性について、それが確実であることを保証するような表現がなされた広告は、明示的・暗示的を問わず、虚偽または誇大な広告とみなされます。また、**使用前・使用後**に関わらず図画・写真などを掲げる際には、こうした効能効果などの**保証表現**となるものは認められません。

不当な表現一覧
効能効果に一定の前提条件（いわゆる「しばり表現」）を省くこと
構成生薬の作用を**個別に挙げて説明**すること
医療用医薬品の効能効果をそのまま標榜すること
医師による診断・治療によらなければ一般に治癒が期待できない疾患（例えば、**がん**、**糖尿病**、**心臓病**など）について自己治療が可能であるかの広告表現
有効性または安全性について、それが確実であることを**保証**するような表現
効能効果などの保証表現となる図画・写真などを掲げる（**使用前・使用後**に関わらず）

● 過度の消費や乱用を助長するおそれのある広告

① 生活者の不安を煽る

　販売広告に価格の表示や特定商品の名称と価格が特記表示されていることをもって直ちに不適当とみなされることはありませんが、例えば、商品名を**連呼**する音声広告や、生活者の**不安を煽**って購入を促す広告など、医薬品が**不必要な人**にまで使用を促したり、**安易な使用**を促すおそれがあるものについては、保健衛生上の観点から必要な監視指導が行われています。

② 事実に反する広告

　「天然成分を使用しているので**副作用がない**」「いくら飲んでも副作用がない」といった事実に反する広告表現は、過度の消費や乱用を助長するおそれがあるだけでなく、虚偽誇大な広告にも該当します。

③ 医薬関係者などが薦める旨の広告

　医薬関係者、医療機関、公的機関、団体などが、**公認**、**推薦**、**選用**している旨の広告については、一般の生活者の当該医薬品に対する認識に与える影響が大きいことにかんがみて、仮に事実であったとしても、原則として不適当とされています。

④ チラシなど

　チラシやパンフレットなどにおいて、医薬品について**食品的**または**化粧品的な用法**が強調されているような場合には、生活者に安易または過度な医薬品の使用を促すおそれがある不適正な広告とみなされることがあるため、注意が必要です。

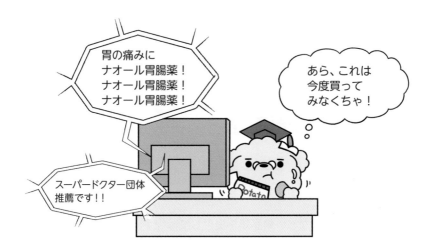

不適当な広告表現一覧

・商品名を**連呼**する音声広告
・生活者の不安を煽って購入を促す広告
・医薬品が**不必要な人**にまで使用を促すもの
・**安易な使用**を促すおそれがあるもの
（※不当とみなされないが、監視指導が入るものもある）

・「天然成分を使用しているので**副作用がない**」「いくら飲んでも副作用がない」といった事実に反する広告表現

・医薬関係者、医療機関、公的機関、団体などが、**公認、推薦、選用**などしている旨の広告（※原則不当）

・医薬品について**食品的**または**化粧品的な用法**が強調されているもの

2 適正な販売方法

景品類の提供

　キャラクターグッズなどの**景品類**を提供して販売することに関しては、不当景品類および不当表示防止法の限度内であれば認められていますが、**医薬品を懸賞や景品として授与すること**は、原則として認められていません。

組み合わせ販売

● 合理性が認められるもの

　購入者の利便性のため異なる複数の医薬品または医薬品と**他の物品**を組み合わせて販売または授与する場合には、購入者に対して情報提供を十分に行える程度の範囲内で組み合わせることに合理性が認められるものである必要があります。販売側の都合による組み合わせ、**在庫処分**などの目的で組み合わせを行うことは、認められていません。

医薬品との組み合わせが認められる「他の物品」は、体温計、救急絆創膏、ガーゼ、包帯、脱脂綿など、組み合わせる医薬品の用途に対して補助的な目的を果たす範囲のもののみです。

● 不適当な組み合わせ

　効能効果が重複する組み合わせや、相互作用などにより保健衛生上の危害を生じるおそれのある組み合わせは不適当です。また、組み合わせた個々の医薬品などの外箱などに記載された法に基づく記載事項が、組み合わせ販売のため使用される容器の外から明瞭に見えるようになっている必要があります。

● その他の不適正な販売方法

　薬局および店舗販売業において、許可を受けた薬局または店舗以外の場所に医薬品を貯蔵または陳列し、そこを拠点として販売などに供するような場合は店舗による販売などに当たりません。また、配置販売業において、医薬品を先用後利によらず現金売りを行うことも配置による販売行為に当たりません。

これらの場合には、いずれも法の規定に違反するものとして取締りの対象になります！

許可された場所以外では売れない。
つまり「場所ごとに許可が必要」だということ。

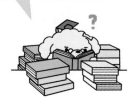

不適正な販売方法一覧
医薬品を懸賞や景品として授与すること
効能効果が重複する組み合わせや、相互作用などにより保健衛生上の危害を生じるおそれのある組み合わせで授与すること
組み合わせた個々の医薬品の外箱などに記載された法に基づく記載事項が、組合わせ販売のため使用される容器の外から明瞭に見えるようになっていないもの
許可を受けた薬局または店舗以外の場所に医薬品を貯蔵または陳列し、そこを拠点として販売に供するような場合
配置販売業において、医薬品を先用後利によらず現金売りを行うこと

○×問題

購入者の利便性のために、異なる複数の医薬品を組み合わせて販売するのは、購入者に情報提供を十分に行える程度の範囲内で、かつ組み合わせることに合理性が認められるものでなければならない。

解答・解説 ○

販売側の都合や在庫処分が目的で、購入者側の利便性を考慮せずに行われた医薬品の組み合わせ販売であっても、医薬品の外部の容器又は被包に記載された医薬品医療機器等法に基づく記載事項が、使用される容器の外から明瞭に見えるようになっていれば問題ないとされている。

解答・解説 ✕　組み合わせることに合理性が認められるものでなければならなりません。

3　行政庁の監視指導、苦情相談窓口

行政庁の監視指導

　都道府県知事は、必要があると認めるとき、薬局開設者または医薬品の販売業者に対して**必要な報告**をさせることができます。また、**都道府県知事**は、法に基づき、その薬局開設者または医薬品の販売業者に対して、以下のことを行うことができます。

命令を出す者	立入検査を行う者	行われる検査
都道府県知事	**薬事監視員**	薬局開設者または医薬品の販売業者が医薬品を業務上取り扱う場所の立ち入り、**検査**を行う
		従業員その他の関係者に**質問**させる

前ページのほか、必要があると認めるとき

命令を出す者	立入検査を行う者	行われる検査
都道府県知事	薬事監視員	構造設備若しくは帳簿書類の**検査**
		従業員その他の関係者に**質問**
		無承認無許可医薬品または不正表示医薬品などの疑いのある物を、試験のため必要な最少分量に限り、**収去させる**

これらに対して、薬局開設者や医薬品の販売業者が、命ぜられた報告を**怠っ**たり、**虚偽**の報告をした場合、薬事監視員による立入検査や収去を**拒み、妨げ、忌避**した場合、また、薬剤師や登録販売者を含む従業員が、薬事監視員の質問に対して正当な理由なく**答弁しなかった**り、**虚偽の答弁**を行った場合には、「50万円以下の罰金に処する」こととされています。

○×問題

都道府県知事は、当該職員（薬事監視員）に、薬局への立ち入り、帳簿書類の収去をさせることができる。

解答・解説　　×　　帳簿書類を収去させる → その構造設備若しくは帳簿書類などを検査させることができます。収去は、無承認無許可医薬品、不良医薬品または不正表示医薬品などの疑いのある物品を、試験のため必要な最少分量に限り、収去させることを指します。

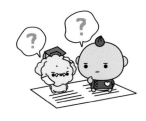

行政庁による処分

● 構造改善の命令

　都道府県知事などは、薬局開設者または医薬品の販売業者（配置販売業者を除く）に対して、その構造設備が基準に適合せず、またはその構造設備によって不良医薬品を生じるおそれがある場合においては、その**構造設備の改善**を命じ、またはその改善がなされるまでの間当該施設の全部若しくは一部の**使用を禁止**することができます。

● 業務体制の整備の命令

　都道府県知事などは、薬局開設者または医薬品の販売業者に対して、一般用医薬品の販売などを行うための**業務体制が基準**（体制省令）に適合しなくなった場合において、その業務体制の整備を命ずることができます。また、法令の遵守を確保するため措置が不十分であると認める場合においては、その改善に必要な措置を講ずべきことを命ずることができます。

● 業務停止の命令

　都道府県知事は、配置販売業の配置員が、その業務に関し、法若しくはこれに基づく命令またはこれらに基づく処分に違反する行為があったときは、その配置販売業者に対して、**期間を定めて**その配置員による配置販売の**業務の停止**を命ずることができます。

● 緊急の命令

　厚生労働大臣は、医薬品による保健衛生上の**危害の発生**または**拡大**を防止するため必要があると認めるときは、薬局開設者または医薬品の販売業者に対して、医薬品の販売または授与を一時停止すること、その他保健衛生上の危害の発生または拡大を防止するための**応急措置**を採るべきことを命ずることができます。

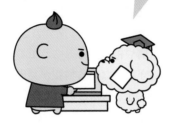

ここ、頻出。
しっかり覚えてね。

普段は
「都道府県知事」だが、
緊急時は「厚生労働大臣」だよ。

「どの命令を誰が出すか」を
しっかり区別

「期間を定めず」と
試験で出題される

命令を出す者	内容
都道府県知事	配置販売業の配置員の違反行為に対して、**期間を定めて**その配置員による配置販売の**業務の停止**を命ずる （薬局や医薬品の販売業者にも同様に違反行為に対して）
厚生労働大臣	医薬品による保健衛生上の**危害の発生**または**拡大**を防止するため必要があると認めるとき、薬局開設者または医薬品の販売業者に対して、医薬品の販売または授与を一時停止することその他保健衛生上の危害の発生または拡大を防止するための**応急措置**を採るべきことを命ずる

 ○×問題

都道府県知事等は、店舗販売業における一般用医薬品販売の業務体制が、基準（薬局並びに店舗販売業及び配置販売業の業務を行う体制を定める省令）に適合していない場合、店舗管理者に対し、その業務体制の整備を命ずることができる。

解答・解説 ×　「店舗管理者」→「薬局開設者又は医薬品の販売業者」

苦情相談窓口

● 行政からの指導、処分

　薬事監視員を任命している**行政庁の薬務主管課、保健所、薬事監視事務所**などには、薬局や医薬品の販売業の販売広告、販売方法等の一般用医薬品の販売などに関して、**生活者からの苦情や相談**が寄せられています。その内容から、薬事に関する法令への違反、不遵守につながる情報が見出された場合には、**立入検査**などによって事実関係を確認の上、問題とされた薬局開設者または医薬品の販売業者などに対して、**必要な指導、処分**などを行っています。

● 苦情等の窓口

　生活者からの苦情等は、行政庁の薬務主管課、保健所、薬事監視事務所などのほかに、(独)国民生活センター、各地区の消費生活センターまたは消費者団体などの民間団体にも寄せられています。生活者へのアドバイスのほか、必要に応じて**行政庁への通報や問題提起**を行っています。

● 業界団体などの対応

　医薬品の販売関係の業界団体・職能団体においては、一般用医薬品の販売などに関する苦情を含めたさまざまな相談を購入者などから受け付ける窓口を設置し、業界内における**自主的なチェックと自浄的是正を図る取り組み**もなされています。

独立行政法人国民生活センターでは、一般生活者へのアドバイスを行っているが、行政庁への通報を行うことはない。

解答・解説　✕　「行政庁に通報することはない」 → アドバイスのほか、必要に応じて行政庁への通報や問題提起を行っています。

行政庁による
処分のまとめ

不適切な広告や
販売方法への処分は

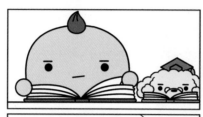

・改善命令
・業務停止命令
・緊急命令

…などがあるよ

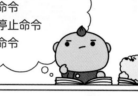

これを行うのが
「誰」なのかを
しっかり
把握しよう！

厚生労働大臣　　都道府県知事

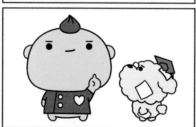

都道府県レベルか
国レベルか
で覚えよう！

421

5章

医薬品の
適正使用・安全対策

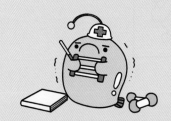

この章で学ぶこと！

主に「医薬品の添付文書の読み方」、「副作用情報」、「医薬品副作用被害救済制度」など医薬品に付随する情報について問われる章となります。3章や4章と関連する内容が多いため、比較的学習しやすい章となっています。また、別表からも出題されるので、それらにも目を通す必要があります。出題される問題は毎年それほど大きく変更（変動）はありませんので、過去問やテキストをしっかりチェックしておけば、得点を稼ぎやすい章と言えるので最後までがんばりましょう！

医薬品の適正使用情報 ①

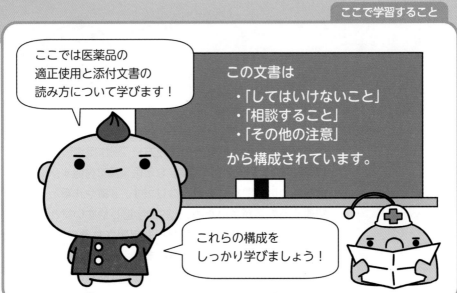

ここでは医薬品の
適正使用と添付文書の
読み方について学びます！

この文書は
・「してはいけないこと」
・「相談すること」
・「その他の注意」
から構成されています。

これらの構成を
しっかり学びましょう！

1 医薬品の適正使用情報

医薬品の適正使用情報とは

　医薬品は、その「適正な使用のために必要な情報（適正使用情報）」を伴って初めて医薬品としての機能を発揮します。

適正使用情報

・効能・効果

・用法・用量

・起こり得る副作用など

◯✕問題

医薬品は、効能・効果、用法・用量、副作用等、その適正使用情報を伴わなくても、医薬品としての機能する。

解答・解説　✕　「伴わなくても」→「伴って初めて」

● 購入者が判断しやすい表現

　要指導医薬品または一般用医薬品は、その医薬品のリスク区分に応じた販売または授与する者その他の医薬関係者から提供された情報に基づき、一般の生活者が購入し、自己の判断で使用するものです。そのため、添付文書の記載は、その適切な選択、適正な使用を図る上で特に重要であり、**一般の生活者**に理解しやすい**平易な表現**になっています。

◯✕問題

要指導医薬品又は一般用医薬品の添付文書や適正使用情報は、医薬品の販売に従事する専門家向けに専門的な表現で記載されている。

解答・解説　✕　「医薬品の販売に従事する専門家向けに専門的な表現で」→「一般の生活者に理解しやすい平易な表現で」

● 積極的な情報提供の必要性

　医薬品の販売などに従事する専門家においては、添付文書や製品表示に記載されている内容を的確に理解した上で、その医薬品を購入、または使用する個々の生活者の状況に応じて、積極的な情報提供が必要と思われる事項に焦点を絞り、効果的かつ効率的な説明がなされることが重要です。

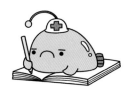

わかりやすく端的に書いてあるわけだね

2 添付文書の読み方

　要指導医薬品、一般用医薬品および薬局製造販売医薬品には、それに添付する文書（添付文書）またはその容器もしくは包装に、「用法、用量その他使用および取扱い上の必要な注意」などの記載が義務づけられています。

医薬品を使う前には
必ず読まなきゃ！

426

添付文書はこう読む！【前編】

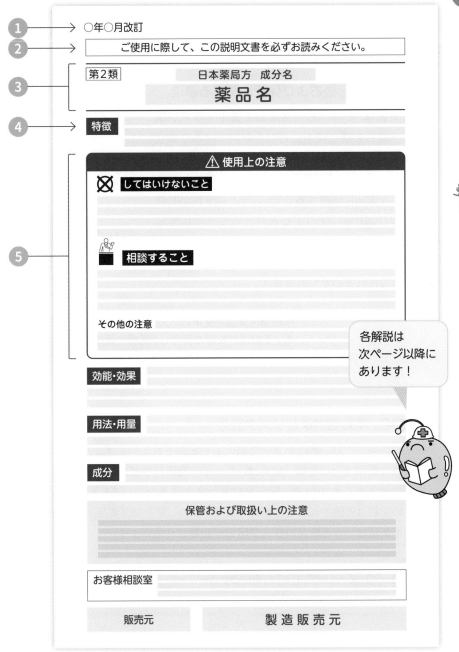

① → ○年○月改訂

② → ご使用に際して、この説明文書を必ずお読みください。

③ 第2類　　　　日本薬局方　成分名
薬 品 名

④ → 特徴

⑤
⚠ 使用上の注意

🚫 **してはいけないこと**

💁 **相談すること**

その他の注意

各解説は
次ページ以降に
あります！

効能・効果

用法・用量

成分

保管および取扱い上の注意

お客様相談室

販売元　　　　　　　製 造 販 売 元

❶ 改訂年月

　一般用医薬品を含めて、医薬品の添付文書の内容は必要に応じて**随時改訂**がなされています。重要な内容が変更された場合には、**改訂年月**を記載するとともに**改訂された箇所**が明示されています。

❷ 添付文書の必読および保管に関する事項

　添付文書は、その一般用医薬品を使用する人が開封時に一度目を通せば十分というものではありません。添付文書の販売名の**上部**に、「使用にあたって、この説明文書を**必ず読むこと**。また、必要なときに読めるよう**大切に保存すること**。」などの文言が記載されており、実際に使用する人やそのときの状態などによって留意されるべき事項が異なってくるため、必要なときにいつでも取り出して読むことができるように保管される必要があります。

　一般用医薬品を使用した人が医療機関を受診する際にも、その添付文書を持参し、医師や薬剤師に見せて相談がなされることが重要です。

❸ 販売名、薬効名およびリスク区分

　通常の医薬品では、**承認**を受けた販売名が記載されています。薬効名とは、その医薬品の**薬効**または**性質**（例えば、主たる有効成分など）が簡潔なわかりやすい表現で示されたものです。販売名に薬効名が含まれている※ような場合には、薬効名の記載は**省略**されることがあります。また、第一類医薬品、第二類医薬品、第三類医薬品という各製品の**リスク区分**が記載されています。

 ※ 例えば、「○○○胃腸薬」など。

④ 製品の特徴

医薬品を使用する人に、その製品の**概要**をわかりやすく説明することを目的として記載されています。

⑤ 使用上の注意

「**してはいけないこと**」、「**相談すること**」および「**その他の注意**」から構成されています。文字の色や大きさを変えるなど、他の記載事項と比べて**目立つように**記載され、各項目の見出しには、それぞれ例示された標識的マークが付されていることが多いです。

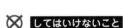

よく出るマーク

⚠ 使用上の注意

 してはいけないこと

相談すること

○×問題

医薬品の添付文書は、医薬品の有効性・安全性等に係る新たな知見、使用に係る情報の有無にかかわらず、定期的に改訂がなされている。

解答・解説 ✕ 「情報の有無にかかわらず定期的に」→「情報に基づき、必要に応じて随時」

販売名に薬効名が含まれている場合でも、薬効名の記載は省略できない。

解答・解説 ✕ 「省略できない」→「省略できる」

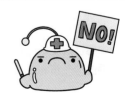

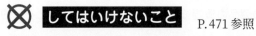 **してはいけないこと** P.471 参照

　守らないと症状が**悪化する事項**、副作用または事故などが起こりやすくなる事項について記載されています。一般用検査薬では、その検査結果のみで**確定診断**はできないので、判定が**陽性**であれば速やかに医師の診断を受ける旨が記載されています。

● 「次の人は使用（服用）しないこと」
① 使用を避けるべき人

　重篤な副作用を生じる危険性が特に高いため「**使用を避けるべき人**」について、生活者が**自らの判断**で認識できるよう記載することとなっています。

- ・アレルギーの既往歴
- ・症状や状態
- ・基礎疾患
- ・年齢
- ・妊娠の可能性の有無
- ・授乳の有無など

「使用を避けるべき人」
だったのね…

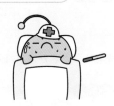

② アレルギーの既往歴

　重篤な副作用として、**ショック（アナフィラキシー）**、**皮膚粘膜眼症候群**、**中毒性表皮壊死融解症**、喘息などが掲げられている医薬品では、アレルギーの既往歴がある人などは使用しないこととして記載されています。

③ 小児の場合

　小児が使用した場合に特異的な有害作用のおそれがある成分を含有する医薬品では、「**15歳未満の小児**」、「**6歳未満の小児**」などと記載されています。

重篤な副作用として、ショック（アナフィラキシー）が掲げられている医薬品には、「本剤又は本剤の成分によりアレルギー症状を起こしたことがある人は注意して使用すること」と記載されている。

解答・解説 ×　「注意して使用すること」→「使用しないこと」

小児が使用した場合、特異的な有害作用のおそれがある成分を含有する医薬品には「相談すること」の項に「6歳未満の小児」等と記載されている。

解答・解説 ×　「相談すること」→「してはいけないこと」

●「本剤を使用（服用）している間は、次の医薬品を使用（服用）しないこと」

① 成分の重複している医薬品との併用

　要指導医薬品または一般用医薬品は、複数の有効成分が配合されている場合が多く、使用方法や効能・効果が異なる医薬品同士でも、同一成分または類似の作用を有する成分が重複することがあります。**併用すると作用の増強、副作用などのリスクの増大**が予測されるものについて注意喚起をし、**使用を避ける**など適切な対応が図られるよう記載されています。

② 医療用医薬品との併用

　医療用医薬品との併用については、医療機関で治療を受けている人が、治療のために処方された医薬品の使用を**自己判断**で控えることは適当でないため、「相談すること」の項において、「**医師（または歯科医師）の治療を受けている人**」などとして記載されてます。

● その他「してはいけないこと」

小児では通常当てはまらない内容もありますが、小児に使用される医薬品においても、**一般的な注意事項**として記載されています。

①「服用前後は飲酒しないこと」

眠気や異常なまぶしさなどが引き起こされると、重大な事故につながるおそれがあるため、その症状の内容とともに注意事項が記載されています。また、摂取されたアルコールによって、医薬品の作用の増強、副作用を生じる危険性の増大などが予測される場合に記載されています。

②「長期連用しないこと」

連用すると副作用が現れやすくなる成分、効果が減弱して医薬品に頼りがちになりやすい成分または比較的作用の強い成分が配合されている場合に記載されます。症状が改善したか否かによらず、漫然と使用し続けることは避ける必要があります。

③「授乳中の人は本剤を服用しないか、本剤を服用する場合は授乳を避けること」

一部が乳汁中に移行し、乳児に悪影響を及ぼすおそれがある成分を含む医薬品に記載されます。

○×問題

小児に使用される医薬品では「服用前後は飲酒しないこと」など、小児では通常当てはまらない内容は記載しなくてもよい。

解答・解説　×　「記載しなくてもよい」→「記載が必要」

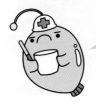

小児用とはいえ、
記載は必要！

相談すること P.483 参照

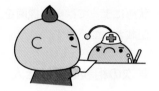

その医薬品を**使用する前**に、その**適否**について専門家に相談した上で適切な判断がなされるべき場合に記載されています。

●「医師などの治療を受けている人」

医師の治療を受けているときは、何らかの薬剤投与などの処置がなされており、自己判断で医薬品が使用されると治療の妨げになったり、同種の有効成分の重複や相互作用を生じることがあります。

●「妊婦または妊娠していると思われる人」

胎児への影響や妊娠という特別な身体状態を考慮して、一般的に医薬品の使用には慎重を期す必要があります。

●「授乳中の人」

摂取した医薬品の成分の一部が**乳汁**中に移行することが知られていますが、「してはいけないこと」の項で記載するほどではない場合に記載されています。

●「高齢者」

「高齢者」とは、およその目安として**65歳以上**を指します。

●「薬などによりアレルギー症状を起こしたことがある人」

他の医薬品でアレルギーの既往歴がある人や、**アレルギー体質**の人は、一般にアレルギー性の副作用に生じるリスクが高く、その医薬品の使用の適否について慎重な判断がなされるべきです。

● 「次の症状がある人」

　軽率な使用がなされると**状態の悪化や副作用**などを招きやすい症状や、状態によっては医療機関を**受診**することが適当と考えられる場合について記載されています。

●次の相談を受けた人

　現に医師の治療を受けているか否かによらず、その医薬品が使用されると状態の悪化や副作用などを招きやすい基礎疾患などが示されています。

副作用についての記載

その医薬品を**使用したあと**に、副作用と考えられる症状を生じた場合には、いったん使用を中止した上で**適切な対応**が円滑に図られるよう、次のように記載されています。

① 副作用と考えられる症状を生じた場合

副作用については、まず**一般的な副作用**について関係部位別に症状が記載されます。使用（服用）後、次の症状が現れた場合のあとに、**まれに発生する重篤な副作用**について**副作用名**ごとに症状が記載されています。

② 薬理作用などから発現が予測される軽微な症状がみられた場合

薬理作用などから発現が予測される軽微な症状（例：抗ヒスタミン薬の眠気）であっても、症状の持続、増強が見られた場合には、いったん使用を中止し専門家に相談する旨が記載されています。

③ 一定期間または一定回数使用したあとに症状の改善がみられない場合

漢方処方製剤では、ある程度の期間継続して使用されることにより効果が得られるとされるものが多いため、漢方処方製剤を長期連用する場合には、専門家に相談する旨が記載されています。
一般用検査薬では、検査結果が**陰性**であっても**何らかの症状**がある場合は、再検査するかまたは医師に相談する旨などが記載されています。

○×問題

「相談すること」には、医薬品の使用前に、その適否について専門家に相談した上で適切な判断がなされるべきである場合が記載されており、使用後の内容は記載されていない。

解答・解説 × 「使用後の内容は記載されていない」→「使用後についての記載もある」

副作用については、まずまれに発生する重篤な副作用について副作用名ごとの症状が記載されたあとに、一般的な副作用について発現部位別に症状が記載されている。

解答・解説 × 「一般的な副作用について〜」が先に記載され、そのあとに「まれに発生する重篤な副作用〜」が記載されます。

漢方処方製剤では、ある程度の期間継続して使用されることで効果が得られるとされているものが多いので、長期連用する場合でも専門家に相談する旨は記載されていない。

解答・解説 × 「記載されていない」→「記載されている」

その他の注意

　容認される軽微なものについては、「**次の症状が現れることがある**」として記載されています。

○×問題

一般用医薬品の添付文書で、容認される軽微な症状については「使用上の注意」として記載されることはない。

解答・解説 × 「記載されることはない」→「次の症状が現れることがある」

添付文書はこう読む！【後編】

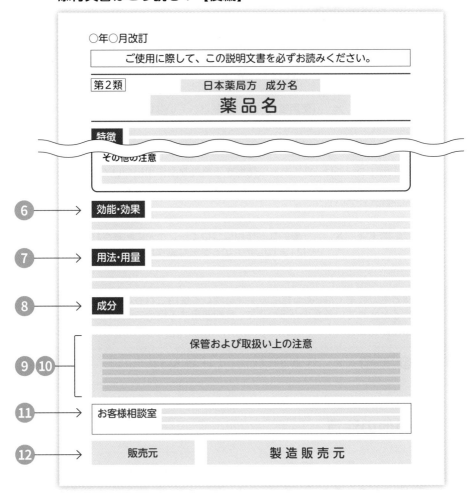

⑥ 効能または効果

　一般の生活者が**自ら判断**できる症状、用途などが示されています。効能または効果に関連する注意事項がある場合には、これらの項目に続けて区別して記載されています。一般用検査薬では、「効能または効果」ではなく「使用目的」と記載されています。

 「適応症」として記載されている場合もあります。

❼ 用法および用量

　年齢区分、1回用量、1日の使用回数などについて一般の生活者にわかりやすく、表形式で示されるなど工夫して記載されています。小児に使用させる場合の注意など、用法・用量に関連する使用上の注意事項がある場合には、用法および用量の項目に続けて、これと**区別**して記載されています。一般用検査薬では、「用法および容量」ではなく「使用方法」と記載されています。

> 点眼剤に類似した容器に収められた外用液剤では、取り違えにより点眼される事故防止のため、その容器本体に赤枠・赤字で「目に入れない」旨の文字、また、「水虫」の文字など点眼薬と区別可能な表示についても目立つよう記載されています。

❽ 成分および分量

　有効成分の名称および**分量**が記載され、併せて、添加物として配合されている成分も掲げられています（人体に直接使用しない検査薬などを除く）。使用上の注意事項がある場合には、「成分および分量」の項目に続けて、これと**区別**して記載されています。一般用検査薬では、「成分および分量」ではなく「キットの内容および成分・分量」と記載されています。

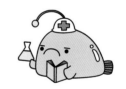

> 妊娠検査薬では
> 検出感度も併せて記載されています。

❾ 病気の予防・症状の改善につながる**事項**

　医薬品の使用のみに頼ることなく、日常生活上、どのようなことに心がけるべきかなど症状の予防・改善に繋がる事項（いわゆる「養生訓」）について記載されていることがありますが、養生訓は**必須記載事項ではありません**。

❿ 保管および取扱い上の注意

① 「直射日光の当たらない（湿気の少ない）涼しい場所に（密栓して）保管すること」

シロップ剤などは変質しやすいため、開封後は冷蔵庫内に保管されるのが望ましいとされています。錠剤、カプセル剤、散剤などでは、取り出したときに室温との急な温度差で湿気を帯びるおそれがあるため、冷蔵庫内での保管は不適当です。

ただし、凍結すると変質したり、効力が減弱する場合があります。また、家庭における誤飲事故などを避けるため、医薬品は食品と区別して、誰にでもわかるように保管されることも重要です。

② 「小児の手の届かないところに保管すること」

小児の手に取れる場所や目につくところに医薬品が置かれていた場合に、誤飲事故が多く報告されています。

③ 「他の容器に入れ替えないこと」

医薬品を別の容器へ移し替えると、中身がどんな医薬品であったかわからなくなってしまい、誤用の原因となるおそれがあります。また、容器が湿っていたり、汚れていたりした場合、品質が保持できなくなるおそれがあります。

④ その他「他の人と共用しないこと」など

●点眼薬

点眼薬では、複数の使用者間で使い回されると、万一、使用に際して薬液に細菌汚染があった場合に、別の使用者に感染するおそれがあります。

●エアゾール製品・消毒用アルコール

可燃性ガスを噴射剤としているエアゾール製品や消毒用アルコールなど、危険物に該当する製品における消防法に基づく注意事項や、エアゾール製品に対する高圧ガス保安法に基づく注意事項については、それぞれ法律上、その容器への表示が義務づけられていますが、添付文書において「保管および取扱い上の注意」としても記載されています。

適切に保管されていない医薬品は、化学変化や雑菌の繁殖等が生じるため、特に錠剤、カプセル剤、散剤などは変質しやすいので、冷蔵庫内に保管されるのが望ましい。

解答・解説 ✕ 「錠剤、カプセル剤、散剤」 → 「シロップ剤」

危険物に該当している可燃性ガスを噴射剤としているエアゾール製品は、資源の有効な利用の促進に関する法律に基づき、「火気厳禁」等の表示がある。

解答・解説 ✕ 「資源の有効な利用の促進に関する法律に基づき」 → 「危険物に該当する製品に対する消防法に基づき」

⑪ 消費者相談窓口

製造販売元の製薬企業（製造販売業者）において購入者などからの相談に応じるための窓口担当部門の名称、**電話番号**、**受付時間**などが記載されています。

⑫ 製造販売業者の名称および所在地

製造販売業の許可を受け、その医薬品について製造責任を有する製薬企業の**名称**および**所在地**が記載されています。

消費者相談窓口に記載されているのは、製造販売業者に許可を与えた都道府県の許可担当部門の名称、電話番号である。

解答・解説 ✕ 製造販売元の製薬企業において、購入者などからの相談に応じるための窓口担当部門の名称、電話番号、受付時間などが記載されています。

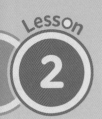

医薬品の適正使用情報 ②

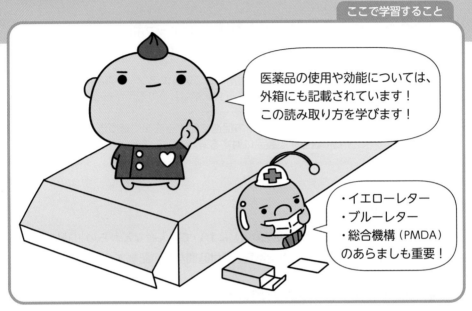

医薬品の使用や効能については、
外箱にも記載されています！
この読み取り方を学びます！

・イエローレター
・ブルーレター
・総合機構（PMDA）
のあらましも重要！

1 製品表示の読み方

　添付文書がある医薬品であっても、添付文書は外箱に封入されていることから、購入者が購入後に添付文書を見て初めて適当な製品でなかったと分かる事態が起こる可能性があります。

　そのような事態を防ぐために、医薬品の適切な選択に関する事項は、添付文書だけでなく外箱に「も」記載されています。

- ・効能・効果　　・用法・用量
- ・添加物として配合されている成分
- ・使用上の注意

外箱にはこんなことが書いてあります

① 使用上の注意「してはいけないこと」の項において、「次の人は使用（服用）しないこと」など、副作用や事故などが起きる危険性を回避するため記載されている内容

② 「使用にあたって添付文書をよく読むこと」など、添付文書の必読に関する事項

③ 専門家への相談勧奨に関する事項

④ 「保管および取扱い上の注意」の項のうち、医薬品の保管に関する事項

⑤ 他の法令に基づく製品表示事項

① 1回服用量中0.1mLを超える**アルコール**を含有する内服液剤については、例えば「アルコール含有○○mL以下」のように、アルコールを**含有する旨**およびその**分量**が記載されています。

② 包装中に封入されている医薬品（内袋を含む）だけが取り出され、添付文書が**読まれない**といったことのないように記載されています。

③ **症状**、**体質**、**年齢**などからみて、副作用による危険性が高い場合もしくは医師などの治療を受けており、**一般使用者**の判断のみで使用することが不適当な場合について記載されています。

④ **保管に関する表示**

購入者によっては、購入後すぐ開封せずにそのまま保管する場合や持ち歩く場合があるため、**添付文書を見なくても**適切な保管がなされるよう、その容器や包装にも、保管に関する注意事項が記載されています。

使用期限の表示

適切な保存条件の下で製造後**3年**を超えて性状および品質が安定であることが確認されている医薬品において法的な**表示義務はありません**。**配置販売**される医薬品では、「**配置期限**」として記載される場合があります。

表示された「使用期限」は、**未開封状態**で保管された場合に品質が保持される期限であり、いったん開封されたものについては記載されている期日まで品質が保証されない場合があります。

> 使用期限は「開封されてから」と、出題されるから注意！

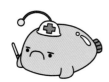

❺ 他の法令に基づく製品表示事項

可燃性ガスを噴射剤としているエアゾール製品、消毒用アルコールなどの危険物は、消防法に基づく注意事項が記載されています。

また、エアゾール製品は、高圧ガス保安法に基づく注意事項が記載されている（「高温に注意」、使用ガスの名称など）。

○✕問題

1回の服用量中0.01mLのアルコールを含む内服液剤（滋養強壮を目的とするもの）には、アルコールを含有する旨及びその分量が記載されている。

解答・解説 ✕ 「0.01mL」→「0.1mL」

使用期限の表示は、適切な保存条件で製造後1年間性状及び品質が安定していることが確認された医薬品において法的な表示義務はない。

解答・解説 ✕ 「1年間」→「3年を超えて」

2 安全性情報など、その他の情報

医薬品の製造販売業者等は、医薬品の適正な使用のために必要な情報を収集し、検討するとともに、薬局開設者、店舗販売業者、配置販売業者およびそこに従事する薬剤師や登録販売者に対して、提供するよう努めなければならないとされています。情報には以下の3種類（緊急安全性情報、安全性速報、医薬品・医療機器など安全性情報）があり、それぞれ区別が重要です。

緊急安全性情報

緊急安全性情報は A4 サイズの**黄色地**の印刷物で、**イエローレター**とも呼ばれます。

医薬品、医療機器または再生医療等製品について**緊急**かつ**重大**な注意喚起や使用制限に係る対策が必要な状況にある場合に作成されます。

● 伝達方法

厚生労働省からの命令、指示、**製造販売業者**の自主決定などに基づいて作成されます。

（独）医薬品医療機器総合機構※による医薬品医療機器情報配信サービスによる配信（PMDA メディナビ）、製造販売業者から医療機関や薬局などへの**直接の配布**、ダイレクトメール、ファックス、電子メールによる情報提供（**1ヶ月以内**）などにより情報伝達されるものです。

※略称は「総合機構（PMDA）」

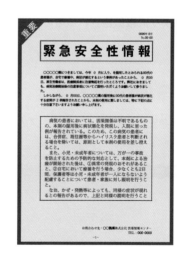

医療用医薬品についての情報伝達である場合が多いですが、**小柴胡湯**による**間質性肺炎**に関する緊急安全性情報（平成8年3月）のように、**一般用医薬品でも緊急安全性情報が発出された**こともあります。

安全性速報

安全性速報は A4サイズの**青色地**の印刷物で、**ブルーレター**とも呼ばれています。
　医薬品、医療機器または再生医療等製品について一般的な使用上の注意の改訂情報よりも「**迅速な注意喚起**や**適正使用**のための対応の注意喚起が必要な状況」にある場合に作成。

● 伝達方法

　厚生労働省からの命令、指示、**製造販売業者**の自主決定などに基づいて作成されます。総合機構による医薬品医療機器情報配信サービスによる配信（PMDA メディナビ）、製造販売業者から医療機関や薬局などへの**直接の配布**、ダイレクトメール、ファックス、電子メールによる情報提供（**1ヶ月以内**）などにより情報伝達されるものです。

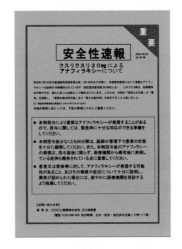

緊急安全性情報は、A4 サイズの青色地の印刷物で、ブルーレターと呼ばれている。

解答・解説　　×　　「緊急安全性情報」→「安全性速報」

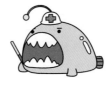

特に色と名前を入れ替えて
出題されることがあるから
気をつけてね！

医薬品・医療機器などの安全性情報

　厚生労働省においては、医薬品（**一般用医薬品を含む**）、医療機器などによる重要な副作用、不具合などに関する情報をとりまとめ、「医薬品・医療機器等安全性情報」として、広く医薬関係者向けに情報提供を行っています。

　その内容としては、医薬品の**安全性**に関する解説記事や、使用上の注意の**改訂内容**、主な対象品目、参考文献※などが記載されています。

※重要な副作用などに関する改訂については、その根拠となった症例の概要も紹介しています。

総合機構のホームページ

　総合機構のホームページでは、添付文書情報、厚生労働省より発行される「医薬品・医療機器等安全性情報」のほか、要指導医薬品および一般用医薬品に関連した以下のような情報が掲載されています。

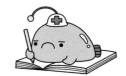

総合機構ホームページ
https://www.pmda.go.jp

総合機構のホームページに掲載されている情報

厚生労働省が製造販売業者などに指示した**緊急安全性情報**、「使用上の注意」の改訂情報

製造販売業者や医療機関などから報告された、医薬品による**副作用が疑われる症例情報**

医薬品の**承認情報**

医薬品などの**製品回収**に関する情報

一般用医薬品・要指導医薬品の**添付文書情報**

○×問題

独立行政法人医薬品医療機器総合機構のホームページには、同総合機構より発行の「医薬品・医療機器等安全性情報」が掲載されている。

解答・解説 × 「同総合機構」→「厚生労働省」

● ホームページは誰でも利用可能

　総合機構では、医薬品・医療機器の安全性に関する特に重要な情報が発出されたときに、ホームページに掲載するとともに、その情報を電子メールによりタイムリーに配信する**医薬品医療機器情報配信サービス（PMDA メディナビ）**を行っています。また、このサービスは**誰でも利用可能**であり、最新の情報を入手することができます。

「医療専門家や医療従事者しか利用できない」
と出題されることがありますが、
「誰でも利用可能」が正しいです。

○×問題

厚生労働省は、医薬品・医療機器の安全性に関する特に重要な情報を電子メールにより配信する医薬品医療機器情報配信サービスを行っている。

解答・解説 × 「厚生労働省」→「総合機構」

購入者に対する情報提供への活用

添付文書の活用

●医療用医薬品は電子化しましたが一般用は紙のまま！

令和３年８月１日より、医療用医薬品への紙の添付文書の同梱を廃止し

注意事項等情報は電子的な方法により提供されることになりました。
医薬品の容器また被包に当該情報を入手するために必要な符号（バーコードまたは二次元コード）を記載おり、
この符号をスマートフォンなどで読み取る

総合機構のホームページで公表されている最新の添付文書などの情報にアクセスすることが可能となります。

一方で…

一般用医薬品などの消費者が直接購入する製品は、使用時に添付文書情報の内容を直ちに確認できる状態を確保する必要があるため、引き続き紙の添付文書の同梱がされています。

● 専門家からの情報提供もできる

・総合機構に掲載されている最新の添付文書情報などから、医薬品の適切な選択、適正な使用が図られるよう、購入者などに対して情報提供を行うことが可能になります。

・購入者への情報提供の実効性を高める観点からも、購入後、その医薬品を使い終わるまで、添付文書は必要なときにいつでも取り出して読むことができるよう大切に保存するよう説明しておく必要があります。

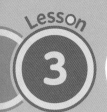

医薬品の安全対策

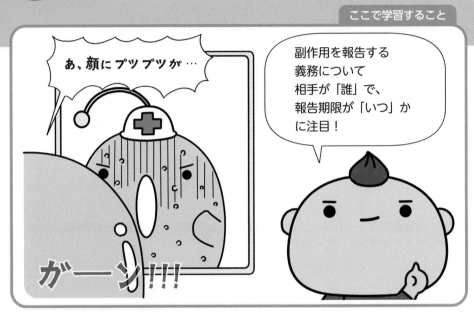

1 医薬品の副作用情報などの収集

　1961年に起こったサリドマイド薬害事件を契機として、医薬品の安全性に関する問題が世界共通のものとなりました。1968年に、世界保健機構（WHO）加盟各国を中心に、各国自ら医薬品の副作用情報を収集、評価する体制（WHO国際医薬品モニタリング制度）を確立しました。

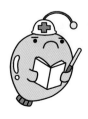

448

医薬品・医療機器等安全性情報報告制度

副作用情報の報告の流れ

　医薬関係者は、医薬品の副作用などによるものと疑われる健康被害の発生を知った場合において、保健衛生上の危害の発生または拡大を防止するため必要があると認めるときは、その旨を**厚生労働大臣**に報告しなければなりません。

副作用情報を報告

医療関係者　→　厚生労働大臣

※なお、実務上は、法律の規定により、報告書を総合機構に提出することとされている。

医療関係者
薬局開設者、病院、診療所もしくは飼育動物診療施設の開設者または医師、歯科医師、薬剤師、登録販売者、獣医師その他

医薬品・医療機器等安全性情報報告制度で、医薬関係者は医薬品の副作用等によるものと疑われる健康被害の発生を知った場合において、保健衛生上の危害の発生又は拡大を防止する必要があると認める場合は、その旨を厚生労働大臣に報告しなければならないが、実務上は、報告書を都道府県に提出することとされている。

解答・解説　×　「都道府県に」→「総合機構に」

医薬品副作用モニター制度

　本制度は、WHO 加盟国の一員として日本が対応した安全対策に係る制度の1つであり、1967 年 3 月より、約 **3,000** の**医療機関**をモニター施設に指定して、厚生省（当時）が直接副作用報告を受ける「**医薬品副作用モニター制度**」としてスタートしました。また、一般用医薬品による副作用などの情報を収集するため、1978 年 8 月より、約 **3,000** のモニター薬局で把握した副作用事例などについて、定期的に報告が行われるようになりました。

● 報告制度における登録販売者の立場

2002 年 7 月には薬事法が改正され、医師や薬剤師などの**医薬関係者**による副作用などの報告が**義務化**されました。さらに、2006 年 6 月の薬事法改正による登録販売者制度の導入に伴い、**登録販売者**も本制度に基づく報告を行う医薬関係者として位置づけられました。

企業からの副作用などの報告制度

医薬品の市販後においても、常にその品質、有効性および安全性に関する情報を収集することは重要なことです。また、医薬関係者に必要な情報として提供することが、医薬品の適切な使用を確保する観点からも、企業責任として重要です。

製造販売業者の報告義務

・製造販売業者は、その製造販売をし、または承認を受けた医薬品について、その副作用などによるものと疑われる健康被害の発生、その使用によるものと疑われる感染症の発生などを知ったときは、その旨を**定められた期限**までに**厚生労働大臣**に報告することが義務づけられています。

・一般用医薬品に関しても、承認後の調査が製造販売業者などに求められており、承認後の安全対策につなげている。

医療関係者（登録販売者を含む）の情報収集の協力

・医療関係者（登録販売者を含む）は、製造販売業者などが行う情報収集に協力するよう**努め**なければなりません。

主体は企業で
医療関係者は「企業に協力する」という立場です。

企業からの副作用・感染症報告とその期限

○ 副作用症例報告			報告期限	
		重篤性	国内事例	外国事例
医薬品によるものと疑われる副作用症例の発生	使用上の注意から予測できないもの	死亡	15日以内	
		重篤(死亡を除く)	15日以内	
		非重篤	定期報告	
	使用上の注意から予測できるもの	死亡	15日以内	
		重篤(死亡を除く):新有効成分含有医薬品として承認後2年以内	15日以内	
		市販直後調査などによって得られたもの	15日以内	
		重篤(死亡を除く):上記以外	30日以内	
		非重篤		
	発生傾向が使用上の注意等から予測することが出来ないもの	重篤(死亡含む)	15日以内	
	発生傾向の変化が保健衛生上の危害の発生又は拡大のおそれを示すもの	重篤(死亡含む)	15日以内	

> 15日と30日を
> 入れ替えて
> よく出題されます!

○ 感染症症例報告			報告期限	
		重篤性	国内事例	外国事例
医薬品によるものと疑われる感染症症例の発生	使用上の注意から予測できないもの	重篤(死亡を含む)	15日以内	
		非重篤	15日以内	
	使用上の注意から予測できるもの	重篤(死亡を含む)	15日以内	
		非重篤		

○ 外国での措置報告	報告期限
外国における製造、輸入又は販売の中止、回収、廃棄その他の保健衛生上の危害の発生又は拡大を防止するための措置の実施	15日以内

○ 研究報告	報告期限
副作用・感染症により、癌その他の重大な疾病、障害若しくは死亡が発生するおそれがあることを示す研究報告	30日以内
副作用症例・感染症の発生傾向が著しく変化したことを示す研究報告	30日以内
承認を受けた効能若しくは効果を有しないことを示す研究報告	30日以内

※ P.495 にも「手引き」別表5−4として掲載しています。

● 再審査制度と安全性の調査

① 再審査制度

　既存の医薬品と**明らかに異なる**有効成分が配合されたものについては、**10年を超えない**範囲で厚生労働大臣が承認時に定める一定期間（**概ね8年**）、**承認後の使用成績**などを製造販売業者などが集積し、厚生労働省へ提出する制度（**再審査制度**）が適用されます。

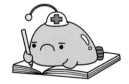

それぞれの制度の「一定期間」が何年かを覚えておこう！

② 安全性調査

　医療用医薬品で使用されていた有効成分を一般用医薬品で初めて配合したものについては、**承認条件**として承認後の一定期間（**概ね3年**）、**安全性**に関する調査および調査結果の報告が求められています。

2 副作用情報の評価および措置

　各制度において収集された副作用などの情報は、その医薬品の**製造販売業者**などにおいて評価・検討され、必要な安全対策が図られます。

各制度において収集
⬇
【総合機構】
専門委員の意見を聴きながら調査検討が行われる。
⬇
【厚生労働省】
総合機構の結果に基づき、厚生労働大臣は、
薬事・食品衛生審議会の意見を聴いて、
安全対策上必要な行政措置を講じている。

副作用等の情報は、都道府県において評価・検討され、必要な安全対策が図られる。また、厚生労働大臣により、製造・販売の中止や製品の回収等の安全対策上必要な行政措置が講じられる。

 ✕　　「都道府県」→「製造販売業者等」

各制度によって収集された副作用情報は、厚生労働省において専門委員の意見を聴きながら調査検討が行われ、その結果に基づき、厚生労働大臣は、薬事・食品衛生審議会の意見を聴いて、安全対策上必要な行政措置を行う。

 ✕　　「厚生労働省」→「総合機構」

3 医薬品による副作用などが疑われる場合の報告の仕方

　法の規定に基づく医薬品の副作用等報告では、保健衛生上の危害の拡大を防止するため、医薬品等によるものを疑われる、体の変調・不調、日常生活に支障を来す程度の健康被害（死亡を含む。）について報告が求められています。

健康被害の報告対象

・医薬品などによるものと疑われる、身体の変調
・不調、日常生活に支障を来す程度の健康被害（死亡を含む）
・医薬品との因果関係が必ずしも明確でない場合
・医薬品の過量使用や誤用などによるものと思われる健康被害
・副作用の症状がその医薬品の適応症状と見分けがつきにくい場合
　（例：かぜ薬による間質性肺炎）

医薬部外品または化粧品による健康被害についても、自発的な情報協力が要請されています。なお、無承認無許可医薬品または健康食品によると疑われる健康被害については、最寄りの保健所に連絡することとなっています。

報告様式と報告期限

　報告様式は、医薬品・医療機器等安全性情報報告制度と同様に総合機構ホームページから入手できます。記入欄すべてに記入がなされる必要はなく、報告期限も特に定められいません。

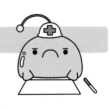

「すべて記載しなければならない」
「〇〇日以内に報告する」
などとして出題されるよ！

● 報告書の提出者

複数の専門家が医薬品の販売に携わっている場合であっても、健康被害の情報に直接接した専門家１名から報告書を提出されれば十分です。

報告者に対しては、**安全性情報受領確認書**が交付されます。

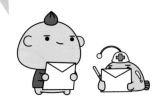

「接触した全ての専門家から提出が必要」などとして出題されるよ。

○×問題

副作用情報は、医薬品との因果関係が明確ではない場合、報告の対象外とされている。

(解答・解説) ✕ 「報告の対象外」→「報告の対象となり得える」

副作用については、購入者等（健康被害を生じた本人に限らない）から適切に情報を把握し、報告様式の記入欄すべてに必要事項を記入しなければならない。

(解答・解説) ✕ すべてに記入がなされる必要はありません。

医薬品・医療機器等安全性情報報告制度に関して、報告期限は１ヶ月以内と定められている。

(解答・解説) ✕ 報告期限は特に定められていません。

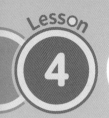

医薬品の副作用などによる健康被害の救済

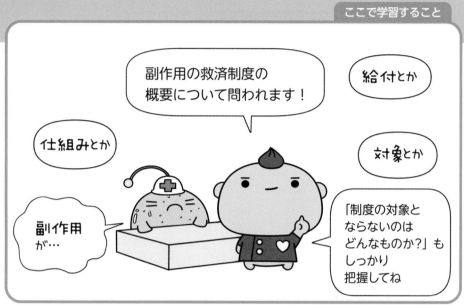

1 医薬品の副作用被害救済制度

医薬品副作用被害救済制度の概要

　医薬品（要指導医薬品および一般用医薬品を含む）を適正に使用したにもかかわらず副作用による一定の健康被害が生じた場合に、医療費などの給付を行い、これにより被害者の**迅速な救済**を図ろうというのが、医薬品副作用被害救済制度です。

医薬品副作用被害救済制度は、添付文書や外箱等に記載されている用法・用量と異なる使用の場合でも副作用であれば基本的に給付される。

解答・解説　×　医薬品を適正に使用したにもかかわらず発生した副作用に対する救済制度です。

医薬品副作用被害救済制度の流れ

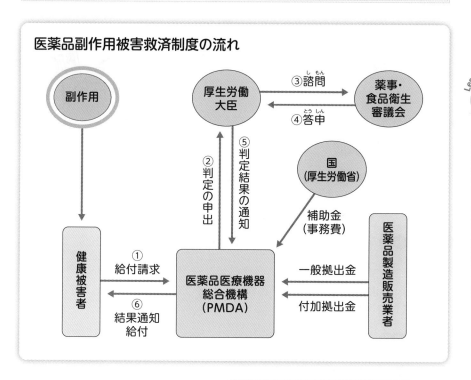

この図、特に番号が付いている部分や「 → の関係 (誰が誰に何をする)」がよく出題されるよ!

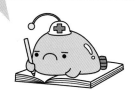

まず、健康被害を受けた**本人**（または**家族**）の給付請求を受けます。そして、その健康被害が医薬品の副作用によるものかどうか、医学的・薬学的判断を要する事項について薬事・食品衛生審議会の諮問（しもん）・答申（とうしん）を経て、最終的に、**厚生労働大臣**が判定した結果に基づき、各種給付が行われます。

救済給付業務に必要な費用のうち給付費については、**製造販売業者**から年度ごとに納付される**拠出金**が充てられることとなっています。

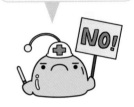

給付申請は、
"本人しかダメ"と出題されることがあります。
実際は、本人がこん睡状態で意識が無い場合もありますから、これは間違い！

○×問題

各種給付は、健康被害が医薬品の副作用によるものかどうか、医薬品が適正に使用されたかどうかなど、医学的薬学的判断を要する事項について都道府県知事が判定し、その結果に基づいて行われる。

（解答・解説）　×　「都道府県知事が判定」→「厚生労働大臣が判定」

医療費、障害年金、遺族年金等の各種給付は、都道府県知事が判定した結果に基づいて行われる。

（解答・解説）　×　「都道府県知事が判定」→「厚生労働大臣が判定」

救済給付業務に関わる費用のうち、給付費については、医薬品販売業者から年度ごとに納付される拠出金が充てられる。

（解答・解説）　×　「医薬品販売業者」→「製造販売業者」

医薬品副作用被害救済制度などへの案内

医薬品の販売に従事する専門家においては、健康被害を受けた購入者に対して救済制度があることや、救済事業を運営する総合機構の相談窓口などを紹介し、相談を促すなどの対応が期待されています。

● 医薬品副作用被害救済制度の給付の種類

給付の種類によっては請求期限が定められており、その期限を過ぎた分については請求できないので注意が必要です。

	給付の種類	請求の期限
医療費	医薬品の副作用による疾病の治療※に要した費用を実費補償するもの（ただし、健康保険などによる給付の額を引いた**自己負担分**）	医療費の支給の対象となる費用の支払いが行われたときから **5 年以内**
医療手当	医薬品の副作用による疾病の治療※に伴う**医療費以外の費用**の負担に着目して給付されるもの（定額）	請求に係る医療が行われた日の属する月の翌日の初日から **5 年以内**
障害年金	医薬品の副作用により一定程度の障害の状態にある **18 歳以上**の人の**生活補償**などを目的として給付されるもの（定額）	**請求期限なし**
障害児養育年金	医薬品の副作用により一定程度の障害の状態にある **18 歳未満**の人を**養育**する人に対して給付されるもの（定額）	**請求期限なし**
遺族年金	**生計維持者**が医薬品の副作用により死亡した場合、その**遺族**の生活の立て直しなどを目的として給付されるもの（定額）（ただし、最高 **10 年間**を限度とする）	・死亡の時から **5 年以内** ・遺族年金を受けることができる**先順位者**が死亡した場合には、その死亡の時から **2 年以内**

※医療費、医療手当の給付の対象となるのは副作用による疾病が「入院治療を必要とする程度」の場合

給付の種類		請求の期限
遺族 一時金	**生計維持者以外**の人が医薬品の副作用により死亡した場合に、その**遺族**に対する見舞などを目的として給付されるもの（**定額**）	遺族年金と同じ
葬祭料 <small>そうさいりょう</small>	医薬品の副作用により死亡した人の**葬祭**を伴う出費に着目して給付されるもの（定額）	遺族年金と同じ

 ○×問題

遺族一時金は、生計維持者が医薬品の副作用により死亡した場合、その遺族に対しての見舞等を目的として給付される。

解答・解説　×　「生計維持者」→「生計維持者以外」

● 救済給付の支給対象となる場合、ならない場合

①給付の対象となる場合

- ・添付文書や外箱等に記載されている用法・容量、使用上の注意にしたがって使用されていることが基本です。
- ・救済給付の対象となる健康被害の程度としては、副作用による疾病のため入院を必要とする程度とされています。
- ・入院治療が必要と認められる場合であっても、やむをえず自宅療養を行った場合も含まれます。

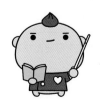

「必ず入院が必要」などと出題されるよ！

②給付対象とならない場合

医薬品を適正に使用して生じた健康被害であっても、特に医療機関での治療を要さずに寛解したような軽度のものについては給付対象に含まれません。また、給付対象とならない医薬品（要指導医薬品または一般用医薬品）には、以下のようなものがあります。

・殺虫剤
・殺鼠剤
・殺菌消毒剤
　（人体に直接使用するものを除く）
・一般用検査薬
・一部の日局収載医薬品
　（精製水、ワセリンなど）

 +

・無承認無許可医薬品の使用による健康被害

 用語解説

無承認無許可医薬品
いわゆる健康食品として販売されたもののほか、個人輸入により入手された医薬品を含む

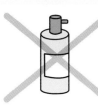

殺虫剤

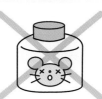

殺鼠剤

殺菌消毒剤
（人体に直接使用するものを除く）

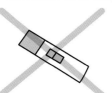

一般用検査薬

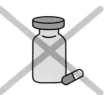

一部の日局収載医薬品

無承認無許可医薬品の
使用による健康被害

● 救済給付の請求にあたって必要な書類

　要指導医薬品または、一般用医薬品の使用による副作用被害への救済給付の請求※に当たっては、**医師の診断書**、医療費を証明する書類（**受診証明書**）、その医薬品の販売をした薬局開設者、医薬品の販売者が作成した**販売証明書**などが必要になります。

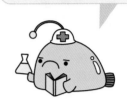

※医薬品の副作用であるかどうか判断がつきかねる場合でも、給付請求を行うことは可能です。

医薬品ＰＬセンター

　医薬品副作用被害救済制度の対象とならないケースのうち、製品不良など、製薬企業に損害賠償責任がある場合には、「医薬品ＰＬセンター」への相談が推奨されています。

団体名	日本製薬団体連合会
施行・開設	平成７年７月のPL法の施行と同時に開設
役割	消費者からの**医薬品**または**医薬部外品**の苦情について製造販売元の企業と交渉するにあたり、**公平・中立**な立場で申し立ての相談を受け付ける
目的	交渉の仲介や調整・あっせんを行い、**裁判によらず**に**迅速な解決**に導くこと

○×問題

医薬品副作用被害救済制度の対象となるケースのうち、製品不良などの製薬企業に損害賠償責任がある場合は、「医薬品 PL センター」への相談が推奨されている。

 ✕ 「医薬品副作用被害救済制度の対象となるケース」→「医薬品副作用被害救済制度の対象とならないケース」

医薬品 PL センターは、平成 7 年 7 月の製造物責任法の施行と同時に、独立行政法人医薬品医療器総合機構によって開設された。

 ✕ 「独立行政法人医薬品医療器総合機構」→「日本製薬団体連合会」

医薬品 PL センターは、消費者の代理として、裁判を迅速に終了させることを目的としている。

 ✕ 「裁判を迅速に終了させること」→「裁判によらずに迅速な解決に導くこと」

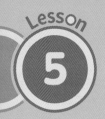

一般用医薬品に関する主な安全対策

ここで学習すること

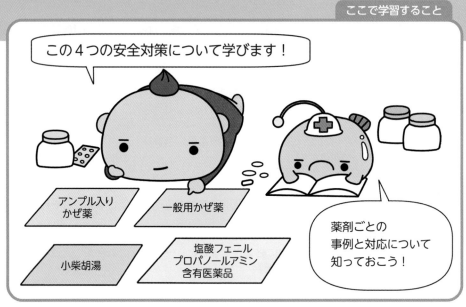

この4つの安全対策について学びます！

アンプル入り
かぜ薬

一般用かぜ薬

小柴胡湯

塩酸フェニル
プロパノールアミン
含有医薬品

薬剤ごとの
事例と対応について
知っておこう！

1 アンプル入りかぜ薬によるショック

事例	かぜ薬（解熱鎮痛成分としてアミノピリン、スルピリンが配合）の使用による重篤な副作用（ショック）で、1959年から1965年までの間に計38人の死亡例が発生
問題への対応時期	1965年
対応内容	厚生省（当時）より関係製薬企業に対し、アンプル入りかぜ薬製品の回収を要請

解熱鎮痛成分としてアミノピリン、スルピリンが配合されたアンプル入りのかぜ薬のを使用したケースでは、死亡例はないものの重篤な副作用（ショック）が発生した。

解答・解説　　×　　「死亡例はない」→「複数の死亡例が発生している」

2　小柴胡湯による間質性肺炎

事例	①小柴胡湯とインターフェロン製剤の併用例による間質性肺炎が報告された ②慢性肝炎患者が小柴胡湯を使用して間質性肺炎を発症、死亡例の発生
問題への 対応時期	1994年1月（①に該当）
対応内容	①インターフェロン製剤との併用を禁忌とする旨の使用上の注意の改訂（①に該当） ②①の発生以降に問題が発生、関係製薬企業に対して緊急安全性情報の配布を指示

小柴胡湯とインターフェロン製剤の併用による鬱血性心不全が報告されたケースから、小柴胡湯についてインターフェロン製剤との併用を禁忌とする使用上の注意が改訂された。

解答・解説　　×　　「鬱血性心不全」→「間質性肺炎」

3　一般用かぜ薬による間質性肺炎

事例	2003年5月までに、**一般用かぜ薬の使用によると疑われる間質性肺炎**の発生事例が、計26例報告
対応内容	厚生労働省では、初期症状は一般用かぜ薬の効能でかぜの諸症状と区別が難しいことを踏まえ、一般用かぜ薬全般につき「症状が悪化した場合には服用を中止して医師の診療を受ける」旨の**使用上の注意の改訂**を指示

4　塩酸フェニルプロパノールアミン（PPA）含有医薬品による出血性脳卒中、脳出血

🇺🇸 米国での事例

事例	2000年5月**米国**において、女性が**食欲抑制剤**として使用した場合に、**出血性脳卒中**の発症リスクとの関連性が高いとの報告があった
対応内容	米国食品医薬品局（FDA）から、米国内におけるPPA含有医薬品の自主的な**販売中止**の要請

⬤ 日本での事例

事例	PPA配合の一般用医薬品による**脳出血**などの副作用事例が複数報告されていた。その多くが**用法・用量**の範囲を超えた使用または禁忌とされている**高血圧症患者**の使用によるものであった
対応内容	厚生労働省から関係製薬企業などに対して、**使用上の注意の改訂**、情報提供の徹底などを行うとともに、代替成分として**プソイドエフェドリン塩酸塩**（PSE）などへの速やかな切り替え指示

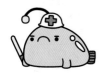

米国と日本を入れ替えて出題されやすいよ！

○✕問題

プソイドエフェドリン塩酸塩（PSE）は、鼻みず、鼻づまり等の症状の緩和を目的に、鼻炎用内服薬、鎮咳去痰薬、かぜ薬等に配合されていたが、出血性脳卒中が発生するリスクとの関連性が高いことから塩酸フェニルプロパノールアミン（PPA）等への切り替えが行われた。

解 答・解 説　　✕　　「プソイドエフェドリン塩酸塩（PSE）」と「塩酸フェニルプロパノールアミン（PPA）」が逆です。

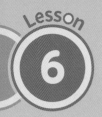

Lesson 6 医薬品の適正使用のための啓発活動

薬と健康の週間

「ダメ。ゼッタイ。」
普及運動 ✕

2つの
啓発活動についての
詳細を押さえよ

1 医薬品の適正使用のための推進活動

　登録販売者においては、薬剤師とともに一般用医薬品の販売などに従事する医薬関係者（専門家）として、適切な**セルフメディケーション**の普及定着、医薬品の**適正使用**の推進のため、こうした活動に積極的に参加、協力することが期待されています。

2つの活動の時期を
入れ替えて出題され
ることがあるよ！

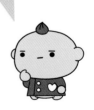

薬と健康の週間

秋	
目的	医薬品の持つ特質およびその使用・取扱いなどについて**正しい知識**を広く生活者に浸透させることにより、保健衛生の維持向上に貢献すること
時期	毎年10月17日〜23日の1週間
実施内容	国、自治体、関係団体などによる広報活動やイベント

「ダメ。ゼッタイ。」普及運動

夏	
目的	「6・26国際麻薬乱用撲滅デー」を広く普及し、薬物乱用防止を一層推進するため
時期	毎年6月20日〜7月19日までの1ヶ月間
実施内容	国、自治体、関係団体などにより、「ダメ。ゼッタイ。」普及運動

一般用医薬品でも起こる薬物乱用・依存

薬物乱用や薬物依存は、違法薬物（麻薬、覚せい剤、大麻など）によるものばかりでなく、**一般用医薬品**によっても生じることがあります。

要指導医薬品または**一般用医薬品**の乱用をきっかけとして、違法な薬物の乱用につながることもあります。

医薬品の適正使用の重要性などに関して、**小中学生**のうちから啓発が重要です。

大量摂取やアルコールとの同時摂取による**急性中毒**から転倒、昏睡、死亡などのほか、長期の乱用によって、臓器障害、情緒不安定、対人関係・社会生活上の障害などにいたった事例が報告されています。

毎年6月17日～23日の1週間は「薬と健康の週間」として、国、自治体、関係団体等による広報活動及びイベントが実施されている。

解答・解説　　✕　　「毎年6月17日～23日の1週間」→「毎年10月17日～23日の1週間」

薬物乱用や薬物依存は、違法薬物（麻薬、覚せい剤、大麻等）によるものであり、一般用医薬品で生じることはない。

解答・解説　　✕　　違法薬物によるものばかりでなく、一般用医薬品によっても生じ得ます。

薬物乱用防止に関する啓発を小中学生に対して行うのは、かえって違法薬物に対する好奇心を刺激することになるため、高校生以上から行うこととされている。

解答・解説　　✕　　医薬品の適正使用の重要性などに関して、小中学生のうちからの啓発が重要とされています。

「小中学生からでは早すぎて薬物乱用を助長する」などと出題されるよ！

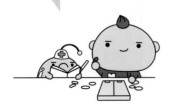

主な使用上の注意の記載とその対象成分・薬効群等
（「手引き」別表5－1）

●「してはいけないこと」

「次の人は使用（服用）しないこと」

○ アレルギーの既往歴	主な成分・薬効群等	理由
「本剤又は本剤の成分によりアレルギー症状を起こしたことがある人」	かぜ薬、解熱鎮痛薬	アレルギー症状の既往歴のある人が再度使用した場合、ショック（アナフィラキシー）、皮膚粘膜眼症候群（スティーブンス・ジョンソン症候群）、中毒性表皮壊死融解症（ライエル症候群）等の重篤なアレルギー性の副作用を生じる危険性が高まるため。
	デキストロメトルファン臭化水素酸塩水和物、デキストロメトルファンフェノールフタリン酸塩	
	クエン酸チペビジン、チペビジンヒベンズ酸塩	
	アミノフィリン水和物、テオフィリン	
	リドカイン、リドカイン塩酸塩	
	クロルフェニラミンマレイン酸塩、ベラドンナ総アルカロイド・プソイドエフェドリン塩酸塩・カフェイン又はクロルフェニラミンマレイン酸塩・ベラドンナ総アルカロイド・プソイドエフェドリン硫酸塩・カフェインを含有する鼻炎用内服薬	
	ヨードチンキを含有するみずむし・たむし用薬	
	ポビドンヨードが配合された含嗽薬、口腔咽喉薬、殺菌消毒薬	
	ブチルスコポラミン臭化物	
	ロペラミド塩酸塩	
	メキタジン	

全部覚える
必要はないけど、
試験に出やすいところは
赤い文字に
してあります！

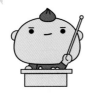

	リドカイン、リドカイン塩酸塩、アミノ安息香酸エチル、塩酸パラブチルアミノ安息香酸ジエチルアミノエチル又はジブカイン塩酸塩が配合された外用痔疾用薬(坐薬、注入軟膏)	
「喘息を起こしたことがある人」	インドメタシン、フェルビナク、ケトプロフェン又はピロキシカムが配合された外用鎮痛消炎薬	喘息発作を誘発するおそれがあるため。
「本剤又は他のかぜ薬、解熱鎮痛薬を使用(服用)して喘息を起こしたことがある人」	アセトアミノフェン、アスピリン、イブプロフェン、イソプロピルアンチピリン等の解熱鎮痛成分	アスピリン喘息を誘発するおそれがあるため。
「次の医薬品によるアレルギー症状(発疹・発赤、かゆみ、かぶれ等)を起こしたことがある人 チアプロフェン酸を含有する解熱鎮痛薬、スプロフェンを含有する外用鎮痛消炎薬、フェノフィブラートを含有する高脂血症治療薬」	ケトプロフェンが配合された外用鎮痛消炎薬	接触皮膚炎、光線過敏症を誘発するおそれがあるため。
「次の添加物によるアレルギー症状(発疹・発赤、かゆみ、かぶれ等)を起こしたことがある人オキシベンゾン、オクトクリレンを含有する製品(日焼け止め、香水等)」		接触皮膚炎を誘発するおそれがあるため。
「本剤又は本剤の成分、牛乳によるアレルギー症状を起こしたことがある人」	タンニン酸アルブミン カゼイン、カゼインナトリウム等(添加物)	タンニン酸アルブミンは、乳製カゼインを由来としているため。カゼインは牛乳タンパクの主成分であり、牛乳アレルギーのアレルゲンとなる可能性があるため。

○ 症状・状態

「次の症状がある人」	主な成分・薬効群等	理由
胃酸過多	カフェイン、無水カフェイン、カフェインクエン酸塩等のカフェインを含む成分を主薬とする眠気防止薬	カフェインが胃液の分泌を亢進し、症状を悪化させるおそれがあるため。
前立腺肥大による排尿困難	プソイドエフェドリン塩酸塩	交感神経刺激作用により、尿の貯留・尿閉を生じるおそれがあるため。
激しい腹痛又は吐き気・嘔吐	ヒマシ油が配合された瀉下薬	急性腹症（腸管の狭窄、閉塞、腹腔内器官の炎症等）の症状である可能性があるため。
「患部が化膿している人」「次の部位には使用しないこと:水痘（水ぼうそう）、みずむし・たむし等又は化膿のうしている患部」	ステロイド性抗炎症成分が配合された外用薬	細菌等の感染に対する抵抗力を弱めて、感染を増悪させる可能性があるため。
	インドメタシン、フェルビナク、ケトプロフェン又はピロキシカムが配合された外用薬	感染に対する効果はなく、逆に感染の悪化が自覚されにくくなるおそれがあるため。

○ 基礎疾患等

「次の症状がある人」	主な成分・薬効群等	理由
心臓病	プソイドエフェドリン塩酸塩	徐脈又は頻脈を引き起こし、心臓病の症状を悪化させるおそれがあるため。
	芍薬甘草湯	
胃潰瘍	カフェイン、無水カフェイン、カフェインクエン酸塩等のカフェインを含む成分を主薬とする眠気防止薬	胃液の分泌が亢進し、胃潰瘍の症状を悪化させるおそれがあるため。
高血圧	プソイドエフェドリン塩酸塩	交感神経興奮作用により血圧を上昇させ、高血圧を悪化させるおそれがあるため。

甲状腺機能障害		甲状腺機能亢進症の主症状は、交感神経系の緊張等によってもたらされており、交感神経系を興奮させる成分は、症状を悪化させるおそれがあるため。
糖尿病		肝臓でグリコーゲンを分解して血糖値を上昇させる作用があり、糖尿病を悪化させるおそれがあるため。
「日常的に不眠の人、不眠症の診断を受けた人」	抗ヒスタミン成分を主薬とする催眠鎮静薬（睡眠改善薬）	睡眠改善薬は、慢性的な不眠症状に用いる医薬品でないため。医療機関において不眠症の治療を受けている場合には、その治療を妨げるおそれがあるため。

○ 基礎疾患等

その他	主な成分・薬効群等	理由
「透析療法を受けている人」	スクラルファート、水酸化アルミニウムゲル、ケイ酸アルミン酸マグネシウム、ケイ酸アルミニウム、合成ヒドロタルサイト、アルジオキサ等のアルミニウムを含む成分が配合された胃腸薬、胃腸鎮痛鎮痙薬	長期間服用した場合に、アルミニウム脳症及びアルミニウム骨症を発症したとの報告があるため。
「口の中に傷やひどいただれのある人」	クロルヘキシジングルコン酸塩が配合された製剤（口腔内への適応を有する場合）	傷やただれの状態を悪化させるおそれがあるため。

○ 小児における年齢制限

	主な成分・薬効群等	理由
「15歳未満の小児」	アスピリン、アスピリンアルミニウム、サザピリン、プロメタジンメチレンジサリチル酸塩、サリチル酸ナトリウム	外国において、ライ症候群の発症との関連性が示唆されているため。

	プロメタジン塩酸塩、プロメタジンを含む成分	外国において、乳児突然死症候群、乳児睡眠時無呼吸発作のような致命的な呼吸抑制が現れたとの報告があるため。
	イブプロフェン	一般用医薬品では、小児向けの製品はないため。
	抗ヒスタミン成分を主薬とする催眠鎮静薬（睡眠改善薬）	小児では、神経過敏、興奮を起こすおそれが大きいため。
	オキセサゼイン	一般用医薬品では、小児向けの製品はないため。
	ロペラミド	外国で乳幼児が過量摂取した場合に、中枢神経系障害、呼吸抑制、腸管壊死に至る麻痺性イレウスを起こしたとの報告があるため。
「6歳未満の小児」	アミノ安息香酸エチル	メトヘモグロビン血症を起こすおそれがあるため。
「3歳未満の小児」	ヒマシ油類	

○ 妊婦、授乳婦等

	主な成分・薬効群等	理由
「妊婦又は妊娠していると思われる人」	ヒマシ油類	腸の急激な動きに刺激されて流産・早産を誘発するおそれがあるため。
	ジフェンヒドラミン塩酸塩を主薬とする催眠鎮静薬（睡眠改善薬）	妊娠に伴う不眠は、睡眠改善薬の適用症状でないため。
	エチニルエストラジオール、エストラジオール	妊娠中の女性ホルモン成分の摂取によって、胎児の先天性異常の発生が報告されているため。
	オキセサゼイン	妊娠中における安全性は確立されていないため。

「出産予定日12週以内の妊婦」	アスピリン、アスピリンアルミニウム、イブプロフェン	妊娠期間の延長、胎児の動脈管の収縮・早期閉鎖、子宮収縮の抑制、分娩時出血の増加のおそれがあるため。
「授乳中の人は本剤を服用しないか、本剤を服用する場合は授乳を避けること」	ジフェンヒドラミン塩酸塩、ジフェンヒドラミンサリチル酸塩等のジフェンヒドラミンを含む成分が配合された内服薬、点鼻薬、坐薬、注入軟膏	乳児に昏睡を起こすおそれがあるため。
	アミノフィリン水和物、テオフィリンが配合された鎮咳去痰薬、鎮暈薬	乳児に神経過敏を起こすことがあるため。
	ロートエキスが配合された内服薬、外用痔疾用薬（坐薬、注入軟膏）	乳児に頻脈を起こすおそれがあるため。（なお、授乳婦の乳汁分泌が抑制されることがある。）
	センノシド、センナ、ダイオウ又はカサントラノールが配合された内服薬 ヒマシ油類	乳児に下痢を起こすおそれがあるため。
	コデインリン酸塩水和物、ジヒドロコデインリン酸塩	コデインで、母乳への移行により、乳児でモルヒネ中毒が生じたとの報告があるため。

「服用後、乗物又は機械類の運転操作をしないこと」

薬効群	主な成分等	懸念される症状
かぜ薬、催眠鎮静薬、乗物酔い防止薬、鎮咳去痰薬、口腔咽喉薬、鼻炎用内服薬、アレルギー用薬、内服痔疾用薬	ジフェンヒドラミン塩酸塩、クロルフェニラミンマレイン酸塩等の抗ヒスタミン成分	眠気等
かぜ薬、鎮咳去痰薬	コデインリン酸塩水和物、ジヒドロコデインリン酸塩	

解熱鎮痛薬、催眠鎮静薬	ブロモバレリル尿素、アリルイソプロピルアセチル尿素	
止瀉薬	ロペラミド塩酸塩、ロートエキス	
胃腸鎮痛鎮痙薬、乗物酔い防止薬	スコポラミン臭化水素酸塩水和物、**メチルオクタトロピン臭化物**	眠気、目のかすみ、異常なまぶしさを生じることがあるため。
胃腸薬	**ピレンゼピン塩酸塩水和物**	目のかすみ、異常なまぶしさを生じることがあるため。
かぜ薬、胃腸鎮痛鎮痙薬、鼻炎用内服薬、乗物酔い防止薬	スコポラミン臭化水素酸塩水和物、メチルオクタトロピン臭化物以外の抗コリン成分	

○ 連用に関する注意

薬 効 群	主な成分等	理 由
かぜ薬、解熱鎮痛薬、抗菌性点眼薬、鼻炎用内服薬、鎮静薬、アレルギー用薬 「長期連用しないこと」	（成分によらず、当該薬効群の医薬品すべてに記載）	一定期間又は一定回数使用しても症状の改善がみられない場合は、ほかに原因がある可能性があるため。
外用鎮痛消炎薬 「長期連用しないこと」	**インドメタシン、フェルビナク、ケトプロフェン、ピロキシカム**	
瀉下薬 「連用しないこと」	ヒマシ油	
鼻炎用点鼻薬 「長期連用しないこと」	（成分によらず、左記薬効群の医薬品すべてに記載）	二次充血、鼻づまり等を生じるおそれがある。

眠気防止薬 「短期間の服用にとどめ、連用しないこと」	カフェイン、無水カフェイン、カフェインクエン酸塩等のカフェインを含む成分	眠気防止薬は、一時的に緊張を要する場合に居眠りを防止する目的で使用されるものであり、連用によって睡眠が不要になるというものではなく、短期間の使用にとどめ、**適切な睡眠を摂る必要があるため。**
短期間の服用に限られる漢方生薬製剤 「短期間の服用にとどめ、連用しないこと」	グリチルリチン酸二カリウム、グリチルレチン酸、カンゾウ等のグリチルリチン酸を含む成分 （1日用量が**グリチルリチン酸**として40mg以上、又は**カンゾウ**として1g以上を含有する場合）	偽アルドステロン症を生じるおそれがあるため。
外用痔疾用薬（坐薬、注入軟膏） 「長期連用しないこと」		
漢方生薬製剤以外の鎮咳去痰薬、瀉下剤、婦人薬 「長期連用しないこと」		
胃腸薬、胃腸鎮痛鎮痙薬 「長期連用しないこと」	**スクラルファート、水酸化アルミニウムゲル、ケイ酸アルミン酸マグネシウム、ケイ酸アルミニウム、合成ヒドロタルサイト、アルジオキサ等のアルミニウムを含む成分が配合された胃腸薬、胃腸鎮痛鎮痙薬**	長期連用により、アルミニウム脳症及びアルミニウム骨症を生じるおそれがあるため。
外用痔疾用薬、化膿性皮膚疾患用薬、鎮痒消炎薬、しもやけ・あかぎれ用薬 「長期連用しないこと」	**ステロイド性抗炎症成分**（コルチゾン換算で1g又は1mLあたり0.025mg以上を含有する場合。ただし、坐薬及び注入軟膏では、含量によらず記載）	副腎皮質の機能低下を生じるおそれがあるため。

漢方製剤 「症状があるときのみの服用にとどめ、連用しないこと」	芍薬甘草湯	うっ血性心不全、心室頻拍の副作用が現れることがあるため。
止瀉薬 「1週間以上継続して服用しないこと」	次没食子酸ビスマス、次硝酸ビスマス等のビスマスを含む成分	海外において、長期連用した場合に精神神経症状が現れたとの報告があるため。
浣腸薬 「連用しないこと」	(成分によらず、当該薬効群の医薬品に記載)	感受性の低下（いわゆる“慣れ”）が生じて、習慣的に使用される傾向があるため。
駆虫薬 「○○以上続けて服用しないこと」 (承認内容により、回数又は日数を記載)		過度に服用しても効果が高まることはなく、かえって副作用を生じるおそれがあるため。 虫卵には駆虫作用が及ばず、成虫になるのを待つため、1ヶ月以上の間隔を置く必要があるため。

「大量に使用（服用）しないこと」

主な成分・薬効群	理由
センナ、センノシド、ダイオウ、カサントラノール、ビサコジル、ピコスルファートナトリウム等の刺激性瀉下成分が配合された瀉下剤	腸管粘膜への刺激が大きくなり、腸管粘膜に炎症を生じるおそれがあるため。

○ 乱用に関する注意

	主な成分・薬効群等	理由
「過量服用・長期連用しないこと」	コデインリン酸塩水和物、ジヒドロコデインリン酸塩が配合された鎮咳去痰薬（内服液剤）	倦怠感や虚脱感等が現れることがあるため。 依存性・習慣性がある成分が配合されており、乱用事例が報告されているため。

○ 食品との相互作用に関する注意		
	主な成分・薬効群等	懸念される相互作用
「服用前後は飲酒しないこと」	かぜ薬、解熱鎮痛薬	肝機能障害、胃腸障害が生じるおそれがあるため。
	次硝酸ビスマス、次没食子酸ビスマス等のビスマスを含む成分	吸収増大による精神神経系障害が生じるおそれがあるため。
	ブロモバレリル尿素又はアリルイソプロピルアセチル尿素が配合された解熱鎮痛薬、催眠鎮静薬、乗物酔い防止薬	鎮静作用の増強が生じるおそれがあるため。
	抗ヒスタミン成分を主薬とする催眠鎮静薬	
「コーヒーやお茶等のカフェインを含有する飲料と同時に服用しないこと」	カフェイン、無水カフェイン、カフェインクエン酸塩等のカフェインを含む成分を主薬とする眠気防止薬	カフェインが過量摂取となり、中枢神経系、循環器系等に作用が強く現れるおそれがあるため。
○ 併用薬に関する注意		
「本剤を使用している間は、次の医薬品を使用しないこと」	主な成分・薬効群	懸念される相互作用
他の瀉下薬（下剤）	茵蔯蒿湯、大黄甘草湯、大黄牡丹皮湯、麻子仁丸、桃核承気湯、防風通聖散、三黄瀉心湯、大柴胡湯、乙字湯（ダイオウを含む場合）、瀉下成分が配合された駆虫薬	激しい腹痛を伴う下痢等の副作用が現れやすくなるため。
ヒマシ油	駆虫薬（瀉下成分が配合されていない場合）	駆虫成分が腸管内にとどまらず吸収されやすくなるため。
駆虫薬	ヒマシ油	

○ その他：副作用等を避けるため必要な注意

「次の部位には使用しないこと」	主な成分・薬効群	理由
目や目の周囲、粘膜（例えば、口腔、鼻腔、膣等）	みずむし・たむし用薬	皮膚刺激成分により、強い刺激や痛みを生じるおそれがあるため。
目の周囲、粘膜等	外用鎮痒消炎薬（エアゾール剤に限る）	エアゾール剤は特定の局所に使用することが一般に困難であり、目などに薬剤が入るおそれがあるため。
湿疹、かぶれ、傷口	外用鎮痛消炎薬	皮膚刺激成分により、強い刺激や痛みを生じるおそれがあるため。
陰のう、外陰部等	みずむし・たむし用薬	角質層が薄いため白癬菌は寄生しにくく、いんきん・たむしではなく陰のう湿疹等、他の病気である可能性があるため。また、皮膚刺激成分により、強い刺激や痛みを生じるおそれがあるため。
湿疹		湿疹に対する効果はなく、誤って使用すると悪化させるおそれがあるため。
湿潤、ただれ、亀裂や外傷のひどい患部	（液剤、軟膏剤又はエアゾール剤の場合）	刺激成分により、強い刺激や痛みが現れることがあるため。
目の周囲、粘膜、やわらかな皮膚面（首の周り等）、顔面等	うおのめ・いぼ・たこ用薬	角質溶解作用の強い薬剤であり、誤って目に入ると障害を与える危険性があるため。粘膜や首の周り等の柔らかい皮膚面、顔面等に対しては作用が強すぎるため。

炎症又は傷のある患部		刺激が強く、症状を悪化させるおそれがあるため。
ただれ、化膿(のう)している患部	殺菌消毒薬（液体絆創膏(ばんこう)）	湿潤した患部に用いると、分泌液が貯留して症状を悪化させることがあるため。
湿潤、ただれのひどい患部、深い傷、ひどいやけどの患部	バシトラシンが配合された化膿(のう)性皮膚疾患用薬	刺激が強く、症状を悪化させるおそれがあるため。
「**本剤の使用中は、天候にかかわらず、戸外活動を避けるとともに、日常の外出時も本剤の塗布部を衣服、サポーター等で覆い、紫外線に当てないこと。なお、塗布後も当分の間、同様の注意をすること**」	ケトプロフェンが配合された外用鎮痛消炎薬	使用中又は使用後しばらくしてから重篤な光線過敏症が現れることがあるため。

成分名はカタカナが多くて
読みづらいけど、
一度落ち着いて読んでみて！

主な使用上の注意の記載とその対象成分・薬効群等
（「手引き」別表5－2）

● 「相談すること」

○ 「妊婦又は妊娠していると思われる人」

主な成分・薬効群等	理由
アスピリン、アスピリンアルミニウム、サザピリン、エテンザミド、サリチルアミド、イブプロフェン、イソプロピルアンチピリン、アセトアミノフェンが配合されたかぜ薬、解熱鎮痛薬	妊娠末期のラットに投与した実験において、胎児に弱い動脈管の収縮がみられたとの報告があるため。 なお、アスピリンについては、動物実験（ラット）で催奇形性が現れたとの報告があるため。また、イソプロピルアンチピリンについては、化学構造が類似した他のピリン系解熱鎮痛成分において、動物実験（マウス）で催奇形性が報告されているため。
ブロモバレリル尿素が配合されたかぜ薬、解熱鎮痛薬、催眠鎮静薬、乗物酔い防止薬	胎児障害の可能性があり、使用を避けることが望ましいため。
ベタネコール塩化物、ウルソデオキシコール酸	
副腎皮質ホルモンが配合された外用痔疾用薬、鎮痒消炎薬	
コデインリン酸塩水和物、ジヒドロコデインリン酸塩が配合されたかぜ薬、鎮咳去痰薬	麻薬性鎮咳成分であり、吸収された成分の一部が胎盤関門を通過して胎児へ移行することが知られているため。 コデインリン酸塩水和物については、動物実験（マウス）で催奇形性が報告されているため。

瀉下薬 （カルボキシメチルセルロースカルシウム、カルボキシメチルセルロースナトリウム、ジオクチルソジウムスルホサクシネート又はプランタゴ・オバタ種皮のみからなる場合を除く）	腸の急激な動きに刺激されて流産・早産を誘発するおそれがあるため。
浣腸薬、外用痔疾用薬（坐薬、注入軟膏）	

「妊娠3ヶ月以内の妊婦、妊娠していると思われる人又は妊娠を希望する人」	ビタミンA主薬製剤、ビタミンAD主薬製剤	ビタミンAを妊娠3ヶ月前から妊娠3ヶ月までの間に栄養補助剤から1日10,000国際単位以上を継続的に摂取した婦人から生まれた児に、先天異常（口裂、耳・鼻の異常等）の発生率の増加が認められたとの研究報告があるため。

○「授乳中の人」

薬 効 群	乳汁中に移行する可能性がある主な成分等
かぜ薬、解熱鎮痛薬、鎮咳去痰薬、鼻炎用内服薬、アレルギー用薬	メチルエフェドリン塩酸塩、メチルエフェドリンサッカリン塩、トリプロリジン塩酸塩水和物、プソイドエフェドリン塩酸塩、ペントキシベリンクエン酸塩、アスピリン、アスピリンアルミニウム、イブプロフェン
かぜ薬、解熱鎮痛薬、眠気防止薬、乗物酔い防止薬、鎮咳去痰薬 （カフェインとして1回分量100mg以上を含有する場合）	カフェイン、無水カフェイン、安息香酸ナトリウムカフェイン
胃腸鎮痛鎮痙薬、乗物酔い防止薬	メチルオクタトロピン臭化物、メチキセン塩酸塩、ジサイクロミン塩酸塩
外用痔疾用薬（坐薬、注入軟膏）	メチルエフェドリン塩酸塩、メチルエフェドリンサッカリン塩
止瀉薬	ロペラミド塩酸塩
婦人薬	エチニルエストラジオール、エストラジオール

○「高齢者」

主な成分・薬効群等	理由
解熱鎮痛薬、鼻炎用内服薬	効き目が強すぎたり、副作用が現れやすいため。
グリセリンが配合された浣腸薬	
メチルエフェドリン塩酸塩、メチルエフェドリンサッカリン塩、プソイドエフェドリン塩酸塩、トリメトキノール塩酸塩水和物、**メトキシフェナミン塩酸塩**等のアドレナリン作動成分又はマオウが配合された内服薬、外用痔疾用薬（坐薬、注入軟膏）	**心悸亢進、血圧上昇、糖代謝促進**を起こしやすいため。
グリチルリチン酸二カリウム、グリチルレチン酸又はカンゾウが配合された内服薬、外用痔疾用薬（坐薬、注入軟膏） （1日用量がグリチルリチン酸として40mg以上、又はカンゾウとして1g以上を含有する場合）	偽アルドステロン症を生じやすいため。
スコポラミン臭化水素酸塩水和物、メチルオクタトロピン臭化物、イソプロパミドヨウ化物等の抗コリン成分又はロートエキスが配合された内服薬、外用痔疾用薬（坐薬、注入軟膏）	緑内障の悪化、口渇、排尿困難又は便秘の副作用が現れやすいため。

○ 小児に対する注意

	主な成分	理由
発熱している小児、けいれんを起こしたことがある小児	テオフィリン、アミノフィリン水和物	けいれんを誘発するおそれがあるため。
「水痘（水ぼうそう）もしくはインフルエンザにかかっている又はその疑いのある乳・幼・小児（15歳未満）」	**サリチルアミド、エテンザミド**	構造が類似しているアスピリンにおいて、**ライ症候群の発症**との関連性が示唆されており、原則として使用を避ける必要があるため。
1ヶ月未満の乳児（新生児）	マルツエキス	身体が非常に未熟であり、安易に瀉下薬を使用すると脱水症状を引き起こすおそれがあるため。

○ アレルギーの既往歴		
	主な成分	理由
「薬によりアレルギー症状や喘息を起こしたことがある人」	黄色４号（タートラジン）（添加物）	喘息誘発のおそれがあるため。
	ガジュツ末・真昆布末を含む製剤	まれにアナフィラキシーを起こすことがあるため。

○ 特定の症状・状態		
「次の症状がある人」	主な成分・薬効群等	理由
高熱	かぜ薬、鎮咳去痰薬、鼻炎用内服薬、小児五疳薬	かぜ以外のウイルス性の感染症その他の重篤な疾患の可能性があるため。
けいれん	ピペラジンリン酸塩水和物等のピペラジンを含む成分	痙攣を起こしたことがある人では、発作を誘発する可能性があるため。
むくみ	グリチルリチン酸二カリウム、グリチルレチン酸、カンゾウ等のグリチルリチン酸を含む成分（１日用量がグリチルリチン酸として40mg以上、又はカンゾウとして1g以上を含有する場合）	偽アルドステロン症の発症のおそれが特にあるため。
下痢	緩下作用のある成分が配合された内服痔疾用薬	下痢症状を助長するおそれがあるため。
はげしい下痢	小児五疳薬	大腸炎等の可能性があるため。
急性のはげしい下痢又は腹痛・腹部膨満感・吐きけ等の症状を伴う下痢	タンニン酸アルブミン、次硝酸ビスマス、次没食子酸ビスマス等の収斂成分を主体とする止瀉薬	下痢を止めるとかえって症状を悪化させることがあるため。
	ロペラミド塩酸塩	

発熱を伴う下痢、血便又は粘液便の続く人		
便秘を避けなければならない肛門疾患		便秘が引き起こされることがあるため。
はげしい腹痛	瀉下薬（ヒマシ油、マルツエキスを除く）、浣腸薬、ビサコジルを主薬とする坐薬	急性腹症（腸管の狭窄、閉塞、腹腔内器官の炎症等）の可能性があり、瀉下薬や浣腸薬の配合成分の刺激によって、その症状を悪化させるおそれがあるため。
吐き気・嘔吐		
痔出血	グリセリンが配合された浣腸薬	腸管、肛門に損傷があると、傷口からグリセリンが血管内に入って溶血を起こすことや、腎不全を起こすおそれがあるため。
排尿困難	ジフェンヒドラミン塩酸塩、クロルフェニラミンマレイン酸塩等の抗ヒスタミン成分	排尿筋の弛緩と括約筋の収縮が起こり、尿の貯留を来すおそれがあるため。特に、前立腺肥大症を伴っている場合には、尿閉を引き起こすおそれがあるため。
	ジフェニドール塩酸塩	
	構成生薬としてマオウを含む漢方処方製剤	
	スコポラミン臭化水素酸塩水和物、メチルオクタトロピン臭化物、イソプロパミドヨウ化物等の抗コリン成分	
	ロートエキス	
口内のひどいただれ	含嗽薬	粘膜刺激を起こすおそれのある成分が配合されている場合があるため。

487

| はげしい目の痛み | 眼科用薬 | 急性緑内障、角膜潰瘍又は外傷等の可能性が考えられるため。特に、急性緑内障の場合には、専門医の処置によって早急に眼圧を下げないと失明の危険性があり、角膜潰瘍の場合も、専門医による適切な処置を施さないと視力障害等を来すことがあるため。 |

○ 基礎疾患等

「次の診断を受けた人」	主な成分・薬効群等	理由
てんかん	ジプロフィリン	中枢神経系の興奮作用により、てんかんの発作を引き起こすおそれがあるため。
胃・十二指腸潰瘍	**アスピリン**、アスピリンアルミニウム、エテンザミド、イソプロピルアンチピリン、アセトアミノフェン、サリチルアミド	胃・十二指腸潰瘍を悪化させるおそれがあるため。
	次硝酸ビスマス、次没食子酸ビスマス等のビスマスを含む成分	ビスマスの吸収が高まり、血中に移行する量が多くなり、ビスマスによる精神神経障害等が発現するおそれがあるため。
肝臓病	**小柴胡湯**	**間質性肺炎**の副作用が現れやすいため。
	アスピリン、アスピリンアルミニウム、エテンザミド、イブプロフェン、イソプロピルアンチピリン、アセトアミノフェン	肝機能障害を悪化させるおそれがあるため。
	サントニン	

	ピペラジンリン酸塩等のピペラジンを含む成分	肝臓における代謝が円滑に行われず、体内への蓄積によって副作用が現れやすくなるため。
	ガジュツ末・真昆布末を含む製剤	肝機能障害を起こすことがあるため。
甲状腺疾患	ポビドンヨード、ヨウ化カリウム、ヨウ素等のヨウ素系殺菌消毒成分が配合された口腔咽喉薬、含嗽薬	ヨウ素の体内摂取が増える可能性があり、甲状腺疾患の治療に影響を及ぼすおそれがあるため。
甲状腺機能障害甲状腺機能亢進症	アドレナリン作用成分が配合された鼻炎用点鼻薬	甲状腺機能亢進症の主症状は、交感神経系の緊張等によってもたらされており、交感神経系を興奮させる成分は、症状を悪化させるおそれがあるため。
	メチルエフェドリン塩酸塩、トリメトキノール塩酸塩水和物、フェニレフリン塩酸塩、メトキシフェナミン塩酸塩等のアドレナリン作動成分	
	マオウ	
	ジプロフィリン	中枢神経系の興奮作用により、症状の悪化を招くおそれがあるため。
	水酸化アルミニウム・炭酸マグネシウム・炭酸カルシウム共沈生成物、沈降炭酸カルシウム、無水リン酸水素カルシウム、リン酸水素カルシウム水和物、乳酸カルシウム水和物	甲状腺ホルモンの吸収を阻害するおそれがあるため

高血圧	アドレナリン作用成分が配合された鼻炎用点鼻薬	交感神経興奮作用により血圧を上昇させ、高血圧を悪化させるおそれがあるため。
	メチルエフェドリン塩酸塩、トリメトキノール塩酸塩水和物、フェニレフリン塩酸塩、メトキシフェナミン塩酸塩等のアドレナリン作動成分	
	マオウ	
	グリチルリチン酸二カリウム、グリチルレチン酸、カンゾウ等のグリチルリチン酸を含む成分 （1日用量がグリチルリチン酸として40mg以上、又はカンゾウとして1g以上を含有する場合）	大量に使用するとナトリウム貯留、カリウム排泄促進が起こり、むくみ（浮腫）等の症状が現れ、高血圧を悪化させるおそれがあるため。
心臓病	アドレナリン作用成分が配合された鼻炎用点鼻薬	心臓に負担をかけ、心臓病を悪化させるおそれがあるため。
	メチルエフェドリン塩酸塩、トリメトキノール塩酸塩水和物、フェニレフリン塩酸塩、メトキシフェナミン塩酸塩等のアドレナリン作動成分、ジプロフィリン	
	マオウ	
	スコポラミン臭化水素酸塩水和物、メチルオクタトロピン臭化物、イソプロパミドヨウ化物等の抗コリン成分	
	ロートエキス	

	アスピリン、アスピリンアルミニウム、エテンザミド、イブプロフェン、アセトアミノフェン	むくみ（浮腫）、循環体液量の増加が起こり、心臓の仕事量が増加し、心臓病を悪化させるおそれがあるため。
	グリチルリチン酸の塩類、カンゾウ又はそのエキス（1日用量がグリチルリチン酸として40mg以上、又はカンゾウとして1g以上を含有する場合）	大量に使用するとナトリウム貯留、カリウム排泄促進が起こり、むくみ（浮腫）等の症状が現れ、心臓病を悪化させるおそれがあるため。
	硫酸ナトリウム	血液中の電解質のバランスが損なわれ、心臓の負担が増加し、心臓病を悪化させるおそれがあるため。
	グリセリンが配合された浣腸薬	排便直後に、急激な血圧低下等が現れることがあり、心臓病を悪化させるおそれがあるため。
腎臓病	アスピリン、アスピリンアルミニウム、エテンザミド、イブプロフェン、アセトアミノフェン	むくみ（浮腫）、循環体液量の増加が起こり、腎臓病を悪化させるおそれがあるため。
	グリチルリチン酸二カリウム、グリチルレチン酸、カンゾウ（1日用量がグリチルリチン酸として40mg以上、又はカンゾウとして1g以上を含有する場合）	大量に使用するとナトリウム貯留、カリウム排泄促進が起こり、むくみ（浮腫）等の症状が現れ、腎臓病を悪化させるおそれがあるため。

491

	スクラルファート、水酸化アルミニウムゲル、ケイ酸アルミン酸マグネシウム、ケイ酸アルミニウム、**合成ヒドロタルサイト**、アルジオキサ等のアルミニウムを含む成分が配合された胃腸薬、胃腸鎮痛鎮痙薬	過剰のアルミニウムイオンが体内に貯留し、**アルミニウム脳症**、**アルミニウム骨症**を生じるおそれがあるため。 使用する場合には、医療機関において定期的に血中アルミニウム、リン、カルシウム、アルカリフォスファターゼ等の測定を行う必要があるため。
	制酸成分を主体とする胃腸薬	ナトリウム、カルシウム、マグネシウム等の無機塩類の排泄が遅れたり、体内貯留が現れやすいため。
	酸化マグネシウム、**水酸化マグネシウム**、硫酸マグネシウム等のマグネシウムを含む成分、硫酸ナトリウムが配合された瀉下薬	
	ピペラジンリン酸塩等のピペラジンを含む成分、プソイドエフェドリン塩酸塩	腎臓における排泄が円滑に行われず、副作用が現れやすくなるため。
糖尿病	**アドレナリン作用成分が配合された鼻炎用点鼻薬**	肝臓でグリコーゲンを分解して血糖値を上昇させる作用があり、糖尿病の症状を悪化させるおそれがあるため。
	メチルエフェドリン塩酸塩、トリメトキノール塩酸塩水和物、フェニレフリン塩酸塩、メトキシフェナミン塩酸塩等のアドレナリン作動成分	
	マオウ	
緑内障	眼科用薬	緑内障による目のかすみには効果が期待できず、また、充血除去作用成分が配合されている場合には、眼圧が上昇し、緑内障を悪化させるおそれがあるため。

	パパベリン塩酸塩	眼圧が上昇し、緑内障を悪化させるおそれがあるため。
	抗コリン成分が配合された鼻炎用内服薬、**抗コリン成分が配合された鼻炎用点鼻薬**	抗コリン作用によって房水流出路（房水通路）が狭くなり、眼圧が上昇し、緑内障を悪化させるおそれがあるため。
	ペントキシベリンクエン酸塩	
	スコポラミン臭化水素酸塩水和物、メチルオクタトロピン臭化物、イソプロパミドヨウ化物等の抗コリン成分	
	ロートエキス	
	ジフェニドール塩酸塩	
	ジフェンヒドラミン塩酸塩、クロルフェニラミンマレイン酸塩等の抗ヒスタミン成分	
血栓のある人（脳血栓、心筋梗塞、血栓静脈炎等）、血栓症を起こすおそれのある人	トラネキサム酸（内服）、セトラキサート塩酸塩	生じた血栓が分解されにくくなるため。
貧血	ピペラジンリン酸塩等のピペラジンを含む成分	貧血の症状を悪化させるおそれがあるため。
全身性エリテマトーデス、混合性結合組織病	イブプロフェン	無菌性髄膜炎の副作用を起こしやすいため。

「次の病気にかかった ことのある人」	主な成分・薬効群等	理由
胃・十二指腸潰瘍、潰瘍性大腸炎、クローン病	イブプロフェン	プロスタグランジン産生抑制作用によって消化管粘膜の防御機能が低下し、胃・十二指腸潰瘍、潰瘍性大腸炎、クローン病が再発するおそれがあるため。

○ 併用薬等

「次の医薬品を使用（服用）している人」	主な成分・薬効群等	理由
瀉下薬（下剤）	柴胡加竜骨牡蛎湯、響声破笛丸	腹痛、激しい腹痛を伴う下痢が現れやすくなるため。
「モノアミン酸化酵素阻害剤（セレギリン塩酸塩等）で治療を受けている人」	プソイドエフェドリン塩酸塩	モノアミン酸化酵素阻害剤との相互作用によって、血圧を上昇させるおそれがあるため。
「インターフェロン製剤で治療を受けている人」	小柴胡湯、小柴胡湯が配合されたかぜ薬	インターフェロン製剤との相互作用によって、間質性肺炎を起こしやすくなるため。

ちなみに「別表5－3」は医薬品・医療機器等安全性情報に掲載された記事の一覧なので、ここには載せていません

ああ、だから「別表5－2」の次は「5－4」なのか…

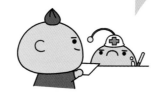

企業からの副作用等の報告（「手引き」別表5－4）

○ 副作用症例報告			報告期限	
		重篤性	国内事例	外国事例
医薬品によるものと疑われる副作用症例の発生	使用上の注意から予測できないもの	死亡	15日以内	
		重篤（死亡を除く）	15日以内	
		非重篤	定期報告	
	使用上の注意から予測できるもの	死亡	15日以内	
		重篤（死亡を除く）：新有効成分含有医薬品として承認後2年以内	15日以内	
		市販直後調査などによって得られたもの	15日以内	
		重篤（死亡を除く）：上記以外	30日以内	
		非重篤		
	発生傾向が使用上の注意等から予測することが出来ないもの	重篤（死亡含む）	15日以内	
	発生傾向の変化が保健衛生上の危害の発生又は拡大のおそれを示すもの	重篤（死亡含む）	15日以内	

○ 感染症症例報告			報告期限	
		重篤性	国内事例	外国事例
医薬品によるものと疑われる感染症症例の発生	使用上の注意から予測できないもの	重篤（死亡を含む）	15日以内	
		非重篤	15日以内	
	使用上の注意から予測できるもの	重篤（死亡を含む）	15日以内	
		非重篤		

○ 外国での措置報告	報告期限
外国における製造、輸入又は販売の中止、回収、廃棄その他の保健衛生上の危害の発生又は拡大を防止するための措置の実施	15日以内

○ 研究報告	報告期限
副作用・感染症により、癌その他の重大な疾病、障害若しくは死亡が発生するおそれがあることを示す研究報告	30日以内
副作用症例・感染症の発生傾向が著しく変化したことを示す研究報告	30日以内
承認を受けた効能若しくは効果を有しないことを示す研究報告	30日以内

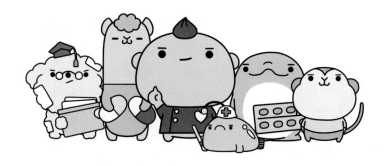

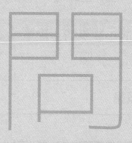

登録販売者
厳選過去問題集

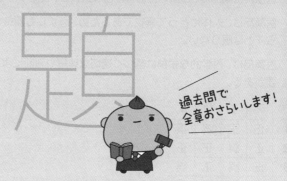

過去問で
全章おさらいします！

ここでは過去問の中から、受験エリアごとに頻出する問題、
重要な問題をセレクトしました。
これまで勉強した知識を総動員して、チャレンジしてください！

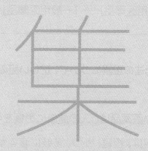

Lesson **1** **医薬品概論**

問1 医薬品に関する以下の記述の正誤について、正しい組み合わせを下から一つ選び、その番号を解答欄に記入しなさい。　　　　　　　　　　　　（令和4年度　九州沖縄）

ア　医薬品は、効能効果、用法用量、副作用等の必要な情報が適切に伝達されることを通じて、購入者等が適切に使用することにより、初めてその役割を十分に発揮するものである。

イ　医療用医薬品は、一般の生活者が自ら選択し、使用するものである。

ウ　医薬品は、人体にとって異物であるため、必ずしも期待される有益な効果のみをもたらすとは限らない。

エ　医薬品は、科学的な根拠に基づく適切な理解や判断によって適正な使用が図られる必要がある。

	ア	イ	ウ	エ
1	正	正	誤	誤
2	正	誤	正	正
3	正	誤	正	誤
4	誤	正	正	正
5	誤	誤	誤	誤

解答・解説 **2**　　イ　×「医療用医薬品」→「一般用医薬品」

問2 医薬品の本質に関する記述の正誤について、正しい組み合わせを1つ選びなさい。

（令和4年度　奈良）

a　人体に対して使用されない医薬品は、人の健康に影響を与えることはない。

b　医薬品が人体に及ぼす作用は、複雑、かつ、多岐に渡るが、そのすべては解明されている。

c　医薬品医療機器等法では、健康被害の発生の可能性の有無にかかわらず、異物等の混入、変質等がある医薬品を販売等してはならない旨を定めている。

d　医薬品は、市販後にも、医学・薬学等の新たな知見、使用成績等に基づき、その有効性、安全性等の確認が行われる仕組みとなっている。

	a	b	c	d
1	誤	正	正	誤
2	正	誤	誤	正
3	誤	正	正	正
4	正	正	誤	誤
5	誤	誤	正	正

解答・解説 **5**　　a　×「影響を与えることはない」→「影響を与えることもある」

　　　　　　　　　b　×「すべては解明されている」→「すべては解明されていない」

問3　医薬品のリスク評価に関する以下の記述の正誤について、正しい組み合わせはどれか。　　（令和4年度　北海道東北）

a　医薬品の効果とリスクは、用量と作用強度の関係（用量‐反応関係）に基づいて評価される。

b　薬物用量が治療量上限を超えると、やがて効果よりも有害反応が強く発現する「中毒量」となり、「最小致死量」を経て、「致死量」に至る。

c　少量の投与であれば、長期投与された場合でも毒性が発現することはない。

d　動物実験により求められる50％致死量（LD_{50}）は、薬物の毒性の指標として用いられる。

	a	b	c	d
1	正	正	正	正
2	誤	正	正	正
3	正	誤	正	正
4	正	正	誤	正
5	正	正	正	誤

問4　健康食品に関する記述の正誤について、正しい組合せを一つ選べ。

（令和4年度　関西広域）

a　一般用医薬品の販売時に健康食品の摂取の有無について確認することは、重要である。

b　いわゆる「健康食品」では、誤った使用方法や個々の体質により健康被害を生じた例が報告されている。

c　「特定保健用食品」は、事業者の責任で科学的根拠をもとに疾病に罹患していない者の健康維持及び増進に役立つ機能を商品のパッケージに表示するものとして国に届出された商品である。

d　いわゆる「健康食品」は、安全性や効果を担保する科学的データの面で医薬品と同等のものである。

	a	b	c	d
1	正	正	正	誤
2	正	正	誤	正
3	正	正	誤	誤
4	誤	誤	正	誤
5	誤	正	誤	正

解答・解説　**3**　　c　×　「特定保健用食品」→「機能性表示食品」

　　　　　　　　　d　×　「医薬品と同等のものである」→「医薬品とは異なる」

問5　セルフメディケーションに関する記述のうち、誤っているものはどれか。

（令和4年度　北陸中部東海）

1　急速に少子高齢化が進む中、持続可能な医療制度の構築に向け、医療費の増加やその国民の負担増大を解決し、健康寿命を延ばすことが日本の大きな課題であり、セルフメディケーションの推進は、その課題を解決する重要な活動のひとつである。

2　セルフメディケーションを的確に推進するうえで、一般用医薬品の販売等を行う登録販売者は、薬剤師や医師、看護師など地域医療を支える医療スタッフあるいは行政などとも連携をとって、地域住民の健康維持・増進、生活の質（QOL）の改善・向上などに携わることが望まれる。

3　少子高齢化の進む社会では、地域包括ケアシステムなどに代表されるように、自分、家族、近隣住民、専門家、行政など全ての人たちで協力して個々の住民の健康を維持・増進していくことが求められ、登録販売者は、その中でも重要な情報提供者である。

4　平成29年1月からは、適切な健康管理の下で医療用医薬品からの代替を進める観点から、全てのスイッチOTC医薬品の購入の対価について、一定の金額をその年分の総所得金額等から控除するセルフメディケーション税制が導入されている。

 4　　4　×「全ての」→「条件を満たした場合に」

問6　セルフメディケーションに関する以下の記述のうち、正しいものの組み合わせを下から一つ選び、その番号を解答欄に記入しなさい。　　（令和4年度　九州沖縄）

ア　セルフメディケーションの主役は、一般の生活者である。

イ　専門家による適切なアドバイスの下、身近にある一般用医薬品を利用することはセルフメディケーションの一つである。

ウ　登録販売者は、セルフメディケーションを適切に支援していくことが期待されているため、情報提供の際は必ず医薬品の販売に結びつける必要がある。

エ　セルフメディケーションを支援するにあたり、一般用医薬品を一定期間若しくは一定回数使用しても症状の改善がみられない又は悪化したときには、登録販売者は、別の一般用医薬品を勧める必要がある。

1（ア、イ）　　2（ア、エ）　　3（イ、ウ）　　4（ウ、エ）

 1　　ウ　×「必ず医薬品の販売に結びつける必要がある」→ 必ずしも医薬品の販売に結びつけるのでなく、医療機関の受診を勧めたり（受診勧奨）、医薬品の使用によらない対処を勧めることが適切な場合があります。

　　　　エ　×「別の一般用医薬品を勧める必要がある」→「医療機関を受診して医師の診療を受ける必要があるため受診を促します（受診勧奨）。

問1　副作用に関する次の記述の正誤について、正しい組合せはどれか。

(令和4年度　関東甲信越)

a　世界保健機関（WHO）の定義によれば、医薬品の副作用とは、「疾病の予防、診断、治療のため、又は身体の機能を正常化するために、人に通常用いられる量で発現する医薬品の有害かつ意図しない反応」とされている。

b　医薬品を使用した場合、期待される有益な反応（主作用）以外の反応であっても、不都合を生じないものは全て、副作用として扱われない。

c　一般用医薬品は、通常その使用を中断することによる不利益よりも、重大な副作用を回避することが優先され、副作用の兆候が現れたときには基本的に使用を中止することとされており、必要に応じて医師、薬剤師などに相談がなされるべきである。

d　副作用は、容易に異変を自覚できるものばかりでなく、血液や内臓機能への影響等のように、明確な自覚症状として現れないこともある。

	a	b	c	d
1	正	正	正	正
2	正	正	誤	正
3	正	誤	正	正
4	誤	正	正	誤
5	誤	誤	誤	正

解答・解説　3　b　×「全て」→「全て」ではありません。特段の不都合を生じないものであれば、通常、副作用として扱われることはありませんが、好ましくないものについては一般に副作用といいます。

問2　アレルギー（過敏反応）に関する次の記述の正誤について、正しい組合せはどれか。

(令和4年度　首都圏)

a　アレルゲン（アレルギーを引き起こす原因物質）となり得る医薬品の添加物としては黄色4号（タートラジン）、カゼイン、亜硫酸塩（亜硫酸ナトリウム等）等が知られている。

b 外用薬では、アレルギーは引き起こされない。

c 医薬品の中には、鶏卵や牛乳等を原材料として作られているものがあるため、それらに対するアレルギーがある人では使用を避けなければならない場合もある。

d アレルギーには、体質的・遺伝的な要素はない。

	a	b	c	d
1	正	誤	正	誤
2	正	正	誤	誤
3	誤	誤	正	誤
4	誤	正	正	正
5	誤	正	誤	正

 1

b × 内服薬だけでなく外用薬などでも引き起こされることがあります。

d × 「ない」→「ある」
アレルギーを起こしやすい体質の人や、近い親族にアレルギー体質の人がいる場合には、注意が必要です。

問3 医薬品の使用等に関する以下の記述の正誤について、正しい組み合わせはどれか。

(令和4年度 北海道東北)

a 医薬品の乱用の繰り返しによって、慢性的な臓器障害等を生じるおそれがある。

b 一般用医薬品には、習慣性・依存性がある成分は含まれていない。

c 便秘薬や解熱鎮痛薬などはその時の不快な症状を抑えるための医薬品であり、長期連用すれば、重篤な疾患の発見が遅れる可能性がある。

d 使用する人の誤解や認識不足に起因する不適正な使用を防止するには、医薬品の販売等に従事する専門家が、購入者等に対して、正しい情報を伝えていくことが重要である。

	a	b	c	d
1	正	正	正	誤
2	誤	正	誤	正
3	正	誤	正	正
4	誤	誤	正	誤
5	正	誤	誤	正

 3　b　×「含まれていない」→「含んでいるものもある」

問4　医薬品の相互作用に関する記述のうち、正しいものの組み合わせを1つ選びなさい。

(令和4年度　奈良)

a　かぜ薬、鎮静薬、アレルギー用薬等では、成分や作用が重複することは少ないため、これらの薬効群に属する医薬品の併用を避ける必要はない。

b　相互作用には、医薬品が吸収、分布、代謝又は排泄される過程で起こるものと、医薬品が薬理作用をもたらす部位において起こるものがある。

c　複数の医薬品を併用したときに、医薬品の作用が増強する場合のことをいうのであって、作用が減弱する場合には相互作用とはいわない。

d　相互作用を回避するには、通常、ある医薬品を使用している期間やその前後を通じて、その医薬品との相互作用を生じるおそれのある医薬品や食品の摂取を控えなければならない。

1（a、b）　　**2**（a、c）　　**3**（b、d）　　**4**（c、d）

 3　a　×「成分や作用が重複することは少ないため、これらの薬効群に属する医薬品の併用を避ける必要はない」→ 成分や作用が重複することが多く、通常、これらの薬効群に属する医薬品の併用は避けることとされています。

　　c　×　複数の医薬品を併用した場合、または特定の食品と一緒に摂取した場合に、医薬品の作用が増強したり、減弱したりすることを相互作用といいます。

問5 **医薬品と食品との飲み合わせに関する記述の正誤について、正しい組み合わせはどれか。**

（令和4年度　中四国）

a　酒類（アルコール）をよく摂取する者では、肝臓の代謝機能が高まっていることが多く、その結果、アセトアミノフェンの薬効が増強することがある。

b　医薬品の代謝によって産生する物質（代謝産物）には薬効があるものがある。

c　食品として流通しているハーブ等の場合は、医薬品と一緒に摂取しても、医薬品の効き目に影響しない。

d　外用薬は、食品によってその作用に影響を受けることはない。

	a	b	c	d
1	誤	誤	正	正
2	正	正	正	誤
3	正	誤	誤	正
4	誤	正	誤	誤
5	誤	正	誤	正

 4

a　× 「増強」→「減弱」
アセトアミノフェンなどでは、通常よりも代謝されやすくなり、体内から医薬品が速く消失して十分な薬効が得られなくなることがあります。

c　× 医薬品的な効能効果が標榜または暗示されていなければ、食品（ハーブ等）として流通可能な生薬もあり、そうした食品を合わせて摂取すると、生薬成分が配合された医薬品の効き目や副作用を増強させることがあります。

d　× 外用薬や注射薬であっても、食品によって医薬品の作用や代謝に影響を受ける可能性があります。

問1 乳児、小児の医薬品使用に関する以下の記述のうち、誤っているものはどれか。

（令和4年度 北海道東北）

1 小児は、大人と比べて肝臓や腎臓の機能が未発達であるため、医薬品の成分の代謝・排泄に時間がかかる。

2 小児は、大人と比べて身体の大きさに対して腸が短く、服用した医薬品の吸収率が相対的に低い。

3 錠剤、カプセル剤等は、小児、特に乳児にそのまま飲み下させることが難しいことが多い。

4 乳児向けの用法用量が設定されている医薬品であっても、基本的には医師の診療を受けることが優先され、一般用医薬品による対処は最小限にとどめるのが望ましい。

解答・解説 2　2　×「腸が短く」→「腸が長く」

問2 高齢者に関する記述のうち、正しいものの組み合わせを1つ選びなさい。

（令和4年度 奈良）

a 「医療用医薬品の添付文書等の記載要領の留意事項」（平成29年6月8日付け薬生安発0608第1号厚生労働省医薬・生活衛生局安全対策課長通知別添）は、おおよその目安として75歳以上を「高齢者」としている。

b 年齢のみから、一概にどの程度、副作用のリスクが増大しているかを判断することは難しい。

c 一般に生理機能が衰えつつあり、特に、肝臓や腎臓の機能が低下していると医薬品の作用が現れにくくなる。

d 喉の筋肉が衰えて飲食物を飲み込む力が弱まっている（嚥下障害）場合があり、内服薬を使用する際に喉に詰まらせやすい。

1（a、b）　**2**（a、c）　**3**（b、d）　**4**（c、d）

解答・解説　3　　a　×「75歳以上」→「65歳以上」

　　c　×「現れにくくなる」→「強く現れやすくなる」

問3　妊婦又は妊娠していると思われる女性及び母乳を与える女性（授乳婦）への医薬品の使用等に関する記述の正誤について、正しい組合せを一つ選べ。

(令和4年度　関西広域)

a　胎盤には、胎児の血液と母体の血液とが混ざらない仕組み（血液－胎盤関門）がある。

b　一般用医薬品では多くの場合、妊婦に対する安全性の評価は確立されているが、配慮が必要であるため、妊婦の使用については「相談すること」としているものが多い。

c　便秘薬は、配合成分やその用量にかかわらず、流産や早産が誘発されることはない。

d　医薬品の種類によっては、授乳婦が使用した医薬品の成分の一部が乳汁中に移行することが知られている。

	a	b	c	d
1	正	正	誤	誤
2	正	誤	正	誤
3	誤	正	正	正
4	正	誤	誤	正
5	誤	正	誤	正

解答・解説　4　　b　×「妊婦に対する安全性の評価は確立されている」→ 血液 - 胎盤関門によって、どの程度医薬品の成分の胎児への移行が防御されるかは、未解明のことも多く、一般用医薬品においても、多くの場合、妊婦使用した場合における安全性に関する評価が困難です。

　　c　×　配合成分やその用量によっては流産や早産を誘発するおそれがあるものがあります。

問 4 医療機関で治療を受けている人の医薬品使用に関する記述のうち、正しいものの組み合わせはどれか。 (令和 4 年度　中四国)

a 疾患の種類や程度によっては、一般用医薬品を使用することでその症状が悪化したり、治療が妨げられることがある。

b 特定の症状がある人であっても、医療機関で治療を特に受けていない場合は、一般用医薬品の使用により、症状が悪化することはない。

c 登録販売者は、医療機関・薬局で交付された薬剤を使用している人についても、一般用医薬品との併用の可否を判断しなければならない。

d 過去に医療機関で治療を受けていた場合には、どのような疾患について、いつ頃かかっていたのかを踏まえ、購入者等が使用の可否を適切に判断することができるよう、情報提供がなされることが重要である。

1（a、b）　　2（a、c）　　3（a、d）　　4（b、c）　　5（c、d）

解 答・解 説 **3**　　b ✕ 医薬品の種類や配合成分などによっては、特定の症状がある人が使用するとその症状を悪化させるおそれがあるなど、注意が必要なものがあります。

　　c ✕ 登録販売者において一般用医薬品との併用の可否を判断することは困難なことが多く、その薬剤を処方した医師若しくは歯科医師または調剤を行った薬剤師に相談するよう説明する必要があります。

問 5 プラセボ効果（偽薬効果）に関する次の記述の正誤について、正しい組合せはどれか。 (令和 4 年度　首都圏)

a 医薬品を使用したときにもたらされる反応や変化には、薬理作用によるもののほか、プラセボ効果によるものも含まれる。

b プラセボ効果は、医薬品を使用したこと自体による楽観的な結果への期待（暗示効果）や、条件付けによる生体反応、時間経過による自然発生的な変化（自然緩解など）等が関与して生じると考えられている。

c 医薬品は、薬理作用のほか、プラセボ効果を目的として使用されるべきである。

d プラセボ効果によってもたらされる反応や変化には、不都合なもの（副作用）はない。

	a	b	c	d
1	正	誤	正	誤
2	正	正	誤	誤
3	誤	誤	正	誤
4	誤	正	正	正
5	正	正	誤	正

 2　c　× プラセボ効果は、不確実であり、それを目的として医薬品が使用
されるべきではありません。

　　　　　d　×「不都合なもの (副作用) はない」 → 望ましいもの (効果) と不都合なもの (副作用) とがあります。

問6　医薬品の品質に関する記述の正誤について、正しい組み合わせを1つ選びなさい。

（令和4年度　奈良）

a　医薬品は、適切な保管・陳列を行えば、経時変化による品質の劣化は起こらない。

b　一般用医薬品は、購入された後、すぐに使用されるとは限らず、家庭における常備薬として購入されることも多いことに留意して、販売等がなされることが重要である。

c　医薬品医療機器等法において、その品質が承認等された基準に適合しない医薬品、その全部又は一部が変質・変敗した物質から成っている医薬品の販売は、禁止されている。

d　医薬品は、高い水準で均一な品質が保証されており、配合されている成分 (有効成分及び添加物成分) は、高温や多湿、光 (紫外線) 等によって品質の劣化 (変質・変敗) を起こしにくいものが多い。

	a	b	c	d
1	正	誤	正	誤
2	誤	正	誤	誤
3	誤	正	正	誤
4	正	正	誤	正
5	誤	誤	正	正

解 答・解 説 3 a × 「劣化は起こらない」 → 「劣化は避けられない」

d × 「起こしにくいものが多い」 → 「起こしやすいものが多い」

Lesson 4 適切な医薬品選択と受診勧奨

問1 一般用医薬品で対処可能な症状等の範囲に関する記述のうち、正しいものの組み合わせはどれか。
(令和4年度　北陸中部東海)

a 一般用医薬品の役割は、疾病に伴う症状の改善であるが、生活習慣病等の疾病に伴う症状発現の予防は含まれない。

b 一般用医薬品で対処可能な範囲は、医薬品を使用する人によって変わってくるものであり、乳幼児は、通常の成人の場合に比べ、その範囲は限られてくることに留意する必要がある。

c 一般用医薬品にも使用すればドーピングに該当する成分を含んだものがあるため、スポーツ競技者から相談があった場合は、専門知識を有する薬剤師などへの確認が必要である。

d 生活習慣病に対しては、一般用医薬品の利用が基本であり、運動療法や食事療法は取り入れる必要はない。

1（a、b）　　**2**（b、c）　　**3**（c、d）　　**4**（a、d）

解 答・解 説 2　　a × 「生活習慣病等の疾病に伴う症状発現の予防は含まれない」 → 「含まれる」

役割としては、
(1) 軽度な疾病に伴う症状の改善
(2) 生活習慣病等の疾病に伴う症状発現の予防
(3) 生活の質（QOL）の改善・向上
(4) 健康状態の自己検査
(5) 健康の維持・増進
(6) その他保健衛生
の6つがあります。

d × 生活習慣病に対しては、運動療法や食事療法が基本となります。

問2 一般用医薬品の販売時のコミュニケーションに関する記述の正誤について、正しい組み合わせを1つ選びなさい。
(令和4年度 奈良)

a 医薬品の販売に従事する専門家からの情報提供は、説明内容が購入者等にどう理解されたかなどの実情を把握しながら行う必要はなく、専門用語を分かりやすい平易な表現で説明するだけで十分である。

b 購入者側に情報提供を受けようとする意識が乏しい場合には、コミュニケーションを図る必要はない。

c 購入者等が医薬品を使用する状況は随時変化する可能性があるため、販売数量は一時期に使用する必要量とする等、販売時のコミュニケーションの機会が継続的に確保されるよう配慮することが重要である。

d 登録販売者は、第一類医薬品、第二類医薬品及び第三類医薬品の販売、情報提供等を担う観点から、生活者のセルフメディケーションを支援するという姿勢で臨むことが基本となる。

	a	b	c	d
1	正	誤	正	誤
2	誤	正	誤	誤
3	誤	誤	正	誤
4	正	正	誤	正
5	誤	誤	正	正

 3

a × 単に専門用語をわかりやすい平易な表現で説明するだけでなく、説明した内容が購入者などにどう理解され、行動に反映されているか、などの実情を把握しながら行うことで、その実効性が高まるものです。

b × 購入者側に情報提供を受けようとする意識が乏しい場合であっても、購入者側から医薬品の使用状況に係る情報をできる限り引き出し、可能な情報提供を行っていくためのコミュニケーション技術を身につけるべきです。

d × 登録販売者は、第二類医薬品および第三類医薬品の販売、情報提供等を担いますが、第一類医薬品は薬剤師が行わなければなりません。

Lesson 5 　薬害の歴史

問1　サリドマイド及びサリドマイド訴訟に関する次の記述のうち、正しいものの組合せはどれか。
　　　　　　　　　　　　　　　　　　　　　　　　　　（令和4年度　首都圏）

a　サリドマイド訴訟は、サリドマイド製剤を妊娠している女性が使用したことにより、出生児に四肢欠損、耳の障害等の先天異常（サリドマイド胎芽症）が発生したことに対する損害賠償訴訟である。

b　日本では、サリドマイド製剤の催奇形性について海外から警告が発せられた後、直ちに出荷停止、販売停止及び回収措置がとられた。

c　催眠鎮静成分であるサリドマイドには、血管新生を妨げる作用もある。

d　サリドマイド製剤は、一般用医薬品として販売されていたことはない。

1（a、b）　　**2**（a、c）　　**3**（b、c）　　**4**（b、d）　　**5**（c、d）

解答・解説　**2**　　b　×「直ちに出荷停止、販売停止及び回収措置がとられた」
　　　　　　　　　　→1961年11月、西ドイツよりサリドマイド製剤の催奇形性について警告が発せられ、同年12月に西ドイツ企業から勧告が届いており、かつ翌年になってからもその企業から警告が発せられていたにもかかわらず、出荷停止は1962年5月まで行われず、販売停止および回収措置は同年9月であるなど、対応の遅さが問題視されました。

　　　　　　　　　　d　×「ない」→「ある」
　　　　　　　　　　サリドマイドはその鎮静作用を目的として、胃腸薬にも配合され、過去に一般用医薬品として販売されていたことがあります。

問2　スモン訴訟に関する次の記述の正誤について、正しい組合せはどれか。

　　　　　　　　　　　　　　　　　　　　　　　　　　（令和4年度　首都圏）

a　スモン訴訟は、整腸剤として販売されていたキノホルム製剤を使用したことにより、亜急性脊髄視神経症に罹患したことに対する損害賠償訴訟である。

b　スモン患者に対する施策や救済制度として、治療研究施設の整備、治療法の開発調査研究の推進、施術費および医療費の自己負担分の公費負担、世帯厚生資金貸付による生活資金の貸付、重症患者に対する介護事業が講じられている。

c　スモン訴訟は、現在も全面的な和解は成立していない。

d　スモン訴訟を一つの契機として、医薬品の副作用による健康被害の迅速な救済を図るため、医薬品副作用被害救済制度が創設された。

	a	b	c	d
1	正	正	誤	誤
2	正	正	誤	正
3	誤	誤	正	正
4	誤	正	正	正
5	正	誤	正	誤

 2　　c　× スモン訴訟は、1979年9月に全面和解が成立しています。

問3　HIV（ヒト免疫不全ウイルス）訴訟に関する記述の正誤について、正しい組み合わせはどれか。　　　　　　　　　　　　　　（令和4年度　中四国）

a　HIV訴訟とは、脳外科手術等に用いられていたヒト乾燥硬膜を介して、HIVに感染したことに対する損害賠償訴訟である。

b　HIV訴訟の和解を踏まえ、国は、HIV感染者に対する恒久対策として、エイズ治療・研究開発センター及び拠点病院の整備や治療薬の早期提供等の様々な取り組みを推進してきている。

c　HIV訴訟の和解を契機に、医薬品の副作用による健康被害の迅速な救済を図るため、医薬品副作用被害救済制度が創設された。

d　HIV訴訟は、国及び製薬企業を被告として提訴された。

	a	b	c	d
1	正	誤	誤	正
2	誤	誤	正	正
3	正	誤	正	誤
4	誤	正	誤	正
5	誤	正	誤	誤

a ×ＨＩＶ訴訟とは、血友病患者が、ヒト免疫不全ウイルス（ＨＩＶ）が混入した原料血漿から製造された血液凝固因子製剤の投与を受けたことにより、ＨＩＶに感染したことに対する損害賠償訴訟です。「ヒト乾燥硬膜」が原因であるのは「ＣＪＤ訴訟」です。

c ×「医薬品副作用被害救済制度が創設された」のは、「サリドマイド訴訟、スモン訴訟」です。

問4 クロイツフェルト・ヤコブ病（ＣＪＤ）及びＣＪＤ訴訟に関する記述の正誤について、正しい組合せを一つ選べ。 （令和4年度　関西広域）

a ヒト乾燥硬膜に対して、十分な化学的処理が行われないまま製品として流通し、脳外科手術で移植された患者にＣＪＤが発生した。

b ＣＪＤは、ウイルスの一種であるプリオンが脳の組織に感染することが原因とされ、次第に認知症に類似した症状が現れ、死に至る重篤な神経難病である。

c 本訴訟の和解を踏まえて、ＣＪＤ患者に対する入院対策・在宅対策の充実の措置が講じられるようになった。

d 本訴訟を契機として、ヒト乾燥硬膜移植の有無を確認するため、患者診療録を長期保存する等の措置が講じられるようになった。

	a	b	c	d
1	誤	正	正	誤
2	正	誤	正	正
3	正	正	正	正
4	正	誤	正	誤
5	誤	正	誤	正

 2 b ×「ウイルスの一種であるプリオン」→ 菌でもウイルスでもないタンパク質の一種であるプリオンです。

問5 C型肝炎訴訟に関する次の記述の正誤について、正しい組合せはどれか。

（令和4年度　関東甲信越）

a 「薬害再発防止のための医薬品行政等の見直しについて（最終提言）」を受け、医師、薬剤師、法律家、薬害被害者などの委員により構成される医薬品等行政評価・監視委員会が設置された。

b 特定のフィブリノゲン製剤や血液凝固第IX因子製剤の投与を受けたことにより、C型肝炎ウイルスに感染したことに対する損害賠償訴訟である。

c C型肝炎ウイルス感染者の早期・一律救済の要請にこたえるべく、2008年1月に「特定フィブリノゲン製剤及び特定血液凝固第IX因子製剤によるC型肝炎感染被害者を救済するための給付金の支給に関する特別措置法」が制定、施行された。

	a	b	c
1	正	正	正
2	正	正	誤
3	正	誤	正
4	誤	正	誤

解答・解説 **1** 上記のとおりです。

2 章のおさらい問題

人体の働きと医薬品

Lesson 1 人体の構造と働き ①

問1 消化器系に関する次の記述の正誤について、正しい組合せはどれか。

（令和4年度 首都圏）

a 消化管は、口腔（くう）から肛門（こう）まで続く管で、平均的な成人で全長約9mある。

b ペプシノーゲンは、胃酸によって主に炭水化物を消化する酵素であるペプシンとなり、胃酸とともに胃液として働く。

c 唾液は、殺菌・抗菌物質を含んでおり、口腔粘膜の保護・洗浄、殺菌等の作用がある。

d 小腸のうち十二指腸に続く部分の、概ね上部40％が空腸、残り約60％が回腸であり、明確な境目がある。

	a	b	c	d
1	正	正	誤	誤
2	正	誤	正	正
3	誤	誤	誤	正
4	誤	正	誤	正
5	正	誤	正	誤

解答・解説 5　b ×「炭水化物」→「タンパク質」

　　　　　　　　d ×「明確な境目がある」→「明確な境目はない」

b　スモン患者に対する施策や救済制度として、治療研究施設の整備、治療法の開発調査研究の推進、施術費および医療費の自己負担分の公費負担、世帯厚生資金貸付による生活資金の貸付、重症患者に対する介護事業が講じられている。

c　スモン訴訟は、現在も全面的な和解は成立していない。

d　スモン訴訟を一つの契機として、医薬品の副作用による健康被害の迅速な救済を図るため、医薬品副作用被害救済制度が創設された。

	a	b	c	d
1	正	正	誤	誤
2	正	正	誤	正
3	誤	誤	正	正
4	誤	正	正	正
5	正	誤	正	誤

 解答・解説 **2**　c ✕ スモン訴訟は、1979年9月に全面和解が成立しています。

問3　HIV（ヒト免疫不全ウイルス）訴訟に関する記述の正誤について、正しい組み合わせはどれか。 （令和4年度　中四国）

a　HIV訴訟とは、脳外科手術等に用いられていたヒト乾燥硬膜を介して、HIVに感染したことに対する損害賠償訴訟である。

b　HIV訴訟の和解を踏まえ、国は、HIV感染者に対する恒久対策として、エイズ治療・研究開発センター及び拠点病院の整備や治療薬の早期提供等の様々な取り組みを推進してきている。

c　HIV訴訟の和解を契機に、医薬品の副作用による健康被害の迅速な救済を図るため、医薬品副作用被害救済制度が創設された。

d　HIV訴訟は、国及び製薬企業を被告として提訴された。

	a	b	c	d
1	正	誤	誤	正
2	誤	誤	正	正
3	正	誤	正	誤
4	誤	正	誤	正
5	誤	正	誤	誤

a　× ＨＩＶ訴訟とは、血友病患者が、ヒト免疫不全ウイルス（ＨＩＶ）が混入した原料血漿から製造された血液凝固因子製剤の投与を受けたことにより、ＨＩＶに感染したことに対する損害賠償訴訟です。「ヒト乾燥硬膜」が原因であるのは「ＣＪＤ訴訟」です。

　　　　　　　c　×「医薬品副作用被害救済制度が創設された」のは、「サリドマイド訴訟、スモン訴訟」です。

問4　クロイツフェルト・ヤコブ病（ＣＪＤ）及びＣＪＤ訴訟に関する記述の正誤について、正しい組合せを一つ選べ。　　　　　　　　　　　　　　（令和４年度　関西広域）

a　ヒト乾燥硬膜に対して、十分な化学的処理が行われないまま製品として流通し、脳外科手術で移植された患者にＣＪＤが発生した。

b　ＣＪＤは、ウイルスの一種であるプリオンが脳の組織に感染することが原因とされ、次第に認知症に類似した症状が現れ、死に至る重篤な神経難病である。

c　本訴訟の和解を踏まえて、ＣＪＤ患者に対する入院対策・在宅対策の充実の措置が講じられるようになった。

d　本訴訟を契機として、ヒト乾燥硬膜移植の有無を確認するため、患者診療録を長期保存する等の措置が講じられるようになった。

	a	b	c	d
1	誤	正	正	誤
2	正	誤	正	正
3	正	正	正	正
4	正	誤	正	誤
5	誤	正	誤	正

　2　　b　×「ウイルスの一種であるプリオン」→　菌でもウイルスでもないタンパク質の一種であるプリオンです。

問2 消化器系に関する次の記述の正誤について、正しい組合せはどれか。

（令和4年度　首都圏）

a 胃は上腹部にある中空の臓器で、中身が空の状態では扁平に縮んでいる。

b 炭水化物主体の食品は、脂質分の多い食品に比べ、胃内での滞留時間が長い。

c 食道の上端と下端には括約筋があり、胃の内容物が食道や咽頭に逆流しないように防いでいる。

d 消化には、消化腺から分泌される消化液による化学的消化と、咀嚼（食物を噛み、口腔内で粉砕すること）や消化管の運動による機械的消化とがある。

	a	b	c	d
1	誤	正	正	正
2	正	誤	正	正
3	正	正	誤	誤
4	誤	誤	誤	正
5	正	誤	正	誤

解答・解説 2 b ×「長い」→「比較的短い」

問3 胆嚢及び肝臓に関する次の記述の正誤について、正しい組合せはどれか。

（令和4年度　関東甲信越）

a 胆汁には、古くなった赤血球や過剰のコレステロールを排出する役割がある。

b 腸内に放出された胆汁酸塩（コール酸、デオキシコール酸等の塩類）の大部分は、小腸で再吸収され肝臓に戻される。

c 肝臓は、脂溶性ビタミンであるビタミンA、D等の貯蔵臓器であり、水溶性ビタミンは貯蔵できない。

d 肝臓では、必須アミノ酸を生合成することができる。

	a	b	c	d
1	正	正	誤	誤
2	正	誤	正	誤
3	誤	正	誤	正
4	正	誤	正	正
5	誤	正	正	誤

 1 c ×「水溶性ビタミンは貯蔵できない」→「ビタミンB6やB12等の
水溶性ビタミンの貯蔵臓器でもある」

d ×「できる」→「できない」
必須アミノ酸以外のアミノ酸を生合成することができます。
※必須アミノ酸は体内で作られないため、食品などから摂取する必
要があります。

問4 肝臓に関する以下の記述の正誤について、正しい組み合わせを下から一つ選び、そ
の番号を解答欄に記入しなさい。 （令和4年度　九州沖縄）

ア　小腸で吸収されたブドウ糖は、血液によって肝臓に運ばれてグリコーゲンとして蓄え
られる。

イ　肝臓は、消化管等から吸収された、又は体内で生成した、滞留すると生体に有害な物
質を、肝細胞内の酵素系の働きで代謝して無毒化し、又は体外に排出されやすい形に
する。

ウ　消化管から吸収されたアルコールは、肝臓へ運ばれ、一度ホルムアルデヒドに代謝さ
れたのち、さらに代謝されて酢酸になる。

エ　肝機能障害を起こすと、ビリルビンが循環血液中に滞留して、黄疸を生じる。

	ア	イ	ウ	エ
1	正	正	誤	正
2	正	誤	正	誤
3	誤	正	正	正
4	誤	正	誤	誤
5	誤	誤	正	正

解答・解説 1 ウ ×「ホルムアルデヒド」→「アセトアルデヒド」

問5 膵臓に関する記述のうち、正しいものの組み合わせを1つ選びなさい。

（令和4年度 奈良）

a 胃の前下部に位置する細長い臓器で、膵液を胃へ分泌する。

b 膵液は、酸性で、胃で弱アルカリ性となった内容物を中和する。

c 炭水化物、タンパク質、脂質のそれぞれを消化するすべての酵素の供給を担っている。

d 消化腺であるとともに、血糖値を調節するホルモン（インスリン及びグルカゴン）等を血液中に分泌する内分泌腺でもある。

1（a、b） **2**（a、c） **3**（b、d） **4**（c、d）

解答・解説 4 a ×「胃へ分泌する」→「十二指腸へ分泌する」

b ×「酸性」と「弱アルカリ性」の表記が逆になっています。

問6 消化器系に関する以下の記述の正誤について、正しい組み合わせはどれか。

（令和4年度 北海道東北）

a 炭水化物は小腸でラクターゼ等によって単糖類まで分解される。

b 大腸の腸内細菌は、血液凝固や骨へのカルシウム定着に必要なビタミンE等の物質を産生している。

c 糞便はS状結腸、直腸に滞留し、直腸に溜まった糞便が下行結腸に送られてくるとその刺激に反応して便意が起こる。

d 十二指腸の上部を除く小腸の内壁には輪状のひだがあり、その粘膜表面は絨毛に覆われている。

	a	b	c	d
1	正	正	正	誤
2	誤	正	誤	誤
3	正	誤	誤	正
4	誤	誤	正	正
5	正	誤	誤	誤

解答・解説 3　b　×「ビタミンE」→「ビタミンK」

　　　　　　c　×「直腸」と「下行結腸」の表記が逆になっています。

問7　呼吸器系に関する記述のうち、正しいものの組み合わせはどれか。

（令和4年度　北陸中部東海）

a　鼻腔の内壁に多く分布している粘液分泌腺から分泌される鼻汁には、リゾチームが含まれ、気道の防御機構の一つになっている。

b　咽頭は、鼻腔と口腔につながっているが、気道に属し、消化管には属さない。

c　肺には筋組織があり、筋組織が弛緩・収縮して呼吸運動が行われている。

d　肺では、肺胞の壁を介して、心臓から送られてくる血液から二酸化炭素が肺胞気中に拡散し、代わりに酸素が血液中の赤血球に取り込まれるガス交換が行われる。

1（a、b）　　**2**（b、c）　　**3**（c、d）　　**4**（a、d）

解答・解説 4　b　×「気道に属し、消化管には属さない」→「気道と消化管の両方に属する」

　　　　　　c　×　肺自体には肺を動かす筋組織がありません。横隔膜や肋間筋によって拡張・収縮して呼吸運動が行われています。

問8   血液に関する次の記述の正誤について、正しい組合せはどれか。

（令和4年度　首都圏）

a   二酸化炭素の多くはヘモグロビンと結合し、末梢組織から肺へ運ばれる。

b   血管の損傷部位では、血小板から放出される酵素によって血液を凝固させる一連の反応が起こり、血漿タンパク質の一種であるフィブリンが傷口で重合して、線維状のフィブリノゲンとなる。

c   グロブリンは、その多くが、免疫反応において、体内に侵入した細菌やウイルス等の異物を特異的に認識する抗体としての役割を担う。

d   単球は、白血球の約60%を占めており、強い食作用を持ち、組織の中ではマクロファージ（貪食細胞）と呼ばれている。

	a	b	c	d
1	正	正	誤	誤
2	正	正	誤	正
3	誤	誤	正	誤
4	誤	誤	誤	正
5	誤	正	正	誤

 3   a   × 「多くはヘモグロビンと結合し」→「ヘモグロビンとほとんど結合せず、血漿中に溶け込んで」
　　　　ヘモグロビンと結合するのは酸素です。

　　　　b   × 「フィブリン」と「フィブリノゲン」の表記が逆になっています。

　　　　d   × 「約60%を占めており」→「約5%と少ないが最も大きく」

問9 循環器系に関する次の記述のうち、正しいものの組合せはどれか。

（令和4年度　首都圏）

a　リンパ液の流れは主に平滑筋の収縮によるものであり、流速は血流に比べて緩やかである。

b　脾臓の主な働きは、脾臓内を流れる血液から古くなった赤血球を濾し取って処理することである。

c　心臓から拍出された血液を送る血管を動脈、心臓へ戻る血液を送る血管を静脈という。

d　静脈にかかる圧力は比較的高いため、血管壁は動脈よりも厚い。

1（a、b）　　**2**（a、c）　　**3**（a、d）　　**4**（b、c）　　**5**（b、d）

解答・解説　**4**　　a　×「平滑筋」→「骨格筋」

　　　　　　　　　　d　×「高い」→「低い」
　　　　　　　　　　　　×「厚い」→「薄い」

Lesson 2　人体の構造と働き ②

問1 泌尿器系に関する記述について、正しいものの組合せを一つ選べ。

（令和4年度　関西広域）

a　糸球体の外側を袋状のボウマン嚢が包み込んでおり、これを腎小体という。

b　腎小体では、血液中の老廃物のほか、血球やタンパク質以外の血漿成分も濾過される。

c　腎臓には、心臓から拍出される血液の約70％が流れており、水分及び電解質（特にナトリウム）の排出調節等が行われる。

d　排尿時には、膀胱の出口にある膀胱括約筋が収縮すると、同時に膀胱壁の排尿筋が弛緩し、尿が尿道へと押し出される。

1（a、b）　　**2**（a、d）　　**3**（b、c）　　**4**（c、d）

解答・解説 **1**　c　×「約70％」→「1/5〜1/4」

　　　　　　　　d　×「収縮」と「弛緩」の表記が逆になっています。

問2　**目に関する次の記述のうち、誤っているものはどれか。**　　（令和4年度　首都圏）

1　ビタミンAが不足すると、夜間視力の低下（夜盲症）を生じる。

2　遠近の焦点調節は、主に硝子体の厚みを変化させることによって行われる。

3　透明な角膜や水晶体には血管が通っておらず、房水によって栄養分や酸素が供給される。

4　網膜には光を受容する細胞（視細胞）が密集しており、視細胞が受容した光の情報は網膜内の神経細胞を介して神経線維に伝えられ、網膜の神経線維は眼球の後方で束になり、視神経となる。

5　眼球を上下左右斜めの各方向に向けるため、6本の眼筋が眼球側面の強膜につながっている。

解答・解説 **2**　2　×「硝子体」→「水晶体」

問3　**鼻及び耳に関する記述のうち、正しいものの組み合わせを1つ選びなさい。**

（令和4年度　奈良）

a　においに対する感覚は、非常に鋭敏であるが順応を起こしやすく、同じにおいを継続して嗅いでいると、次第にそのにおいを感じなくなる。

b　副鼻腔に入った埃等の粒子は、粘液に捉えられて線毛の働きによって鼻腔内へ排出される。

c　内耳にある鼓室は、耳管という管で鼻腔や咽頭と通じている。

d　中耳は、聴覚器官である蝸牛と、平衡器官である前庭の2つの部分からなる。

1（a、b）　　**2**（a、c）　　**3**（b、d）　　**4**（c、d）

解答・解説 **1**　c　×「内耳」→「中耳」

　　　　　　　　d　×「中耳」→「内耳」

皮膚に関する記述の正誤について、正しい組合せを一つ選べ。

（令和4年度　関西広域）

a　外皮系には、皮膚と汗腺、皮脂腺、乳腺等は含まれるが、爪や毛等は含まれない。

b　真皮は、線維芽細胞と線維性のタンパク質からなる皮下組織の層で、皮膚の弾力と強さを与える役割がある。

c　皮脂は、脂分を蓄えて死んだ腺細胞自身が分泌物となったもので、皮膚を潤いのある柔軟な状態に保つ。

d　汗腺には、腋窩（わきのした）などの毛根部に分布するエクリン腺と、手のひらなどの毛根がないところも含め全身に分布するアポクリン腺がある。

	a	b	c	d
1	正	正	誤	誤
2	正	正	誤	正
3	正	誤	誤	誤
4	誤	誤	正	正
5	誤	誤	正	誤

解答・解説　5　a　×「含まれない」→「含まれる」

　　　　　　　　　　b　×「皮下組織」→「結合組織」

　　　　　　　　　　d　×「エクリン腺」と「アポクリン腺」の表記が逆になっています。

問5　**骨格系に関する記述の正誤について、正しい組み合わせはどれか。**

（令和4年度　中四国）

a　骨の基本構造は、骨質、骨膜、骨髄、関節軟骨の四組織からなる。

b　骨には造血機能があるが、すべての骨の骨髄で造血が行われるわけではない。

c　骨組織は、炭酸カルシウムやリン酸カルシウム等の無機質からなり、タンパク質等の有機質は存在しない。

d　骨の関節面は弾力性に富む柔らかな骨膜に覆われている。

	a	b	c	d
1	誤	正	正	正
2	正	正	誤	誤
3	正	誤	誤	誤
4	誤	正	誤	正
5	正	誤	正	正

 2　c　×「タンパク質等の有機質は存在しない」→「存在する」
有機質（タンパク質および多糖体）は骨の強靱さを保っています。

　　d　×「骨膜」→「軟骨層（関節軟骨）」

問6　筋組織に関する記述の正誤について、正しい組み合わせはどれか。

（令和4年度　中四国）

a　筋組織は筋細胞（筋線維）と結合組織からできているのに対して、腱は結合組織のみ
でできているため、伸縮性はあまりない。

b　平滑筋は、筋線維を顕微鏡で観察すると横縞模様が見えるので横紋筋とも呼ばれる。

c　心筋は、筋線維に横縞模様がある不随意筋であり、強い収縮力と持久力を兼ね備えて
いる。

d　随意筋は体性神経系で支配されるのに対して、不随意筋は自律神経系に支配されてい
る。

	a	b	c	d
1	正	正	正	誤
2	正	誤	正	正
3	正	誤	誤	誤
4	誤	正	誤	正
5	誤	誤	正	誤

 2　b　×「平滑筋」→「骨格筋」
縞模様のある筋肉は「骨格筋」と「心筋」です。

問7 脳や神経系の働きに関する次の記述の正誤について、正しい組合せはどれか。

（令和4年度　首都圏）

a　脳の血管は、末梢に比べて物質の透過に関する選択性が高く、タンパク質などの大分子や小分子でもイオン化した物質は血液中から脳の組織へ移行しにくい。

b　副交感神経系が活発になると、肝臓でのグリコーゲンの分解が促進される。

c　脳における細胞同士の複雑かつ活発な働きのため、脳において、血液の循環量は心拍出量の約15％、酸素の消費量は全身の約20％、ブドウ糖の消費量は全身の約25％と多い。

d　脊髄は脊椎の中にあり、脳と末梢の間で刺激を伝えるほか、末梢からの刺激の一部に対して脳を介さずに刺激を返す場合があり、これを脊髄反射と呼ぶ。

	a	b	c	d
1	正	誤	正	正
2	誤	正	誤	正
3	正	誤	誤	正
4	誤	正	正	誤
5	正	正	誤	誤

解答・解説　**1**　b　×「分解が促進される」→「合成される」
　　　　　　　　　　　　分解が促進されるのは、「交感神経系が活発」になったときです。

問8 副交感神経系が活発になっているときの各効果器とその反応の関係について、正しいものの組み合わせはどれか。

（令和4年度　北海道東北）

	効果器		反応
1	目	—	瞳孔散大
2	気管、気管支	—	収縮
3	心臓	—	心拍数増加
4	腸	—	運動低下
5	肝臓	—	グリコーゲンの分解

解答・解説 2

「副交感神経系が活発になっているとき」＝「リラックスしているとき」
「交感神経系が活発になっているとき」＝「緊張状態（戦闘、逃走態勢、集中していると
き）」
このときの体の状況をイメージすると覚えやすいです。

例えば、

① 森でクマと出会った → 怖い、逃げなければ！→「緊張状態＝交感神経系が活発に」

・クマに目がくぎづけ → 瞳孔散大

・ドキドキする（心拍数増加）、汗はダラダラ（発汗亢進）、口の中はカラカラ（唾液腺
からは少量の粘性の高い唾液が出る）、鳥肌が立つ（皮膚の立毛筋収縮）

・逃げ出すための筋肉がすぐ動くよう酸素を取り込むために気管支拡張、肝臓はグリ
コーゲンを分解し筋肉の栄養のブドウ糖が放出、さらに酸素を送るため末梢血管を
収縮し血圧上昇、胃腸で消化している場合ではないので活動弱めて血流を筋肉に多
く送る。もちろん尿意を感じる暇はない（膀胱の排尿筋は弛緩して排尿抑制）

② ゆったりと食事をする →「リラックス＝副交感神経系が活発に」

・よだれが出る（唾液分泌亢進）、消化のため胃液分泌亢進、腸もごはんを迎えるため
に運動亢進、肝臓は吸収した栄養を蓄える（グリコーゲン合成）

お風呂でくつろぐ →「リラックス＝副交感神経系が活発に」

・末梢血管拡張、血圧低下、心拍数減少

問9 交感神経系及び副交感神経系に関する記述のうち、正しいものの組み合わせを1つ選びなさい。 (令和4年度　奈良)

a 概ね、交感神経系は体が食事や休憩等の安息状態となるように働き、副交感神経系は体が闘争や恐怖等の緊張状態に対応した態勢をとるように働く。

b 交感神経の節後線維の末端から放出される神経伝達物質はアセチルコリンであり、副交感神経の節後線維の末端から放出される神経伝達物質はノルアドレナリンである。

c 交感神経系と副交感神経系は、互いに拮抗して働き、一方が活発になっているときには他方は活動を抑制して、効果を及ぼす各臓器・器官（効果器）を制御している。

d 目は、交感神経系が活発になると瞳孔が散大し、副交感神経系が活発になると瞳孔が収縮する。

1（a、b）　　**2**（a、c）　　**3**（b、d）　　**4**（c、d）

解答・解説 **4** a ×「交感神経系」と「副交感神経系」の表記が逆になっています。

b ×「アセチルコリン」と「ノルアドレナリン」の表記が逆になっています。

Lesson **3**　薬が働く仕組み

問1 医薬品の吸収及び分布に関する記述の正誤について、正しい組み合わせを1つ選びなさい。 (令和4年度　奈良)

a 一般に、消化管からの吸収は、濃度が高い方から低い方へ受動的に拡散していく現象である。

b 消化管での吸収量や吸収速度は、消化管内容物や他の医薬品の作用によって影響を受ける。

c 鼻腔の粘膜に適用する一般用医薬品の中には、全身作用を目的として製造販売されているものがある。

d 有効成分が皮膚から浸透して体内の組織で作用する医薬品の場合、浸透する量は皮膚の状態、傷の有無やその程度などによって影響を受ける。

	a	b	c	d
1	誤	正	正	誤
2	正	正	正	正
3	誤	誤	誤	正
4	正	誤	正	誤
5	正	正	誤	正

解答・解説 **5**　c　×「ある」→「ない」

　　　　　　　　　一般用医薬品には全身作用を目的とした点鼻薬はありません。

問2　薬の代謝及び排泄に関する記述の正誤について、正しい組み合わせはどれか。

（令和4年度　北陸中部東海）

a　肝機能が低下した人では、正常な人に比べて全身循環に到達する有効成分の量がより多くなり、効き目が過剰に現れたり、副作用を生じやすくなったりする。

b　腎機能が低下した人では、正常な人よりも有効成分の尿中への排泄が遅れるため、血中濃度が下がりやすい。

c　経口投与後、消化管で吸収された医薬品の有効成分は、全身循環に入る前にリンパ管を経由して肝臓を通過するため、まず肝臓に存在する酵素の働きにより代謝を受けることになる。

d　医薬品の有効成分と血漿タンパク質との複合体は、腎臓で濾過されないため、有効成分が長く循環血液中に留まることとなり、複合体形成は作用が持続する原因となる。

	a	b	c	d
1	誤	誤	正	正
2	正	誤	誤	正
3	正	正	誤	誤
4	正	正	正	誤
5	誤	正	正	正

解答・解説 **2**　b　×「下がりやすい」→「下がりにくい」

　　　　　　　　　c　×「リンパ管を経由」→「門脈という血管を経由」

問3　薬の体内での働きに関する以下の記述について、（　　　）の中に入れるべき字句の正しい組み合わせを下から一つ選び、その番号を解答欄に記入しなさい。

（令和4年度　九州沖縄）

医薬品が効果を発揮するためには、有効成分がその作用の対象である器官や組織の細胞外液中に、一定以上の濃度で分布する必要がある。医薬品が摂取された後、成分が吸収されるにつれて血中濃度は上昇し、（　ア　）を超えたときに薬効が現れる。また、一度に医薬品を大量に摂取して血中濃度がある濃度以上になると、薬効は（　イ　）、副作用の発症リスクは（　ウ　）。

	ア	イ	ウ
1	最小有効濃度	増強し	変わらない
2	最小有効濃度	頭打ちとなり	高くなる
3	最高有効濃度	頭打ちとなり	高くなる
4	最高有効濃度	頭打ちとなり	変わらない
5	最高有効濃度	増強し	高くなる

解答・解説　**2**　ア：最小有効濃度、イ：頭打ちとなり、ウ：高くなる

問4　医薬品の剤形とその特徴に関する以下の記述のうち、誤っているものはどれか。

（令和4年度　北海道東北）

1　錠剤（内服）は、適切な量の水（又はぬるま湯）とともに飲み込む必要があるが、口腔内崩壊錠は水なしで服用できる。

2　チュアブル錠は、口の中で舐めたり噛み砕いたりして服用する。

3　経口液剤は、服用後、固形製剤よりも比較的速やかに消化管から吸収されるため、有効成分の血中濃度が上昇しやすい。

4　クリーム剤は、軟膏剤に比べて皮膚への刺激は弱く、傷等への使用を避ける必要はない。

解答・解説　**4**　× クリーム剤は、皮膚への刺激が強いため傷などへの使用は避ける必要があります。

Lesson 4 　症状からみた主な副作用

問1　医薬品の副作用として現れる皮膚粘膜眼症候群と中毒性表皮壊死融解症に関する記述の正誤について、正しい組合せを一つ選べ。　　　　（令和4年度　関西広域）

a　典型的な症状として、いずれも38℃以上の高熱、目の充血、口唇のただれ、喉の痛み、広範囲の皮膚の発赤等が現れる。

b　いずれも致命的な転帰をたどることはないが、一旦発症すると、皮膚症状が軽快した後も眼や呼吸器等に障害が残ることがある疾患である。

c　症状が持続したり、又は急激に悪化したりする場合は、原因と考えられる医薬品の使用を中止して、直ちに皮膚科の専門医を受診する必要がある。

d　いずれも原因医薬品の使用開始後、2週間以内に起こることは少なく、1ヶ月以上経過してから発症することが多い。

	a	b	c	d
1	正	正	正	正
2	誤	誤	正	正
3	誤	誤	誤	正
4	正	正	誤	誤
5	正	誤	正	誤

 5

b　×「致命的な転帰をたどることはない」→「致命的な転帰をたどることがある」

d　×　2週間以内に発症することが多いですが、1ヶ月以上経ってから起こることもあります。

問2　ショック（アナフィラキシー）に関する記述のうち、正しいものの組み合わせを1つ選びなさい。 (令和4年度　奈良)

a　生体異物に対する遅延型のアレルギー反応の一種である。

b　医薬品が原因物質である場合、以前にその医薬品によって蕁麻疹等のアレルギーを起こしたことがある人では、起きる可能性が低い。

c　一般に、顔や上半身の紅潮・熱感、蕁麻疹、手足のしびれ感、吐き気、顔面蒼白、冷や汗、胸苦しさなど、複数の症状が現れる。

d　一旦発症すると病態は急速に悪化することが多く、適切な対応が遅れるとチアノーゼや呼吸困難等を生じ、死に至ることがある。

1 (a、b)　　**2** (a、c)　　**3** (b、d)　　**4** (c、d)

解答・解説 **4**　　a　×「遅延型」→「即時型」

　　　　　　　　　b　×「低い」→「高い」

問3　医薬品の副作用に関する以下の記述のうち、正しいものはどれか。

(令和4年度　北海道東北)

1　登録販売者は、医薬品の副作用等を知った場合において、保健衛生上の危害の発生を防止するため必要があると認めるときは、その旨を医薬品医療機器等法に基づき厚生労働大臣に報告しなければならない。

2　一般用医薬品においては、副作用の報告数は少ないため、情報を収集する必要はない。

3　薬疹が起きる医薬品は限られている。

4　薬疹は、医薬品の使用後1～2週間で起きることが多く、長期使用後に現れることはない

1　2　× 一般用医薬品においても毎年多くの副作用が報告されており、市販後も医薬品の安全性を継続的に確保するために、専門家により多くの情報が収集され医薬品の安全性をより高める活動が続けられています。

　　3　× 「限られている」→ あらゆる医薬品で起きる可能性があります。

　　4　× 「現れることはない」→「現れることもある」

問4　偽アルドステロン症に関する以下の記述について、（　　　）の中に入れるべき字句の正しい組合せはどれか。
（令和4年度　首都圏）

体内に（　a　）と水が貯留し、体から（　b　）が失われることによって生じる病態である。（　c　）からのアルドステロン分泌が増加していないにもかかわらずこのような状態となることから、偽アルドステロン症と呼ばれている。

主な症状に、手足の脱力、（　d　）、筋肉痛、こむら返り、倦怠感、手足のしびれ、頭痛、むくみ（浮腫）、喉の渇き、吐きけ・嘔吐等があり、病態が進行すると、筋力低下、起立不能、歩行困難、痙攣等を生じる。

	a	b	c	d
1	カリウム	ナトリウム	副腎皮質	血圧上昇
2	ナトリウム	カリウム	副腎皮質	血圧上昇
3	カリウム	ナトリウム	副腎皮質	血圧低下
4	ナトリウム	カリウム	副腎髄質	血圧低下
5	カリウム	ナトリウム	副腎髄質	血圧低下

　2　a：ナトリウム、b：カリウム、c：副腎皮質、d：血圧上昇

問5 医薬品の副作用として生じる肝機能障害に関する記述の正誤について、正しい組み合わせはどれか。 （令和4年度 中四国）

a 肝機能障害には、有効成分に対する抗原抗体反応が原因で起きるアレルギー性のものがある。

b 軽度の肝機能障害の場合、自覚症状がなく、健康診断等の血液検査で初めて判明することが多い。

c 黄疸とは、ビリルビンが胆汁中へ排出されず血液中に滞留することにより生じる、皮膚や白眼が黄色くなる病態である。

d 肝機能障害が疑われた時点で、原因と考えられる医薬品の使用を中止し、医師の診療を受けることが重要である。

	a	b	c	d
1	正	誤	正	誤
2	誤	正	誤	誤
3	誤	誤	誤	正
4	誤	正	正	誤
5	正	正	正	正

 5 a アレルギー性のものの他に有効成分またはその代謝物の直接的肝毒性が原因で起きる中毒性のものもあります。

c 過剰となった血液中のビリルビンが尿中に排出されることにより、尿の色が濃くなることもあります。

d 原因と考えられる医薬品を使用し続けると、不可逆的な病変（肝不全）を生じ、死に至ることもあります。

問6 精神神経系に現れる医薬品の副作用に関する次の記述の正誤について、正しい組合せはどれか。 （令和4年度 首都圏）

a 精神神経症状は、医薬品の大量服用や長期連用、乳幼児への適用外の使用等の不適正な使用がなされた場合に限らず、通常の用法・用量でも発生することがある。

b 医薬品の副作用が原因の無菌性髄膜炎は、同じ医薬品を使用しても再発することはない。

c 精神神経障害では、中枢神経系が影響を受け、物事に集中できない、落ち着きがなくなる等のほか、不眠、不安、震え（振戦）、興奮、眠気、うつ等の精神神経症状を生じることがある。

d 心臓や血管に作用する医薬品の使用により、頭痛やめまい、浮動感、不安定感等が生じることがある。

	a	b	c	d
1	正	正	正	正
2	誤	正	正	正
3	正	誤	正	正
4	正	正	誤	正
5	正	正	正	誤

 3　b ✕ 過去に軽度の症状を経験した人の場合、再度、同じ医薬品を使用することにより再発し、急激に症状が進行する場合があります。

問7 消化器系に現れる副作用に関する記述のうち、誤っているものはどれか。

（令和4年度 北陸中部東海）

1 口内炎、口腔内の荒れや刺激感などは、医薬品の副作用によって生じることがある。

2 消化性潰瘍は、自覚症状が乏しい場合もあり、貧血症状（動悸や息切れ等）の検査時や突然の吐血・下血によって発見されることもある。

3 普段から便秘傾向にある人は、イレウス様症状（腸閉塞様症状）の発症リスクが低い。

4 坐剤の使用によって現れる一過性の症状に、肛門部の熱感等の刺激や排便直後の立ちくらみなどがある。

 3　3 ✕「低い」→「高い」

問8　呼吸器系に現れる副作用に関する次の記述の正誤について、正しい組合せはどれか。

（令和4年度　関東甲信越）

a 間質性肺炎とは、気管支と毛細血管を取り囲んで支持している組織が炎症を起こした状態である。

b 間質性肺炎は、一般的に、医薬品の使用後、短時間（1時間以内）に起こる。

c 間質性肺炎の症状が一過性に現れ、自然と回復することもあるが、悪化すると肺線維症（肺が繊維化を起こして硬くなる状態）に移行することがある。

d 医薬品で喘息発作を起こしたことがある人でも、症状が軽い場合、同種の医薬品の使用を避ける必要はない。

	a	b	c	d
1	正	正	誤	誤
2	誤	正	正	正
3	誤	誤	正	誤
4	正	誤	正	誤
5	誤	正	誤	正

解答・解説　**3**　a ✕ 「気管支」→「肺胞」

b ✕ 「短時間（1時間以内）」→「1～2週間程度」

d ✕ 特に、これまでに医薬品（内服薬に限らない）で喘息発作を起こしたことがある人は重症化しやすいので、同種の医薬品の使用を避ける必要があります。

問9 循環器系に現れる副作用に関する次の記述の正誤について、正しい組合せはどれか。

（令和4年度　関東甲信越）

a 高血圧や心臓病等、循環器系疾患の診断を受けている人は、心臓や血管に悪影響を及ぼす可能性が高い医薬品を使用してはならない。

b 心不全の既往がある人は、薬剤による心不全を起こしやすい。

c うっ血性心不全とは、全身が必要とする量の血液を心臓から送り出すことができなくなり、心臓に血液が貯留して、種々の症状を示す疾患である。

d 医薬品を使用している患者で、めまい、立ちくらみ、全身のだるさ（疲労感）、動悸、息切れ、胸部の不快感、脈の欠落等の症状が現れたときは、一時的な状態と考えられるため、医薬品の使用中止や医師の診療を受ける必要はない。

	a	b	c	d
1	誤	正	正	正
2	誤	誤	正	誤
3	正	誤	誤	正
4	正	誤	正	誤
5	正	正	誤	誤

 5

c ×「心臓に血液が貯留して」→「肺に血液が貯留して」

d ×「一時的な状態と考えられるため、医薬品の使用中止や医師の診療を受ける必要はない」→ 直ちに原因と考えられる医薬品の使用を中止して、速やかに医師の診療を受ける必要があります。

問 10　泌尿器系に現れる医薬品の副作用に関する記述の正誤について、正しい組み合わせはどれか。　（令和 4 年度　中四国）

a　薬品の副作用による腎障害では、尿量の減少、ほとんど尿が出ない、逆に一時的に尿が増える、むくみ（浮腫）等の症状が現れることがある。

b　交感神経系の機能を抑制する作用がある成分が配合された医薬品を使用すると、尿が出にくい、尿が少ししか出ない、残尿感がある等の症状を生じることがある。

c　医薬品の副作用による排尿困難や尿閉は、男性に現れるが、女性には現れない。

d　医薬品の副作用による膀胱炎様症状には、尿の回数増加、排尿時の疼痛、残尿感等がある。

	a	b	c	d
1	正	正	正	正
2	誤	正	正	誤
3	正	誤	誤	正
4	正	誤	誤	誤
5	誤	正	誤	正

解答・解説　3　b　×「交感神経系」→「副交感神経系」

　　c　×「女性には現れない」→ 男性に限らず女性においても症状が現れることが報告されています。

問 11　皮膚に現れる副作用に関する以下の記述の正誤について、正しい組み合わせを下から一つ選び、その番号を解答欄に記入しなさい。　（令和 4 年度　九州沖縄）

ア　化学物質や金属等に皮膚が反応して現れるかぶれ症状は、外用薬の副作用として生じる場合がある。

イ　薬疹は医薬品の使用後 1 〜 2 週間で起きることが多く、長期使用後に現れることはない。

ウ　かぶれ症状は、紫外線に曝されて初めて起こる場合もあるが、貼付剤を剥がした後にかぶれ症状が現れることはない。

エ　薬疹を経験したことがある人が、再度薬疹の原因となった同種の医薬品を使用すると、ショック、中毒性表皮壊死融解症等の重篤なアレルギー反応を生じるおそれがあるので、同種の医薬品の使用を避けなければならない。

	ア	イ	ウ	エ
1	正	正	正	誤
2	正	正	誤	正
3	正	誤	誤	正
4	誤	正	誤	誤
5	誤	誤	正	正

 3 イ ×「長期使用後に現れることはない」→「長期使用後に現れること
もある」

ウ ×「剥がした後にかぶれ症状が現れることはない」→「剥がした後
でも発症することがある」

Lesson 1	精神神経系に作用する薬 ①

問1 かぜ（感冒）及びかぜ薬（総合感冒薬）に関する記述の正誤について、正しい組み合わせはどれか。
（令和4年度　北陸中部東海）

a インフルエンザ（流行性感冒）は、ウイルスの呼吸器感染によるものであるが、感染力が強く、また、重症化しやすいため、かぜとは区別して扱われる。

b アルコールは医薬品の成分の吸収や代謝に影響を与えるため、かぜ薬の服用期間中は、飲酒を控える必要がある。

c 解熱鎮痛成分であるアスピリンを含む一般用医薬品は、15歳未満の小児に対しても安全に使用できる。

d 去痰作用を目的として、かぜ薬にジヒドロコデインリン酸塩が配合されている場合があるが、依存性があることに留意する必要がある。

	a	b	c	d
1	誤	誤	正	正
2	正	誤	誤	正
3	正	正	誤	誤
4	正	正	正	誤
5	誤	正	正	正

解答・解説 3 c ×「15歳未満の小児に対しても安全に使用できる」→ アスピリン、サザピリン、イブプロフェンについては、一般用医薬品では、小児に対してはいかなる場合も使用しないこととなっています。

d ×「去痰作用を目的として」→「鎮咳作用を目的として」

問2 次の成分を含むかぜ薬に関する記述のうち、正しいものの組み合わせはどれか。

(令和4年度 中四国)

9錠中

アセトアミノフェン	900mg
d-クロルフェニラミンマレイン酸塩	3.5mg
デキストロメトルファン臭化水素酸塩水和物	48mg
dl-メチルエフェドリン塩酸塩	60mg
無水カフェイン	75mg
ヘスペリジン	60mg
トラネキサム酸	420mg

a 一般の生活者にとって、かぜとインフルエンザとの識別は必ずしも容易ではないため、インフルエンザの流行期には、本剤のように解熱鎮痛成分がアセトアミノフェンのみからなる製品の選択を提案すること等の対応を図ることが重要である。

b 本剤には、眠気を促す成分は含まれていない。

c 本剤には、交感神経系への刺激作用により高血圧の症状を悪化させるおそれのある成分が含まれている。

d トラネキサム酸は、血液を凝固しにくくさせる作用があり、血液凝固異常のある人では、出血傾向を悪化させるおそれがあるので、治療を行っている医師等に相談するなどの対応が必要である。

1（a、b） 2（a、c） 3（a、d） 4（b、c） 5（c、d）

解答・解説 **2**

b × 「d-クロルフェニラミンマレイン酸塩」は抗ヒスタミン成分であり眠気が出ることがあります。

d × 作用が逆になって出題されています。
「凝固しにくく」→「溶解されにくく」
「血液凝固異常のある人では、出血傾向を悪化させる」→「血栓のある人（脳血栓、心筋梗塞、血栓性静脈炎等）や血栓を起こすおそれのある人に使用する場合は」

トラネキサム酸は、凝固した血液を溶解されにくくする働きもあるため、血栓のある人（脳血栓、心筋梗塞、血栓性静脈炎など）や血栓を起こすおそれのある人に使用する場合は、治療を行っている医師または処方薬の調剤を行った薬剤師に相談するなどの対応が必要です。

問3　問2のかぜ薬の配合成分とその配合目的に関する記述について、正しいものの組み合わせはどれか。

(令和4年度　中四国)

	配合成分	配合目的
a	d-クロルフェニラミンマレイン酸塩	くしゃみや鼻汁を抑える
b	デキストロメトルファン臭化水素酸塩水和物	咳(せき)を抑える
c	dl-メチルエフェドリン塩酸塩	炎症による腫れを和らげる
d	ヘスペリジン	気管・気管支を広げる

1（a、b）　**2**（a、c）　**3**（a、d）　**4**（b、c）　**5**（c、d）

解答・解説　**1**　　c　×「dl-メチルエフェドリン塩酸塩」→「気管・気管支を広げる」

d　×「ヘスペリジン」→「粘膜の健康維持・回復」

その他の成分の配合目的は以下のとおりです。
アセトアミノフェン：解熱鎮痛作用
無水カフェイン：鎮痛作用を補助する
トラネキサム酸：炎症による腫れを和らげる

問4　かぜの症状緩和に用いられる漢方処方製剤に関する記述の正誤について、正しい組み合わせはどれか。

(令和4年度　中四国)

a　葛根湯(かっこんとう)は、体力中等度以上のものの感冒の初期（汗をかいていないもの）、鼻かぜ、肩こり、筋肉痛等に適すとされる。

b　麻黄湯(まおうとう)は、胃腸の弱い人や発汗傾向の著しい人の鼻かぜ、気管支炎に適すとされる。

c　柴胡桂枝湯(さいこけいしとう)は、体力中等度又はやや虚弱で、多くは腹痛を伴い、ときに微熱・寒気・頭痛・吐きけなどのあるものの胃腸炎に適すとされ、副作用として膀胱炎(ぼうこう)様症状が現れることがある。

d　小青竜湯(しょうせいりゅうとう)は、体力が充実して、粘性のある痰(たん)を伴う咳(せき)や鼻水が出るものの気管支喘息(ぜん)、鼻炎等に適すとされる。

	a	b	c	d
1	正	誤	誤	正
2	正	正	誤	誤
3	誤	誤	誤	正
4	誤	正	正	正
5	正	誤	正	誤

解答・解説 **5**　b　×「胃腸の弱い人や発汗傾向の著しい人」→ 適していません。胃腸の弱い人、発汗傾向の著しい人では、悪心、胃部不快感、発汗過多、全身脱力感などの副作用が現れやすいなど、不向きとされます。他に「葛根湯」「小青竜湯」もこのタイプは不向きです。

　　　　　d　×「体力が充実して、粘性のある痰」→「体力中等度又はやや虚弱で、うすい水様の痰」

問5　プロスタグランジンに関する記述について、（　　　）の中に入れるべき字句の正しい組み合わせはどれか。
（令和4年度　北陸中部東海）

プロスタグランジンはホルモンに似た働きをする物質で、体の各部位で発生した痛みが脳へ伝わる際に、その痛みの感覚を（　a　）。また、脳の下部にある体温を調節する部位（温熱中枢）に作用して、体温を通常よりも（　b　）維持するように調節するほか、炎症の発生にも関与する。
プロスタグランジンの作用が（　c　）と、胃粘膜障害を起こしやすくなる。

	a	b	c
1	弱めている	高く	妨げられる
2	強めている	高く	妨げられる
3	強めている	低く	妨げられる
4	強めている	高く	促進される
5	弱めている	低く	促進される

解答・解説 **2**　多くの解熱鎮痛薬には、体内におけるプロスタグランジンの産生を抑える成分が配合されていますが、それらの成分では月経痛（生理痛）以外の腹痛を含む痙攣性の内臓痛は発生の仕組みが異なるため、解熱鎮痛の効果は期待できません。

問6 アスピリン（別名アセチルサリチル酸）に関する次の記述の正誤について、正しい組合せはどれか。
（令和4年度　関東甲信越）

a　アスピリン喘息は、アスピリン特有の副作用であり、他の解熱鎮痛成分では起こらない。

b　アスピリンには、血液を凝固しにくくさせる作用がある。

c　アスピリンは、まれに重篤な副作用として肝機能障害を生じることがある。

	a	b	c
1	正	正	正
2	正	誤	正
3	誤	正	誤
4	正	誤	誤
5	誤	正	正

 5　a　× アスピリン喘息は、アスピリン特有の副作用ではなく、他の解熱鎮痛成分でも生じる可能性があります。

問7 眠気を促す薬及びその配合成分に関する記述の正誤について、正しい組み合わせはどれか。
（令和4年度　北陸中部東海）

a　抗ヒスタミン成分を含有する睡眠改善薬は、小児の疳に積極的に用いられる。

b　ブロモバレリル尿素は、胎児に障害を引き起こす可能性があるため、妊婦又は妊娠していると思われる女性は使用を避けるべきである。

c　抗ヒスタミン成分を含有する睡眠改善薬を服用後は、翌日目が覚めたあとであっても、注意力の低下や寝ぼけ様症状、めまい、倦怠感を起こすことがある。

d　アリルイソプロピルアセチル尿素を含む催眠鎮静薬の服用時は、飲酒を避ける必要はないが、アルコールが医薬品の効果を妨げることがある。

	a	b	c	d
1	正	正	誤	誤
2	誤	正	正	誤
3	誤	誤	正	正
4	誤	誤	誤	正
5	正	誤	誤	誤

2　a　× 小児および若年者では、抗ヒスタミン成分により眠気とは反対の神経過敏や中枢興奮などが現れることがあります。特に15歳未満の小児ではそうした副作用が起きやすいため、抗ヒスタミン成分を含有する睡眠改善薬の使用は避けます。

　　　　d　× アリルイソプロピルアセチル尿素だけでなく他の催眠鎮静成分を含む薬を服用するときも、その薬効や副作用が増強されるおそれがあるため、服用時には飲酒を避ける必要があります。なお、生薬成分のみからなる鎮静薬や漢方処方製剤の場合は、飲酒を避けることとはなっていませんが、アルコールが睡眠の質を低下させ、医薬品の効果を妨げることがあります。

Lesson 2　精神神経系に作用する薬 ②

問1　**カフェインに関する次の記述の正誤について、正しい組合せはどれか。**
（令和4年度　関東甲信越）

a　脳の緊張を低下させることで、眠気防止の効果をもたらす。

b　摂取されたカフェインは、乳汁中に移行しない。

c　眠気防止薬におけるカフェインの1回摂取量はカフェインとして200mg、1日摂取量はカフェインとして500mgが上限とされている。

d　反復摂取により依存を形成するという性質がある。

	a	b	c	d
1	正	正	正	正
2	誤	正	誤	誤
3	誤	誤	正	正
4	正	正	誤	正
5	誤	誤	誤	誤

b ×「乳汁中に移行しない」→「乳汁中に移行する」
吸収されて循環血液中に移行したカフェインの一部は、血液 - 胎盤関門を通過して胎児に到達することが知られており、胎児の発達に影響を及ぼす可能性があるので授乳婦だけでなく妊婦の服用にも留意します。

問2　眠気防止薬の主な有効成分として配合されるカフェインに関する次の記述の正誤について、正しい組合せはどれか。　　　　　（令和4年度　首都圏）

a カフェインの作用として、腎臓におけるナトリウムイオン（同時に水分）の再吸収抑制があり、尿量の増加（利尿）をもたらす。

b カフェインによる眠気や倦怠感を抑える効果は一時的であるため、連用に関する注意喚起はなされていない。

c カフェインの血中濃度が最高血中濃度の半分に低減するのに要する時間は、通常の成人が約3.5時間であるのに対して、乳児では約80時間と非常に長い。

d カフェインが含まれている医薬品、医薬部外品、食品を同時に摂取するとカフェインが過量となり、中枢神経系や循環器系等への作用が強く現れるおそれがある。

	a	b	c	d
1	正	正	正	正
2	誤	正	正	誤
3	正	誤	正	正
4	正	正	誤	誤
5	誤	誤	誤	正

 3 b ×「喚起はなされていない」→ カフェインには、作用は弱いながら反復摂取により依存を形成するという性質があるため、「短期間の服用にとどめ、連用しないこと」という注意喚起がなされています。

問3　鎮暈薬に関する記述の正誤について、正しい組み合わせはどれか。

（令和4年度　中四国）

a　ジフェニドール塩酸塩は、内耳にある前庭と脳を結ぶ神経の調節作用のほか、内耳への血流を改善する作用を示す。

b　スコポラミン臭化水素酸塩水和物は、他の抗コリン成分と比べて脳内に移行しにくいとされている。

c　胃粘膜への麻酔作用によって嘔吐刺激を和らげ、乗物酔いに伴う吐き気を抑えることを目的として、アリルイソプロピルアセチル尿素のような局所麻酔成分が配合されている場合がある。

d　3歳未満では、乗物酔いが起こることはほとんどないとされており、3歳未満を対象とした乗物酔い防止薬はない。

	a	b	c	d
1	正	誤	誤	正
2	正	正	誤	誤
3	誤	誤	誤	正
4	誤	正	正	正
5	正	誤	正	誤

解答・解説　**1**　b　×「脳内に移行しにくい」→「脳内に移行しやすい」

c　×「アリルイソプロピルアセチル尿素」→「アミノ安息香酸エチル」
アリルイソプロピルアセチル尿素は不安や緊張を和らげる目的として配合されます。

問4　乗物酔い（動揺病）及び鎮暈薬（乗物酔い防止薬）とその配合成分に関する次の記述の正誤について、正しい組合せはどれか。　　　　　　（令和4年度　首都圏）

a　3歳未満では、乗物酔いが起こることはほとんどないとされている。

b　副作用が強く現れるおそれがあるので、鎮暈薬とかぜ薬やアレルギー用薬（鼻炎用内服薬を含む。）等との併用は避ける必要がある。

c　抗めまい成分、抗ヒスタミン成分、抗コリン成分及び鎮静成分には、いずれも眠気を促す作用がある。

d　アミノ安息香酸エチルは、胃粘膜への麻酔作用によって嘔吐刺激を和らげ、乗物酔いに伴う吐きけを抑えることを目的として配合されている場合がある。

	a	b	c	d
1	正	正	正	正
2	正	正	正	誤
3	正	正	誤	正
4	正	誤	正	正
5	誤	正	正	正

 1

a　問題の記述のとおりです。乗物酔い防止薬に3歳未満の乳幼児向けの製品はなく、そうした乳幼児が乗物で移動中に機嫌が悪くなるような場合には、気圧変化による耳の痛みなどの他の要因が考慮されるべきであり、乗物酔い防止薬を安易に使用することのないよう注意される必要です。

b　問題の記述のとおりです。抗ヒスタミン成分、抗コリン成分、鎮静成分、カフェイン類などの配合成分が重複して、鎮静作用や副作用が強く現れるおそれがあるので、上記以外にも解熱鎮痛薬、催眠鎮静薬、鎮咳去痰薬、胃腸鎮痛鎮痙薬などとの併用は避ける必要があります。

c、d　問題の記述のとおりです。

問5 小児の疳及び小児鎮静薬に関する記述の正誤について、正しい組み合わせを1つ選びなさい。 （令和4年度　奈良）

a　小児では、特段身体的な問題がなく、基本的な欲求が満たされていても、夜泣き、ひきつけ、疳の虫の症状が現れることがある。

b　小児鎮静薬として使用される漢方処方製剤は、作用が穏やかであるため、生後3ヶ月未満の乳児にも使用することができる。

c　小児鎮静薬は、症状の原因となる体質の改善を主眼としているものが多く、比較的長期間（1ヶ月位）継続して服用されることがある。

d　カンゾウは、小児の疳を適応症とする生薬製剤には配合できない。

	a	b	c	d
1	誤	正	正	正
2	正	誤	誤	正
3	正	誤	正	誤
4	誤	誤	誤	正
5	正	正	誤	誤

解答・解説　**3**

　b　×「生後3ヶ月未満の乳児にも使用することができる」→ 漢方処方製剤は、用法用量において適用年齢の下限が設けられていない場合にあっても、生後3ヶ月未満の乳児には使用しないこととなっています。

　d　×「カンゾウは、小児の疳を適応症とする生薬製剤には配合できない」→ 小児の疳を適応症とする主な漢方処方製剤の処方のほとんどが、構成生薬としてカンゾウを含みます。
　　乳幼児に使用する場合、体格の個人差から体重当たりのグリチルリチン酸の摂取量が多くなることがあるので留意される必要があります。

問6 次の表は、ある小児鎮静薬に含まれている成分の一覧である。この一般用医薬品に関する以下の記述の正誤について、正しい組み合わせはどれか。

（令和4年度　北海道東北）

1日量（60錠中）	
ジャコウ	1.0 mg
ゴオウ	9.0 mg
レイヨウカク	30.0 mg
ギュウタン	12.0 mg
ニンジン	110.0 mg
オウレン	60.0 mg
カンゾウ	60.0 mg
チョウジ	9.0 mg

a　ジャコウは、緊張や興奮を鎮め、また、血液の循環を促す作用を期待して用いられる。

b　チョウジは、香りによる健胃作用を期待して用いられる。

c　カンゾウは、他の医薬品等から摂取されるグリチルリチン酸も含め、その総量が継続して多くならないよう注意されるべきである。

d　ゴオウは、緊張や興奮を鎮め、また、血液の循環を促す作用を期待して用いられる。

	a	b	c	d
1	正	正	正	正
2	正	誤	誤	誤
3	正	正	正	誤
4	誤	正	誤	正
5	誤	誤	正	誤

解答・解説　**1**　問題の記述のとおりです。他にも、
・「レイヨウカク」：緊張や興奮を鎮める作用
・「ギュウタン」：「牛胆」と書き、健胃消化作用
・「ニンジン」：滋養強壮作用
・「オウレン」：健胃作用
を期待して配合されています。

Lesson 3 呼吸器官に作用する薬

問1 車で通勤する30歳女性が、仕事中に咳_{せき}がひどく、周りに迷惑がかからないように咳_{せき}を鎮めたいため、次の成分の一般用医薬品の鎮咳去痰薬を購入する目的で店舗を訪れた。この女性に対する登録販売者の対応に関する記述の正誤について、正しい組合せを一つ選べ。 （令和4年度　関西広域）

60mL 中

成分	分量
ジヒドロコデインリン酸塩	30 mg
グアイフェネシン	170 mg
クロルフェニラミンマレイン酸塩	12 mg
無水カフェイン	62 mg

a この医薬品は12歳未満の小児には使用できないことから、本人が使用することを確認した。

b 授乳中の人は、この医薬品を服用しないか、服用する場合は授乳を避ける必要があると購入者に説明した。

c この医薬品には、鎮咳成分、去痰_{がいたん}成分および抗ヒスタミン成分が含まれることを説明した。

d この医薬品を服用した後は、乗物又は機械類の運転操作を避けるよう説明した。

	a	b	c	d
1	正	正	正	正
2	誤	誤	正	正
3	誤	誤	誤	正
4	正	正	誤	誤
5	正	誤	正	誤

ジヒドロコデインリン酸塩は、12歳未満の小児には使用できません。

ジヒドロコデインリン酸塩母乳移行により乳児でモルヒネ中毒が生じたとの報告があり、授乳中の人は服用しないか、授乳を避ける必要があります。

鎮咳成分：ジヒドロコデインリン酸塩
去痰成分：グアイフェネシン
抗ヒスタミン成分：クロルフェニラミンマレイン酸塩

ジヒドロコデインリン酸塩、クロルフェニラミンマレイン酸塩は眠気が生じることがあります。

問2 次の記述は、口腔咽喉薬及び含嗽薬に関するものである。正しいものの組み合わせはどれか。 （令和4年度　北海道東北）

a 噴射式の液剤は、息を吸いながら噴射すると気管支や肺に入ってしまうおそれがあるため、軽く息を吐きながら噴射することが望ましい。

b グリチルリチン酸二カリウムは、口腔内や喉に付着した細菌等の微生物を死滅させたり、その増殖を抑えることを目的として用いられる。

c デカリニウム塩化物は、炎症を生じた粘膜組織の修復を促す作用を期待して配合されている場合がある。

d クロルヘキシジングルコン酸塩が配合された含嗽薬は、口腔内に傷やひどいただれのある人では、強い刺激を生じるおそれがあるため、使用を避ける必要がある。

1（a、b） **2**（a、d） **3**（b、c） **4**（c、d）

 2 b ×「グリチルリチン酸二カリウム」→「デカリニウム塩化物またはクロルヘキシジングルコン酸塩」
グリチルリチン酸二カリウムは、炎症を和らげる成分です。

c ×「デカリニウム塩化物」→「アズレンスルホン酸ナトリウム（水溶性アズレン）」

問3 呼吸器官に作用する薬及びその配合成分に関する記述のうち、正しいものはどれか。

(令和4年度　北陸中部東海)

1　喉の粘膜を刺激から保護する成分として、ポビドンヨードが配合されている場合がある。

2　ジプロフィリンは、甲状腺機能障害又はてんかんの診断を受けた人では、症状の悪化を招くおそれがある。

3　口腔内や喉に傷やひどいただれのある人では、細菌等の微生物を死滅させたり、その増殖を抑えることを目的として、クロルヘキシジングルコン酸塩が配合された含嗽薬の使用が推奨されている。

4　喘息発作は、重積すると生命に関わる呼吸困難につながることもあるため、早期に一般用医薬品の鎮咳去痰薬によって症状を抑える必要がある。

解答・解説　**2**　1　×「ポビドンヨード」→「グリセリン」

3　×クロルヘキシジングルコン酸塩が配合された含嗽薬は、口腔内に傷やひどいただれのある人では、強い刺激を生じるおそれがあるため、使用を避ける必要があります。

4　×「早期に一般用医薬品の鎮咳去痰薬によって症状を抑える必要がある」→　一般用医薬品の使用によって対処を図るのでなく、早期に医療機関での診療を受けるなどの対応が必要です。

問1　**胃の薬及びその配合成分に関する次の記述のうち、正しいものの組合せはどれか。**

（令和4年度　首都圏）

a　ピレンゼピン塩酸塩は、消化管の運動にはほとんど影響を与えずに胃液の分泌を抑える作用を示すとされる。

b　ユウタンは、クマ科の Ursus arctos Linné 又はその他近縁動物の舌を乾燥したものを基原とする生薬で、香りによる健胃作用を期待して用いられる。

c　スクラルファートは、炭水化物、脂質、タンパク質、繊維質等の分解に働く酵素を補うことを目的として用いられる。

d　安中散（あんちゅうさん）は、体力中等度以下で、腹部は力がなくて、胃痛又は腹痛があって、ときに胸やけや、げっぷ、胃もたれ、食欲不振、吐きけ、嘔吐（おう）などを伴うものの神経性胃炎、慢性胃炎、胃腸虚弱に適するとされる。

1（a、b）　　**2**（a、c）　　**3**（a、d）　　**4**（b、c）　　**5**（b、d）

解答・解説　**3**　b　×　「舌」→「胆汁」

「香りによる」→「苦味による」

c　×　「スクラルファート」→「ジアスターゼ（またはリパーゼ）」

スクラルファートは、胃粘液の分泌を促す、胃粘膜を覆って胃液による消化から保護する、荒れた胃粘膜の修復を促すなどの作用を期待して用いられるものです。

問2　**胃の薬及びその配合成分に関する記述のうち、誤っているものはどれか。**

（令和4年度　北陸中部東海）

1　セトラキサート塩酸塩は、体内で代謝されてトラネキサム酸を生じることから、血栓のある人、血栓を起こすおそれのある人では、使用する前にその適否について、治療を行っている医師又は処方薬の調剤を行った薬剤師に相談がなされるべきである。

2　ピレンゼピン塩酸塩は、その抗コリン作用により、排尿困難、動悸（き）、目のかすみの副作用を生じることがある。

3 胃の不調を改善する目的で用いられる漢方処方製剤としては、安中散、人参湯 (理中丸)、平胃散、六君子湯等があるが、どれも作用が穏やかであるため、改善が見られるまで半年程度継続して服用する必要がある。

4 一般用医薬品の胃薬 (制酸薬、健胃薬、消化薬) は、一時的な胃の不調に伴う諸症状を緩和する目的で使用されるものであり、慢性的に胸やけや胃部不快感、胃部膨満感等の症状が現れる場合は、医療機関を受診するなどの対応が必要である。

解答・解説 3

3 × 「どれも作用が穏やかであるため、改善が見られるまで半年程度継続して服用する必要がある」→ 比較的長期間服用されることもあるが1カ月くらいです。漫然と長期の使用は避け、症状の改善が見られないときは、いったん使用を中止して専門家に相談がなされるなどの対応が必要となります。

人参湯を下痢または嘔吐で用いる場合は1週間くらい、平胃散を急性胃炎で用いる場合は5〜6回使用が目安とされています。

問3 胃に作用する薬及びその配合成分に関する記述について、正しいものの組合せを一つ選べ。 (令和4年度 関西広域)

a 消化成分のうち、胆汁分泌促進作用があるものは肝臓病の症状を悪化させるおそれがある。

b 制酸成分を主体とする胃腸薬については、酸度の高い食品と一緒に使用すると胃酸に対する中和作用が低下すると考えられている。

c 健胃薬は、炭水化物、脂質、タンパク質等の分解に働く酵素を補う等により、胃の内容物の消化を助けることを目的とする医薬品である。

d ピレンゼピン塩酸塩などの胃液分泌抑制成分は、副交感神経の伝達物質であるアセチルコリンの働きを促進する。

1 (a、b)　　2 (a、d)　　3 (b、c)　　4 (c、d)

解答・解説 1

c × 「健胃薬」→「消化薬」
健胃薬は、弱った胃の働きを高めること (健胃) を目的とする医薬品です。

d × 「アセチルコリンの働きを促進する」→「アセチルコリンの働きを抑える」

555

問4 次の表は、一般用医薬品に含まれている主な有効成分の一覧を示したものである。この医薬品に関する記述のうち、正しいものの組み合わせはどれか。

（令和4年度　北陸中部東海）

3包（成人1日服用量）中	
カルニチン塩化物	450 mg
チンピ乾燥エキス（チンピ1,200 mgより抽出）	150 mg
コウボク乾燥エキス（コウボク240 mgより抽出）	20 mg
チョウジ末	30 mg
カンゾウ	150 mg
合成ヒドロタルサイト	700 mg

a　消化酵素が配合されているため、胃の内容物の消化が期待できる。

b　カルニチン塩化物は、胃液分泌を促す、胃の運動を高める、胃壁の循環血流を増す等の作用があるとされる。

c　透析療法を受けている人でも安全に服用できる。

d　制酸と健胃のように相反する作用を期待するものが配合されている。

1（a、c）　　**2**（b、c）　　**3**（b、d）　　**4**（a、d）

解答・解説　3　a　×「消化酵素が配合されている」→「配合されていない」

　c　×「透析療法を受けている人でも安全に服用できる」→ 合成ヒドロタルサイトはアルミニウムとマグネシウムの両方を含んでいます。アルミニウムを含むものは透析療法を受けている人ではアルミニウム脳症およびアルミニウム骨症を引き起こしたとの報告があり、使用を避ける必要があります。

問5　整腸薬又は止瀉薬の配合成分に関する記述の正誤について、正しい組合せを一つ選べ。

（令和4年度　関西広域）

a　タンニン酸ベルベリンは、タンニン酸の抗菌作用とベルベリンの収斂作用による止瀉を期待して用いられる。

b　トリメブチンマレイン酸塩は、腸内細菌のバランスを整える作用による整腸を期待して用いられる。

c　ロペラミド塩酸塩は、水あたりや食あたりによる下痢の症状に用いることを目的として配合される。

d　次没食子酸ビスマスは、腸粘膜のタンパク質と結合して不溶性の膜を形成し、腸粘膜を引きしめることにより、腸粘膜を保護する。

	a	b	c	d
1	正	誤	正	正
2	正	誤	正	誤
3	誤	正	正	誤
4	誤	誤	誤	正
5	正	正	誤	正

解答・解説　**4**　a　×「タンニン酸の抗菌作用とベルベリンの収斂作用」→「タンニン酸の収斂作用とベルベリンの抗菌作用」

b　×「トリメブチンマレイン酸塩」は、消化管（胃および腸）の平滑筋に直接作用して、消化管の運動を調整する作用を期待して用いられます。「腸内細菌のバランスを整える作用による整腸を期待して用いられる」のはビフィズス菌、アシドフィルス菌、ラクトミン、乳酸菌、酪酸菌などの生菌成分です。

c　×「水あたりや食あたりによる下痢の症状に用いる」→「食べすぎ・飲みすぎによる下痢、寝冷えによる下痢の症状に用いられる」

問6　瀉下薬の配合成分に関する記述について、誤っているものを一つ選べ。

（令和4年度　関西広域）

1　ピコスルファートナトリウムは、腸管内で水分を吸収して腸内容物に浸透し、糞便のかさを増すとともに糞便を柔らかくする。

2　センノシドは、大腸に生息する腸内細菌によって分解され、分解生成物が大腸を刺激することで瀉下作用をもたらすと考えられている。

3　ヒマシ油は、その分解物が小腸を刺激することで瀉下作用をもたらすと考えられている。

4　水酸化マグネシウム等の無機塩類は、腸内容物の浸透圧を高めることで糞便中の水分量を増し、また、大腸を刺激して排便を促す。

5　マルツエキスは、主成分である麦芽糖が腸内細菌によって分解（発酵）して生じるガスによって便通を促すとされている。

 解答・解説　**1**　1　✕ ピコスルファートナトリウムは、大腸を刺激して排便を促します。胃や小腸では分解されませんが、大腸に生息する腸内細菌によって分解されて、大腸への刺激作用を示すようになります。「腸管内で水分を吸収して腸内容物に浸透し、糞便のかさを増すとともに糞便を柔らかくする」のはカルメロースナトリウム、カルメロースカルシウム、プランタゴ・オバタの種子または種皮のような生薬成分です。

問7　第1欄の記述は、腸の不調を改善する目的で用いられる漢方処方製剤に関するものである。第1欄の記述に該当する漢方処方製剤として正しいものは第2欄のどれか。

（令和4年度　北海道東北）

第1欄

体力中等度以上で、下腹部痛があって、便秘しがちなものの月経不順、月経困難、月経痛、便秘、痔疾に適すとされるが、体の虚弱な人、胃腸が弱く下痢しやすい人では、激しい腹痛を伴う下痢等の副作用が現れやすい等、不向きとされる。

第2欄

1　桂枝加芍薬湯　　　2　人参湯（理中丸）　　　3　安中散

4　大黄牡丹皮湯　　　5　麻子仁丸

解答・解説 **4** まず、「人参湯」と「安中散」は胃の不調に用いるもので除外です。
それぞれのしばり文の特徴的な部分を覚えましょう。

第2欄の特徴から、
「下腹部痛があって、便秘しがちなものの」→「大黄牡丹皮湯」
選択肢のうち他の腸の不調に用いるものは、以下のとおりです。
桂枝加芍薬湯：腹部膨満感のあるもののしぶり腹
麻子仁丸：ときに便が硬く塊状なものの便秘
この他の腸の用いる漢方処方製剤は、
大黄甘草湯：体力にかかわらず使用できる

問8 **胃腸鎮痛鎮痙薬の配合成分に関する記述の正誤について、正しい組み合わせを1つ選びなさい。** （令和4年度 奈良）

a オキセサゼインは、局所麻酔作用のほか、胃液分泌を抑える作用もあるとされ、胃腸鎮痛鎮痙薬と制酸薬の両方の目的で使用される。

b ブチルスコポラミン臭化物は、口渇、便秘、排尿困難等の副作用が現れることがある。

c パパベリン塩酸塩は、中枢神経に働いて、主に胃液分泌を抑える。

d チキジウム臭化物は、消化管の粘膜及び平滑筋に対する麻酔作用による鎮痛鎮痙の効果を期待して配合されている。

	a	b	c	d
1	誤	誤	正	正
2	正	正	誤	誤
3	誤	正	誤	誤
4	正	正	誤	正
5	正	誤	正	正

c ×「中枢神経に働いて、主に胃液分泌を抑える」→ 消化管の平滑筋に直接働いて胃腸の痙攣を鎮める作用を示します。抗コリン成分と異なり、胃液分泌を抑える作用は見出されません。

d × チキジウム臭化物は、副交感神経の伝達物質であるアセチルコリンと受容体の反応を妨げることで、その働きを抑える成分（抗コリン成分）で、胃痛、腹痛、さしこみ（疝痛、癪）を鎮めること（鎮痛鎮痙）のほか、胃酸過多や胸やけに対する効果も期待して用いられます。

「消化管の粘膜及び平滑筋に対する麻酔作用による鎮痛鎮痙の効果を期待して配合されている」のはアミノ安息香酸エチル、オキセサゼインのような局所麻酔成分です。

問9 浣腸薬及びその配合成分に関する以下の記述の正誤について、正しい組み合わせはどれか。 （令和4年度　北海道東北）

a ビサコジルは、直腸内で徐々に分解して炭酸ガスの微細な気泡を発生することで直腸を刺激する作用を期待して用いられる。

b グリセリンが配合された浣腸薬は、肛門や直腸の粘膜に損傷があり出血している場合に使用される。

c ソルビトールは、浸透圧の差によって腸管壁から水分を取り込んで直腸粘膜を刺激し、排便を促す効果を期待して用いられる。

d 腹痛が著しい場合や便秘に伴って吐きけや嘔吐が現れた場合には、急性腹症の可能性があり、浣腸薬の配合成分の刺激によってその症状を悪化させるおそれがある。

	a	b	c	d
1	正	正	正	誤
2	誤	誤	正	正
3	誤	正	誤	正
4	正	誤	誤	正
5	誤	正	正	誤

解答・解説 **2** a ×「ビサコジル」→「炭酸水素ナトリウム」
ビサコジルは、結腸や直腸の粘膜を刺激して、排便を促すと考えられています。

b × グリセリンが傷口から血管内に入って、赤血球の破壊（溶血）を引き起こす、また、腎不全を起こすおそれがあります。痔出血の症状がある人では、使用する前にその適否につき、治療を行っている医師などに相談をするべきです。

問10 寄生虫、駆虫薬及びその配合成分に関する記述の正誤について、正しい組み合わせを1つ選びなさい。 （令和4年度　奈良）

a 回虫や蟯虫の感染は、その感染経路から、通常、衣食を共にする家族全員にその可能性がある。

b 回虫は、肛門から這い出してその周囲に産卵するため、肛門部の痒みやそれに伴う不眠、神経症を引き起こすことがある。

c 駆虫薬は、腸管内に生息する虫体のほか、虫卵にも作用する。

d ピペラジンリン酸塩は、蟯虫の呼吸や栄養分の代謝を抑えて殺虫作用を示す。

	a	b	c	d
1	誤	正	誤	正
2	正	誤	正	誤
3	誤	正	誤	誤
4	正	誤	誤	誤
5	誤	正	正	正

解答・解説 **4** b ×「回虫」→「蟯虫」

c ×「虫卵にも作用する」→ 駆虫薬は腸管内に生息する虫体にのみ作用し、虫卵や腸管内以外に潜伏した幼虫（回虫の場合）には駆虫作用が及ばないため、それらが成虫となった頃にあらためて使用しないと完全に駆除できません。

d ×「ピペラジンリン酸塩」→「パモ酸ピルビニウム」
ピペラジンリン酸塩は、アセチルコリン伝達を妨げて、回虫および蟯虫の運動筋を麻痺させる作用を示します。

問1　強心薬に含まれている成分に関する次の記述の正誤について、正しい組合せはどれ
　　　　か。　　　　　　　　　　　　　　　　　　　　　　　　　（令和4年度　関東甲信越）

a　一般用医薬品に含有されるセンソは、1日用量が5mgを超えるよう用法・用量が定
　　められている。

b　リュウノウは、中枢神経系の刺激作用による気つけの効果を期待して用いられる。

c　ゴオウは、心筋に直接刺激を与え、その収縮力を高める作用（強心作用）を期待して
　　用いられる。

	a	b	c
1	正	正	正
2	誤	正	正
3	正	誤	誤
4	誤	誤	正

 2　　a　×「1日用量が5mgを超えるよう」→「1日用量が5mg以下と
　　　　　　　　　　　なるよう」
　　　　　　　　　　　1日用量中センソ5mgを超えて含有する医薬品は劇薬に指定され
　　　　　　　　　　　ています。

問2　強心薬に関する以下の記述について、（　　）の中に入れるべき字句の正しい組み
　　　　合わせはどれか。　　　　　　　　　　　　　　　　　　（令和4年度　中四国）

強心薬は、疲労やストレス等による（　a　）の心臓の働きの乱れについて、心臓の働きを
整えて、動悸や息切れ等の症状の改善を目的とする医薬品である。心筋に作用して、その
収縮力を高めるとされる代表的な成分として（　b　）があり、一般用医薬品では、1日用
量が（　c　）以下となるように用法・用量が定められている。

	a	b	c
1	軽度	センソ	5 μg
2	軽度	リュウノウ	5 μg
3	重度	センソ	5 μg
4	重度	リュウノウ	5 mg
5	軽度	センソ	5 mg

解答・解説 5 　一般用薬品は基本「軽度の」症状が対象です。

問3　以下の血中コレステロールに関する記述について、（　　）の中に入れるべき字句の正しい組み合わせはどれか。　　　　　　　（令和4年度　北海道東北）

コレステロールは細胞の構成成分で、（　a　）や胆汁酸等の生理活性物質の産生に重要な物質である。

コレステロールは水に（　b　）物質であるため、血液中では血漿タンパク質と結合したリポタンパク質となって存在する。リポタンパク質は比重によっていくつかの種類に分類されるが、そのうち（　c　）は、コレステロールを肝臓から末梢組織へと運ぶリポタンパク質である。

	a	b	c
1	副腎皮質ホルモン	溶けやすい	高密度リポタンパク質
2	副腎皮質ホルモン	溶けにくい	低密度リポタンパク質
3	副腎皮質ホルモン	溶けにくい	高密度リポタンパク質
4	副腎髄質ホルモン	溶けにくい	低密度リポタンパク質
5	副腎髄質ホルモン	溶けやすい	高密度リポタンパク質

解答・解説 2 　コレステロールは細胞の構成成分で、（副腎皮質ホルモン）や胆汁酸などの生理活性物質の産生に重要な物質である。
コレステロールは水に（溶けにくい）物質であるため、血液中では血漿タンパク質と結合したリポタンパク質となって存在する。リポタンパク質は比重によっていくつかの種類に分類されるが、そのうち（低密度リポタンパク質）は、コレステロールを肝臓から末梢組織へと運ぶリポタンパク質である。

問4 高コレステロール改善薬及びその配合成分に関する次の記述の正誤について、正しい組合せはどれか。 (令和4年度 首都圏)

a ポリエンホスファチジルコリンは、腸管におけるコレステロールの吸収を抑える働きがあるとされる。

b ビタミンB$_2$（リボフラビン酪酸エステル等）は、コレステロールの生合成抑制と排泄・異化促進作用、中性脂肪抑制作用、過酸化脂質分解作用を有すると言われている。

c 大豆油不けん化物（ソイステロール）は、悪心（吐きけ）、胃部不快感、胸やけ、下痢等の消化器系の副作用が現れることがある。

d 高コレステロール改善薬は、ウエスト周囲径（腹囲）を減少させるなどの痩身効果を目的とした医薬品である。

	a	b	c	d
1	正	正	誤	正
2	正	誤	正	誤
3	誤	正	正	正
4	誤	正	正	誤
5	誤	誤	誤	正

 4

a ×「ポリエンホスファチジルコリン」→「大豆油不けん化物（ソイステロール）」
ポリエンホスファチジルコリンは、コレステロールと結合して、代謝されやすいコレステロールエステルを形成するとされ、肝臓におけるコレステロールの代謝を促す効果を期待して用いられます。

d ×「ウエスト周囲径（腹囲）を減少させるなどの痩身効果を目的とした医薬品である」→ 高コレステロール改善薬は、結果的に生活習慣病の予防につながるものですが、ウエスト周囲径（腹囲）を減少させるなどの痩身効果を目的とする医薬品ではありません。

問5 貧血用薬（鉄製剤）及びその配合成分に関する次の記述のうち、正しいものの組合せはどれか。 （令和4年度　首都圏）

a　ビタミンB_6は、消化管内で鉄が吸収されやすい状態に保つことを目的として用いられる。

b　貧血の症状がみられる以前から予防的に貧血用薬（鉄製剤）を使用することが適当である。

c　鉄分の吸収は空腹時のほうが高いとされているが、消化器系への副作用を軽減するために、鉄製剤は、食後に服用することが望ましい。

d　硫酸コバルトは、骨髄での造血機能を高める目的で配合されている場合がある。

1（a、b）　　**2**（a、c）　　**3**（b、c）　　**4**（b、d）　　**5**（c、d）

解答・解説　**5**　a　×「ビタミンB_6」→「ビタミンC（アスコルビン酸等）」
　　　　　　　　　ビタミンB_6は、貧血を改善するため、ヘモグロビン産生に必要なビタミンです。

　　　　　　　b　×「貧血の症状がみられる以前から予防的に貧血用薬（鉄製剤）を使用することが適当である」→「適当ではない」
　　　　　　　　　鉄剤には過剰症もあるので注意が必要です。

問6 次のうち、循環器用薬に含まれる成分とその主な作用として、正しいものの組み合わせはどれか。 （令和4年度　北海道東北）

	成分	主な作用
a	ヘプロニカート	高血圧等における毛細血管の補強、強化
b	ルチン	遊離したニコチン酸による、末梢の血液循環の改善
c	コウカ	末梢の血行を促してうっ血を除く
d	ユビデカレノン	心筋の酸素利用効率を高めて、収縮力を高める

1（a、b）　　**2**（a、d）　　**3**（b、c）　　**4**（c、d）

aとbの作用が逆になっています。正しくは、以下のとおりです。

・ヘプロニカート：遊離したニコチン酸による、末梢の血液循環の改善をします。

・ルチン：高血圧などにおける毛細血管の補強、強化をします。

Lesson 6 　排泄に関わる部位に作用する薬

問1　内用痔疾用薬の配合成分に関する以下の記述の正誤について、正しい組み合わせはどれか。 （令和4年度　北海道東北）

a　セイヨウトチノミは、殺菌作用を期待して配合される。

b　カルバゾクロムは、止血効果を期待して配合される。

c　ビタミンEは、うっ血を改善する効果を期待して配合される。

d　オウゴンは、抗炎症作用を期待して配合される。

	a	b	c	d
1	正	正	誤	正
2	正	誤	誤	正
3	正	誤	正	誤
4	誤	正	正	誤
5	誤	正	正	正

 5　a　×「殺菌作用」→「抗炎症作用」
「殺菌作用を期待して配合される」ものは外用ではありますが、内用痔疾用薬では用いられません。

問2 外用痔疾用薬及びその配合成分に関する記述のうち、正しいものの組み合わせはどれか。 （令和4年度 北陸中部東海）

a ステロイド性抗炎症成分が配合された坐剤及び注入軟膏では、その含有量によらず長期連用を避ける必要がある。

b メチルエフェドリン塩酸塩は、血管収縮作用による止血効果を期待して配合されるが、心臓病、高血圧、糖尿病又は甲状腺機能障害の診断を受けた人では、症状を悪化させるおそれがある。

c ジブカイン塩酸塩は、痔疾患に伴う局所の感染を防止することを期待して配合される。

d ベンザルコニウム塩化物は、痔に伴う痛み・痒みを和らげることを期待して配合される。

1（a、b） 2（b、c） 3（c、d） 4（a、d）

 1 cとdの説明が逆になっています。正解は以下のとおりです。

　・ジブカイン塩酸塩は、痔に伴う痛み・痒みを和らげることを期待して配合されます。

　・ベンザルコニウム塩化物は、痔疾患に伴う局所の感染を防止することを期待して配合されます。

問3 次の記述は、外用痔疾用薬及びその配合成分に関するものである。正しいものの組み合わせはどれか。 （令和4年度 北海道東北）

a 坐剤及び注入軟膏は、局所に適用されるものであるため、全身的な影響を考慮する必要はない。

b アミノ安息香酸エチルは、局所麻酔成分として痔に伴う痛み・痒みを和らげることを目的として用いられる。

c ジフェンヒドラミンは、痔に伴う痒みを和らげることを目的として用いられる。

d セチルピリジニウム塩化物は、肛門部の創傷の治癒を促す効果を期待して配合される組織修復成分である。

1（a、b） 2（a、d） 3（b、c） 4（c、d）

3　a　×「全身的な影響を考慮する必要はない」→ 成分の一部が直腸粘膜
から吸収されて循環血流中に入りやすく、全身的な影響を生じるこ
とがあるため、配合成分によっては注意を要する場合があります。

d　×「セチルピリジニウム塩化物」→「アラントイン」
セチルピリジニウム塩化物は、痔疾患に伴う局所の感染を防止する
ことを目的として配合されている殺菌消毒成分です。

問4　次の記述に当てはまる漢方処方製剤として、最も適切なものを1つ選びなさい。
（令和4年度　奈良）

体力中等度以上で、下腹部に熱感や痛みがあるものの排尿痛、残尿感、尿の濁り、こしけ
（おりもの）、頻尿に適すとされ、構成生薬としてカンゾウを含む。

1　牛車腎気丸　　　　4　猪苓湯
2　八味地黄丸　　　　5　竜胆瀉肝湯
3　六味丸

 5　いずれも頻尿や排尿困難など泌尿器系で用いられるものですが、「カン
ゾウを含む」のは「竜胆瀉肝湯」です。

問5　泌尿器用薬として用いられる配合成分及び漢方処方製剤に関する記述のうち、誤っ
ているものはどれか。
（令和4年度　中四国）

1　日本薬局方収載のウワウルシ及びカゴソウは、いずれも煎薬として残尿感、排尿に際
して不快感のあるものに用いられる。

2　ブクリョウはツツジ科のクマコケモモの葉を基原とする生薬で、利尿作用のほかに、
経口的に摂取した後、尿中に排出される分解代謝物が抗菌作用を示し、尿路の殺菌消
毒効果を期待して用いられる。

3　猪苓湯は体力に関わらず使用でき、排尿異常があり、ときに口が渇くものの排尿困難、
排尿痛、残尿感、頻尿、むくみに適すとされる。

4　竜胆瀉肝湯は、むくみ、心臓病、腎臓病又は高血圧のある人や高齢者では偽アルドス
テロン症を生じるリスクが高いため、事前にその適否を十分考慮するとともに、慎重
に使用する必要がある。

解答・解説 **2** × 「ブクリョウ」→「ウワウルシ」
ブクリョウはサルノコシカケ科のマツホドの菌核を基原とする生薬で、利尿作用を期待して用いられます。

Lesson **7** 婦人薬

問1 婦人薬に配合される成分に関する次の記述の正誤について、正しい組合せはどれか。
(令和4年度 関東甲信越)

a コウブシは、鎮静、鎮痛のほか、女性の滞っている月経を促す作用を期待して配合されている場合がある。

b モクツウは、滋養強壮作用を目的として配合されている場合がある。

c センキュウは、血行を改善し、血色不良や冷えの症状を緩和するほか、強壮、鎮静、鎮痛等の作用を期待して用いられる。

d ビタミンB$_6$は、血行を促進する作用を目的として配合されている場合がある。

	a	b	c	d
1	正	正	誤	誤
2	正	誤	誤	正
3	正	誤	正	誤
4	誤	誤	正	正

解答・解説 **3** b × 「モクツウ」→「ニンジン」
モクツウは、利尿作用を期待して配合されることがあります。

d × 「ビタミンB$_6$」→「ビタミンE（トコフェロールコハク酸エステル等）」
ビタミンB$_6$は、疲労時に消耗しがちなビタミンの補給を目的として配合されます。その他のビタミンB系とCも同様の目的として配合されていることがあります。

問2 婦人薬及びその適用対象となる体質・症状に関する記述の正誤について、正しい組み合わせを1つ選びなさい。 (令和4年度 奈良)

a 月経の約10〜3日前に現れ、月経開始と共に消失する腹部膨満感、頭痛、乳房痛などの身体症状や感情の不安定、抑うつなどの精神症状を主体とするものを、月経前症候群という。

b 妊娠中の女性ホルモン成分の摂取によって、胎児の先天性異常の発生が報告されており、妊婦又は妊娠していると思われる女性では、エストラジオールを含有する医薬品の使用を避ける必要がある。

c 加味逍遙散は、まれに重篤な副作用として、肝機能障害、腸間膜静脈硬化症を生じることがあり、構成生薬としてカンゾウを含む。

d 桃核承気湯は、妊婦又は妊娠していると思われる女性、授乳婦における使用に関して留意する必要があり、構成生薬としてマオウを含む。

	a	b	c	d
1	誤	正	正	正
2	正	誤	誤	正
3	正	正	正	誤
4	誤	誤	誤	正
5	正	正	誤	誤

解答・解説 **3** d ✕「マオウを含む」→「ダイオウ」
マオウを含む婦人薬の漢方処方製剤は五積散（ごしゃくさん）です。

Lesson 8 　内服アレルギー用薬

問1　アレルギー用薬及びその配合成分に関する記述のうち、正しいものの組み合わせはどれか。

（令和4年度　北陸中部東海）

a　プソイドエフェドリン塩酸塩は、他のアドレナリン作動成分に比べて中枢神経系に対する作用が強く、副作用として不眠や神経過敏が現れることがある。

b　内服アレルギー用薬は、鼻炎用点鼻薬のような外用薬と同じ成分又は同種の作用を有する成分が重複することがあるが、投与経路が異なるため、併用しても特に問題はない。

c　ベラドンナ総アルカロイドは、交感神経系の働きを抑えることによって、鼻汁分泌やくしゃみを抑える。

d　皮膚や鼻粘膜の炎症を和らげることを目的として、トラネキサム酸等の抗炎症成分が配合されている場合がある。

1（a、c）　　**2**（b、c）　　**3**（b、d）　　**4**（a、d）

 4　b　×「投与経路が異なるため、併用しても特に問題はない」→ 相互に影響し合わないとの誤った認識に基づいて、併用されることのないよう注意が必要です。
　　　　　　　点鼻薬は局所（鼻腔内）に適用されるものでありますが、成分が鼻粘膜を通っている血管から吸収されて循環血液中に入りやすく、全身的な影響を生じることがあります。

　　　　c　×「交感神経系」→「副交感神経系」

問2　抗ヒスタミン成分に関する以下の記述の正誤について、正しい組み合わせはどれか。

（令和4年度　北海道東北）

a　クロルフェニラミンマレイン酸塩は、肥満細胞から遊離したヒスタミンが受容体と反応するのを妨げることにより、抗ヒスタミン作用を示す。

b　抗ヒスタミン成分は、抗コリン作用を示さず、排尿困難の副作用が現れることはない。

c　ジフェンヒドラミン塩酸塩は、吸収されたジフェンヒドラミンの一部が乳汁に移行して乳児に昏睡を生じるおそれがある。

d　メキタジンは、まれに重篤な副作用としてショック（アナフィラキシー）、肝機能障害、血小板減少を生じることがある。

	a	b	c	d
1	誤	誤	誤	正
2	正	正	誤	誤
3	誤	誤	正	誤
4	正	誤	正	正
5	誤	正	正	誤

 4　b ×「抗コリン作用を示さず、排尿困難の副作用が現れることはない」
→「抗コリン作用も示すため、排尿困難や口渇、便秘等の副作用が現れることがある」

問3　内服アレルギー用薬（鼻炎用内服薬を含む。）の副作用に関する次の記述の正誤について、正しい組合せはどれか。

（令和4年度　関東甲信越）

a　メチルエフェドリン塩酸塩は、長期間にわたって連用した場合でも薬物依存につながるおそれはない。

b　グリチルリチン酸を大量に摂取すると、偽アルドステロン症を生じるおそれがある。

c　抗ヒスタミン成分は、排尿困難の症状がある人、緑内障の診断を受けた人では、症状の悪化を招くおそれがある。

	a	b	c
1	正	正	正
2	正	誤	正
3	正	正	誤
4	誤	正	正
5	誤	誤	誤

解答・解説 **4** a ×「長期間にわたって連用した場合でも薬物依存につながるおそれはない」→ メチルエフェドリン塩酸塩だけでなくプソイドエフェドリン塩酸塩も依存性がある成分であり、長期間にわたって連用された場合、薬物依存につながるおそれがあります。

Lesson 9 鼻に用いる薬

問 1 鼻炎用点鼻薬の配合成分に関する次の記述の正誤について、正しい組合せはどれか。
（令和 4 年度　首都圏）

a フェニレフリン塩酸塩は、交感神経系を刺激して鼻粘膜を通っている血管を収縮させることにより、鼻粘膜の充血や腫れを和らげることを目的として配合されている。

b クロルフェニラミンマレイン酸塩は、ヒスタミンの働きを抑えることにより、くしゃみや鼻汁等の症状を緩和することを目的として配合されている。

c セチルピリジニウム塩化物は、鼻粘膜の過敏性や痛みや痒みを抑えることを目的として配合されている。

d リドカインは、黄色ブドウ球菌、溶血性連鎖球菌又はカンジダ等の真菌類に対する殺菌消毒作用を示す。

	a	b	c	d
1	誤	正	正	正
2	正	正	誤	正
3	誤	誤	正	誤
4	正	正	誤	誤
5	誤	誤	誤	正

・セチルピリジニウム塩化物は、鼻粘膜を清潔に保ち、細菌による二次感染を防止することを目的として配合されています。黄色ブドウ球菌、溶血性連鎖球菌またはカンジダなどの真菌類に対する殺菌消毒作用を示します。

・リドカインは、鼻粘膜の過敏性や痛みや痒みを抑えることを目的として配合されています。

Lesson 10 眼科用薬

問1 点眼薬に関する次の記述の正誤について、正しい組合せはどれか。

（令和4年度　首都圏）

a 一般用医薬品の点眼薬は、その主たる配合成分から、人工涙液、一般点眼薬、アレルギー用点眼薬、コンタクトレンズ装着液に大別される。

b コンタクトレンズをしたままでの点眼は、ソフトコンタクトレンズ、ハードコンタクトレンズに関わらず、添付文書に使用可能と記載されてない限り行うべきでない。

c 点眼後は、しばらく眼瞼（まぶた）を閉じて、薬液を結膜嚢内に行き渡らせる。その際、目尻を押さえると、薬液が鼻腔内へ流れ込むのを防ぐことができ、効果的とされている。

d 一般用医薬品の点眼薬には、緑内障の症状を改善できるものもあり、目のかすみが緑内障による症状であった場合には改善効果が期待できる。

	a	b	c	d
1	正	正	誤	誤
2	正	誤	正	正
3	誤	正	正	正
4	誤	正	誤	誤
5	誤	誤	誤	正

解答・解説 **4** a × 「コンタクトレンズ装着液」→「抗菌性点眼薬」人工涙液、一般点眼薬、抗菌性点眼薬、アレルギー用点眼薬に大別されます。

　　　　　 c × 「目尻を押さえると」→「目頭を押さえると」

　　　　　 d × 一般用医薬品の点眼薬には、緑内障の症状を改善できるものはなく、目のかすみが緑内障による症状であった場合には効果が期待できないばかりでなく、配合されている成分によっては、緑内障の悪化につながるおそれがある場合があります。

問2 眼科用薬に関する記述の正誤について、正しい組み合わせはどれか。

（令和4年度　中四国）

a 眼科用薬は、目の疲れやかすみ、痒みなど一般的に自覚される症状の緩和を目的として、角膜に適用する外用薬である。

b 一般用医薬品の点眼薬は、その主たる配合成分から、人工涙液、一般点眼薬、抗菌性点眼薬、アレルギー用点眼薬に大別される。

c 洗眼薬は、目の洗浄、眼病予防に用いられるもので、主な配合成分として涙液成分のほか、抗炎症成分、抗ヒスタミン成分等が用いられる。

d 目の症状には視力の異常、目（眼球、眼瞼等）の外観の変化、目の感覚の変化等があり、これらの症状が現れた時、目以外の病気による可能性もあり、その場合には特に脳が原因であることが多く知られている。

	a	b	c	d
1	誤	正	正	正
2	正	誤	誤	誤
3	正	正	正	誤
4	正	誤	誤	正
5	誤	正	誤	正

解答・解説 **1** a × 「角膜に適用する」→ 結膜嚢（結膜で覆われた眼瞼（まぶた）の内側と眼球の間の空間）に適用します。

Lesson 11　皮膚に用いる薬

問1　殺菌消毒成分に関する以下の記述のうち、誤っているものはどれか。

（令和4年度　北海道東北）

1　アクリノールは、黄色ブドウ球菌に対する殺菌消毒作用を示す。

2　オキシドール（過酸化水素水）は、黄色ブドウ球菌に対する殺菌消毒作用を示す。

3　イソプロピルメチルフェノールは、細菌や真菌類のタンパク質を変性させることにより殺菌消毒作用を示す。

4　ベンザルコニウム塩化物は、石けんとの混合により殺菌消毒効果が高まる。

　4

　　4　× 「ベンザルコニウム塩化物は、石けんとの混合により殺菌消毒効果が高まる」→「石けんとの混合によって殺菌消毒効果が低下する」石けんで洗浄した後に使用する場合には、石けんを十分に洗い流す必要があります。

問2　皮膚に用いるステロイド性抗炎症成分に関する以下の記述のうち、正しいものの組み合わせを下から一つ選び、その番号を解答欄に記入しなさい。

（令和4年度　九州沖縄）

ア　デキサメタゾンやフェルビナクは、ステロイド性抗炎症成分に分類される。

イ　ステロイド性抗炎症成分は、広範囲に生じた皮膚症状や、慢性の湿疹・皮膚炎を対象として用いられる。

ウ　ステロイド性抗炎症成分は、外用の場合は末梢組織（患部局所）における炎症を抑える作用を示し、特に、痒みや発赤などの皮膚症状を抑えることを目的として用いられる。

エ　ステロイド性抗炎症成分は、末梢組織の免疫機能を低下させる作用を示すことから、水痘（水疱瘡）、みずむし、たむしや化膿している患部に使用すると症状を悪化させるおそれがある。

1（ア、イ）　　**2**（ア、エ）　　**3**（イ、ウ）　　**4**（ウ、エ）

4 ア × デキサメタゾンはステロイド性抗炎症成分、フェルビナクは非ス
テロイド性抗炎症成分に分類されます。

イ × 「広範囲に生じた」→ 外皮用薬で用いられるステロイド性抗炎症
成分は、体の一部分に生じた湿疹、皮膚炎、かぶれ、あせも、虫ささ
れなどの一時的な皮膚症状（ほてり・腫れ・痒みなど）の緩和を目的
とするものであり、広範囲に生じた皮膚症状や、慢性の湿疹・皮膚炎
を対象とするものではありません。

問3 皮膚に用いる薬に関する以下の記述の正誤について、正しい組み合わせはどれか。
（令和4年度 北海道東北）

a 皮膚に温感刺激を与え、末梢血管を収縮させて患部の血行を促す効果を期待して、カ
プサイシンが配合されている場合がある。

b ケトプロフェンが配合された外皮用薬を使用している間及び使用後は、当分の間、塗
布部が紫外線に当たるのを避ける必要がある。

c インドメタシンを主薬とする外皮用薬には、11歳未満の小児向けの製品はない。

d ステロイド性抗炎症成分を含有する外皮用の一般用医薬品は、広範囲に生じた皮膚症
状を対象とするものである。

	a	b	c	d
1	正	正	誤	誤
2	誤	誤	誤	正
3	正	正	正	正
4	正	誤	正	誤
5	誤	正	正	誤

 5 a × 「末梢血管を収縮させて」→「末梢血管を拡張させて」

d × 広範囲に生じた皮膚症状を対象とします。

問4　次の記述は、にきびと吹き出物の治療に関するものである。（　　）にあてはまる字句として、正しいものの組み合わせを１つ選びなさい。なお、同じ記号の（　　）には同じ字句が入る。
（令和４年度　奈良）

にきび、吹き出物は、最も一般的に生じる（　a　）である。その発生要因の一つとして、老廃物がつまった毛穴の中で（　b　）であるアクネ菌が繁殖することが挙げられる。（　c　）は、細菌のDNA合成を阻害することにより抗菌作用を示すことで、（　a　）の治療に使用される。

	a	b	c
1	化膿性皮膚疾患	皮膚常在菌	クロラムフェニコール
2	化膿性皮膚疾患	皮膚常在菌	スルファジアジン
3	表在性真菌感染症	皮膚糸状菌	スルファジアジン
4	表在性真菌感染症	皮膚常在菌	クロラムフェニコール
5	化膿性皮膚疾患	皮膚糸状菌	スルファジアジン

 2

・「表在性真菌感染症」は「みずむし、たむし」、「皮膚糸状菌」（白癬菌）という真菌類の一種が皮膚に寄生して起こる疾患です。

・「クロラムフェニコール」は細菌のタンパク質合成を阻害することにより抗菌作用を示します。

問5　外皮用薬に用いられるステロイド性抗炎症成分に関する次の記述のうち、正しいものはどれか。
（令和４年度　首都圏）

1　ヒドロコルチゾンは、水痘（水疱瘡）、みずむし、たむしに使用することができる。

2　ステロイド性抗炎症成分をコルチゾンに換算して１g又は１mL中0.025mgを超えて含有する製品では、特に長期連用を避ける必要がある。

3　主なステロイド性抗炎症成分として、デキサメタゾン、プレドニゾロン酢酸エステル、ケトプロフェン等がある。

4　ステロイド性抗炎症成分は、広範囲に生じた皮膚症状や、慢性の湿疹・皮膚炎を対象とするものである。

5　ステロイド性抗炎症成分は、ステロイド骨格を持ち、ＮＳＡＩＤｓと呼ばれる。

（解答・解説） **2**　1：ステロイド抗炎症成分は、好ましくない作用として末梢組織の免疫機能を低下させる作用も示し、水痘（水疱瘡）、みずむし、たむしなどまたは化膿している患部については症状を悪化させるおそれがあり、使用を避ける必要があります。

3：ケトプロフェンは非ステロイド性抗炎症成分です。

4：広範囲は×です。

5：「NSAIDs」は非ステロイド性抗炎症薬のことです。

問6　毛髪用薬の配合成分とその配合目的としての作用に関する記述の正誤について、正しい組合せを一つ選べ。 （令和4年度　関西広域）

	配合成分	配合目的としての作用
a	カルプロニウム塩化物	アセチルコリンに類似した作用により、頭皮の血管拡張と毛根への血行を促進する
b	エストラジオール安息香酸エステル	女性ホルモンの作用により、脱毛を抑制する
c	ヒノキチオール	頭皮の脂質代謝を高め、余分な皮脂を取り除く
d	カシュウ	頭皮の血行を促進し、炎症を抑制する

	a	b	c	d
1	正	正	誤	誤
2	正	正	誤	正
3	正	誤	誤	誤
4	誤	誤	正	正
5	誤	誤	正	誤

（解答・解説） **1**　c　×「ヒノキチオール」は、抗菌、抗炎症などの作用を期待して用いられます。

　　d　×「カシュウ」→「チクセツニンジン」
　　　カシュウは、頭皮の脂質代謝を高め、余分な皮脂を取り除きます。

問7　毛髪用薬及びその配合成分に関する記述の正誤について、正しい組合せを一つ選べ。

（令和4年度　奈良）

a　毛髪用薬のうち、配合成分やその分量等にかんがみて人体に対する作用が緩和なものについては、医薬部外品（育毛剤、養毛剤）として製造販売されている。

b　カルプロニウム塩化物は、末梢組織（適用局所）において、抗コリン作用を示し、頭皮の血管を拡張、毛根への血行を促すことによる発毛効果を期待して配合されている。

c　チクセツニンジンは、頭皮における脂質代謝を高めて、余分な皮脂を取り除く作用を期待して配合されている。

d　カシュウは、抗菌、抗炎症などの作用を期待して配合されている。

	a	b	c	d
1	誤	正	正	正
2	正	誤	誤	正
3	正	正	正	誤
4	誤	誤	正	誤
5	正	誤	誤	誤

 解答・解説　5　　b　×「抗コリン作用を示し」→「コリン作用を示し」

c　×「頭皮における脂質代謝を高めて、余分な皮脂を取り除く」→「頭皮の血行を促進し、炎症を抑制する」

d　×「抗菌、抗炎症など」→「頭皮の脂質代謝を高め、余分な皮脂を取り除く」

Lesson 12 歯や口中に用いる薬

問1 歯痛薬に使用される医薬品成分とその使用目的に関する次の記述のうち、正しいものの組合せはどれか。 （令和4年度　関東甲信越）

	医薬品成分	使用目的
a	セチルピリジニウム塩化物	齲蝕（うしょく）により露出した歯髄を通っている知覚神経の伝達を遮断する
b	ハッカ油	冷感刺激を与えて知覚神経を麻痺（ひ）させる
c	ジブカイン塩酸塩	齲蝕（うしょく）を生じた部分における細菌の繁殖を抑える
d	サンシシ	炎症を抑える

1（a、b）　　**2**（a、c）　　**3**（b、c）　　**4**（b、d）　　**5**（c、d）

解答・解説　**4**　　aとcの使用目的が逆です。

　　・セチルピリジニウム塩化物：齲蝕を生じた部分における細菌の繁殖を抑えます。

　　・ジブカイン塩酸塩：齲蝕により露出した歯髄を通っている知覚神経の伝達を遮断します。

問2 歯槽膿漏薬および口内炎用薬の配合成分に関する記述の正誤について、正しい組合せを一つ選べ。 （令和4年度　関西広域）

a セチルピリジニウム塩化物は、歯槽膿漏薬において細菌の繁殖を抑えることを目的として配合されている。

b イソプロピルメチルフェノールは、炎症を起こした歯周組織からの出血を抑える作用を期待して配合されている。

c グリチルレチン酸は、歯周組織や口腔（くう）粘膜の炎症を和らげることを目的として配合されている。

d アズレンスルホン酸ナトリウム（水溶性アズレン）は、口内炎時の口腔（くう）粘膜の組織修復を促す作用を期待して配合される。

	a	b	c	d
1	誤	正	正	誤
2	正	正	誤	正
3	正	誤	正	誤
4	誤	正	誤	正
5	正	誤	正	正

解答・解説 **5**　b　×「イソプロピルメチルフェノール」→「カルバゾクロム」

イソプロピルメチルフェノールは、歯肉溝での細菌の繁殖を抑えることを目的として配合されています。

Lesson 13 　禁煙補助薬

問1 **ニコチン及びニコチンを有効成分とする禁煙補助剤に関する記述のうち、正しいものの組み合わせはどれか。** （令和4年度　北陸中部東海）

a　ニコチン置換療法は、喫煙を継続しながら徐々に禁煙補助剤に換えていく方法で、離脱症状の軽減を図りながら徐々に摂取量を減らし、最終的にニコチン摂取をゼロにする方法である。

b　インスリン製剤を使用している人は、ニコチンがインスリンの血糖降下作用に拮抗して、効果を妨げるおそれがあるため、禁煙補助剤を使用する前にその適否につき、治療を行っている医師又は処方薬を調剤した薬剤師に相談するなどの対応が必要である。

c　妊婦又は妊娠していると思われる女性、母乳を与える女性では、禁煙することが推奨されるので、禁煙補助剤を積極的に使用することが望ましい。

d　咀嚼剤を噛むことにより放出されたニコチンは、主に口腔粘膜から吸収されて循環血液中に移行する。

1（a、c）　　**2**（b、c）　　**3**（b、d）　　**4**（a、d）

解答・解説 **3** a × 「喫煙を継続しながら徐々に禁煙補助剤に換えていく方法」→ ニコチン置換療法は、ニコチンの摂取方法を喫煙以外に換えて離脱症状の軽減を図りながら徐々に摂取量を減らし、最終的にニコチン摂取をゼロにする方法です。

　　　　　　　c × 妊婦または妊娠していると思われる女性、母乳を与える女性では、禁煙することが推奨されますが、禁煙補助剤を使用することで摂取されたニコチンにより胎児または乳児に影響が生じるおそれがあるため、使用を避ける必要があります。

Lesson 14 　滋養強壮保健薬

問1 滋養強壮保健薬の配合成分等に関する次の記述のうち、正しいものの組合せはどれか。 （令和4年度　首都圏）

a アミノエチルスルホン酸（タウリン）は、肝臓機能を改善する働きがあるとされる。

b グルクロノラクトンは、生体におけるエネルギーの産生効率を高めるとされ、骨格筋に溜まった乳酸の分解を促す等の働きを期待して用いられる。

c エルゴカルシフェロールは、髪や爪、肌などに存在するアミノ酸の一種で、皮膚におけるメラニンの生成を抑えるとともに、皮膚の新陳代謝を活発にしてメラニンの排出を促す働きがあるとされる。

d インヨウカクは、強壮、血行促進、強精（性機能の亢進）等の作用を期待して用いられる。

1（a、b）　**2**（a、c）　**3**（a、d）　**4**（b、c）　**5**（c、d）

解答・解説 **3** b × 「グルクロノラクトン」→「アスパラギン酸ナトリウム」
グルクロノラクトンは、肝臓の働きを助け、肝血流を促進する働きがあり、全身倦怠感や疲労時の栄養補給を目的として配合されている場合があります。

　　　　　　　c × 「エルゴカルシフェロール」→「システイン」
エルゴカルシフェロールは、骨歯の発育不良、くる病の予防、また、妊娠・授乳期、発育期、老年期のビタミンDの補給に用いられます。

問2 ビタミン成分に関する以下の記述の正誤について、正しい組合せはどれか。

（令和4年度 北海道東北）

a ビタミンAは、夜間視力を維持したり、皮膚や粘膜の機能を正常に保つために重要な栄養素である。

b ビタミン B_1 は、炭水化物からのエネルギー産生に不可欠な栄養素で、腸管運動を促進する働きがある。

c ビタミンCの過剰症として、高カルシウム血症と異常石灰化がある。

d ビタミンDは、赤血球の形成を助け、また、神経機能を正常に保つために重要な栄養素である。

	a	b	c	d
1	正	正	誤	正
2	正	誤	正	誤
3	誤	正	正	誤
4	誤	誤	正	正
5	正	正	誤	誤

解答・解説 5　c × 「ビタミンC」→「ビタミンD」

　　　　　　　　d × 「ビタミンD」→「ビタミン B_{12}」

問3 ビタミン主薬製剤に配合されるビタミン成分のうち、次の記述にあてはまる最も適切なものはどれか。

（令和4年度 関西広域）

炭水化物からのエネルギー産生に不可欠な栄養素で、神経の正常な働きを維持する作用や、腸管運動を促進する働きがある。

その主薬製剤は、神経痛、筋肉痛・関節痛（肩・腰・肘・膝痛、肩こり、五十肩など）、手足のしびれ、便秘、眼精疲労（慢性的な目の疲れ及びそれに伴う目のかすみ・目の奥の痛み）の症状の緩和、脚気症状の緩和に用いられる。

1 ビタミンA

2 ビタミン B_1

3 ビタミン B_2

4 ビタミン B_6

5 ビタミン B_{12}

2 正解以外のビタミン成分は以下のとおりです。

1 ビタミンA ：夜間視力を維持したり、皮膚や粘膜の機能を正常に保ちます。

3 ビタミンB₂ ：脂質の代謝に関与し、皮膚や粘膜の機能を正常に保ちます。

4 ビタミンB₆ ：タンパク質の代謝に関与し、皮膚や粘膜の健康維持、神経機能の維持します。

5 ビタミンB₁₂ ：赤血球の形成を助け、また神経機能を正常に保ちます。

Lesson **15** 漢方処方製剤・生薬製剤

問1 漢方処方製剤及び生薬製剤に関する次の記述の正誤について、正しい組合せはどれか。 （令和4年度　関東甲信越）

a 漢方処方製剤は、用法用量において適用年齢の下限が設けられていない場合であっても、生後3ヶ月未満の乳児には使用しないこととされている。

b 医薬品の販売に従事する専門家は、購入者等が、「漢方薬は副作用が少ない」などといった誤った考えで使用することを避け、適切な医薬品を選択することができるよう、積極的な情報提供を行うことに努める必要がある。

c 漢方処方製剤を利用する場合、患者の「証」に合わないものが選択されても、効果が得られないだけで、副作用を生じることはない。

	a	b	c
1	正	正	正
2	正	正	誤
3	正	誤	正
4	誤	誤	正
5	誤	正	誤

 2 c ×「効果が得られないだけで、副作用を生じることはない」→「効果が得られないばかりでなく、副作用を生じやすくなる」

問2 次の漢方処方製剤の「適用となる症状・体質」と「重篤な副作用」の記述のうち、正しいものの組合せはどれか。

(令和4年度　首都圏)

	漢方処方製剤	適用となる症状・体質	重篤な副作用
a	大柴胡湯 （だいさい こ とう）	体力中等度以下で、疲れやすく、汗のかきやすい傾向があるものの肥満に伴う関節の腫れや痛み、むくみ、多汗症、肥満症	肝機能障害 間質性肺炎 腸間膜静脈硬化症
b	清上防風湯 （せいじょうぼうふうとう）	体力中等度以上で、赤ら顔で、ときにのぼせがあるもののにきび、顔面・頭部の湿疹・皮膚炎、赤鼻（酒さ）	肝機能障害 偽アルドステロン症 腸間膜静脈硬化症
c	茵蔯蒿湯 （いん ちん こう とう）	体力中等度以上で口渇があり、尿量少なく、便秘するものの蕁麻疹、口内炎、湿疹・皮膚炎、皮膚のかゆみ	肝機能障害
d	黄連解毒湯 （おうれん げ どくとう）	体力中等度以下で、顔色が悪くて疲れやすく、胃腸障害のないものの高血圧に伴う随伴症状（のぼせ、肩こり、耳鳴り、頭重）	肝機能障害 間質性肺炎 偽アルドステロン症

1（a、b）　　**2**（a、c）　　**3**（b、c）　　**4**（b、d）　　**5**（c、d）

　3　aの適応は「防已黄耆湯」のもので、副作用は「黄連解毒湯」のものです。「大柴胡湯」の適応は「体力が充実して〜」で、副作用は肝機能障害、間質性肺炎になります。

dの適応は「七物降下湯」のもので、副作用は「防已黄耆湯」または「防風通聖散」のものです。
「黄連解毒湯」の適応は「体力中等度以上で、のぼせぎみで顔色赤く（以下略）」になります。

問3 次の記述は、生薬に関するものである。該当する生薬として、正しいものを1つ選びなさい。
（令和4年度　奈良）

サルノコシカケ科のマツホドの菌核で、通例、外層をほとんど除いたものを基原とする生薬で、利尿、健胃、鎮静等の作用を期待して用いられる。

1	サイコ	**4**	ブクリョウ
2	ボウフウ	**5**	レンギョウ
3	ショウマ		

解答・解説 **4** 正解以外は以下のとおりです。

1 サイコ：セリ科のミシマサイコの根、抗炎症、鎮痛など

2 ボウフウ：セリ科の Saposhnikovia divaricata Schischkin の根および根茎、発汗、解熱、鎮痛、鎮痙など

3 ショウマ：キンポウゲ科の Cimicifuga dahurica Maximowicz、Cimicifuga heracleifolia Komarov、Cimicifuga foetida Linné またはサラシナショウマの根茎、発汗、解熱、解毒、消炎など

5 レンギョウ：モクセイ科のレンギョウの果実、鎮痛、抗菌など

問4 生薬成分に関する以下の記述の正誤について、正しい組み合わせはどれか。
（令和4年度　北海道東北）

a サンザシは、鎮痛、抗菌の作用を期待して用いられる。

b ブクリョウは、解熱、鎮痙（けい）の作用を期待して用いられる。

c ブシは、心筋の収縮力を高めて血液循環を改善する作用を期待して用いられる。

d サイコは、抗炎症、鎮痛の作用を期待して用いられる。

	a	b	c	d
1	正	正	誤	正
2	正	誤	正	誤
3	誤	正	正	誤
4	誤	誤	正	正
5	誤	正	誤	誤

解答・解説 4　a　× サンザシは、健胃、消化促進などの作用を期待して用いられます。

　　　　　　b　× ブクリョウは、水分代謝、健胃などの作用を期待して用いられます。

 Lesson 16　公衆衛生用薬

問1　感染症の防止及び消毒薬に関する記述のうち、正しいものの組み合わせはどれか。

（令和4年度　北陸中部東海）

a　滅菌は生存する微生物の数を減らすために行われる処置であり、また殺菌・消毒は物質中のすべての微生物を殺滅又は除去することである。

b　日本薬局方に収載されているクレゾール石ケン液は、原液を水で希釈して用いられるが、刺激性が強いため、原液が直接皮膚に付着しないようにする必要がある。

c　トリクロロイソシアヌル酸等の有機塩素系殺菌消毒成分は、塩素臭や刺激性、金属腐食性が比較的抑えられており、プール等の大型設備の殺菌・消毒に用いられることが多い。

d　次亜塩素酸ナトリウムは、有機物の影響を受けにくいので、使用前に殺菌消毒の対象物を洗浄しなくても十分な効果を示す。

1（a、b）　　**2**（b、c）　　**3**（c、d）　　**4**（a、d）

解答・解説 2　a　× 「滅菌」と「殺菌・消毒」が逆に記述されています。

　　　　　　d　× 次亜塩素酸ナトリウムは、有機物の影響を受けやすいので、殺菌消毒の対象物を洗浄した後に使用したほうが効果的です。

問2 殺菌消毒成分及びその取扱い上の注意等に関する次の記述の正誤について、正しい組合せはどれか。 (令和4年度 関東甲信越)

a クレゾール石ケン液は、結核菌を含む一般細菌類、真菌類に対して比較的広い殺菌消毒作用を示すが、大部分のウイルスに対する殺菌消毒作用はない。

b イソプロパノールのウイルスに対する不活性効果はエタノールよりも高い。

c 次亜塩素酸ナトリウムやサラシ粉などの塩素系殺菌消毒成分は、強い酸化力により一般細菌類、真菌類、ウイルス全般に対する殺菌消毒作用を示すが、皮膚刺激性が強いため、通常人体の消毒には用いられない。

d ジクロロイソシアヌル酸ナトリウムは、塩素臭や刺激性、金属腐食性が比較的抑えられており、プール等の大型設備の殺菌・消毒に用いられることが多い。

	a	b	c	d
1	正	誤	正	誤
2	正	正	誤	正
3	誤	正	誤	誤
4	誤	正	正	正
5	正	誤	正	正

 5 b ×「エタノールよりも高い」→「エタノールよりも低い」

問3 次の1～5で示される殺虫成分のうち、有機リン系殺虫成分に分類されるものはどれか。 (令和4年度 北海道東北)

1 フェノトリン
2 オルトジクロロベンゼン
3 プロポクスル
4 ダイアジノン
5 メトキサジアゾン

 4 1 フェノトリン：ピレスロイド系

2 オルトジクロロベンゼン：有機塩素系

3 プロポクスル：カーバメイト系

5 メトキサジアゾン：オキサジアゾール系

問4 　殺虫剤の配合成分とその作用機序に関する記述のうち、正しいものの組み合わせはどれか。

（令和4年度　中四国）

	配合成分	作用機序
a	ジクロルボス	アセチルコリンエステラーゼと不可逆的に結合して働きを阻害する
b	ペルメトリン	直接の殺虫作用ではなく、昆虫の脱皮や変態を阻害する
c	プロポクスル	アセチルコリンエステラーゼと可逆的に結合して働きを阻害する
d	ピリプロキシフェン	神経細胞に直接作用して神経伝達を阻害する

1（a、b）　　**2**（a、c）　　**3**（b、c）　　**4**（b、d）　　**5**（c、d）

解答・解説　2　bとdの作用機序が逆になっています。正しくは以下のとおりです。

ペルメトリン：神経細胞に直接作用して神経伝達を阻害する（ピレスロイド系）

ピリプロキシフェン：直接の殺虫作用ではなく、昆虫の脱皮や変態を阻害する（昆虫成長阻害成分）

問5 　殺虫剤等の配合成分とその分類の組み合わせについて、正しいものを1つ選びなさい。

（令和4年度　奈良）

	配合成分	分類
1	ピリプロキシフェン	ピレスロイド系殺虫成分
2	オルトジクロロベンゼン	忌避成分
3	フタルスリン	有機塩素系殺虫成分
4	プロポクスル	オキサジアゾール系殺虫成分
5	プロペタンホス	有機リン系殺虫成分

解答・解説　5　1　「ピリプロキシフェン」→ 昆虫成長阻害成分

2　「オルトジクロロベンゼン」→ 有機塩素系殺虫成分

3　「フタルスリン」→ ピレスロイド系成分

4　「プロポクスル」→ カーバメイト系成分

Lesson 17	一般用検査薬

問1　一般用検査薬に関する記述のうち、正しいものはどれか。

（令和4年度　北陸中部東海）

1　専ら疾病の診断に使用されることが目的とされる医薬品のうち、人体に直接使用されるものを体外診断用医薬品という。

2　尿タンパク検査の場合、原則として早朝尿（起床直後の尿）を検体とする。

3　通常、尿は弱アルカリ性であるが、食事その他の影響で中性〜弱酸性に傾くと、正確な検査結果が得られなくなることがある。

4　対象とする生体物質を特異的に検出するよう設計されていることから、偽陰性・偽陽性を完全に排除することができる。

 2

1　× 「人体に直接使用されるものを」→「人体に直接使用されることのないものを」

3　× 「尿は弱アルカリ性」→「弱酸性」
「中性〜弱酸性」→「中性〜弱アルカリ性」

4　× 対象とする生体物質を特異的に検出するよう設計されていますが、生体から採取された検体には予期しない妨害物質や化学構造がよく似た物質が混在することがあり、いかなる検査薬においても偽陰性・偽陽性を完全に排除することは困難です。

3章

主な医薬品とその作用

問2　尿糖・尿タンパク検査薬の使用に関する以下の記述のうち、誤っているものはどれか。

（令和4年度　北海道東北）

1　激しい運動の直後は、尿タンパク検査を避ける必要がある。
2　中間尿を採取して検査することが望ましい。
3　採尿後は、速やかに検査することが望ましい。
4　検査薬を長時間尿に浸す必要がある。

解答・解説　**4**　　4　× 「検査薬を長時間尿に浸す必要がある」→ 長い間尿に浸していると検出成分が溶け出してしまい、正確な検査結果が得られなくなることがあります。

問3　妊娠検査薬に関する以下の記述の正誤について、正しい組み合わせを下から一つ選び、その番号を解答欄に記入しなさい。

（令和4年度　九州沖縄）

ア　妊娠検査薬は、尿中のヒト絨毛性性腺刺激ホルモン（hCG）の有無を調べるものである。

イ　妊娠の早期判定の補助として使用するものであり、その結果をもって直ちに妊娠しているか否かを断定することはできない。

ウ　妊娠検査薬は、検査操作を行う場所の室温が極端に高いと正確な検査結果が得られないことがあるため、使用直前まで冷蔵庫内に保管する必要がある。

エ　妊娠検査薬を使用することにより、正常な妊娠か否かについて判別可能である。

	ア	イ	ウ	エ
1	正	正	正	誤
2	正	誤	正	正
3	正	正	誤	誤
4	誤	正	誤	正
5	誤	誤	正	誤

解答・解説 **3** ウ ×「使用直前まで冷蔵庫内に保管する必要がある」→ 温度の影響を
受けることがあり、検査操作を行う場所の室温が極端に高いか、ま
たは低い場合にも、正確な検査結果が得られないことがあります。

エ ×「正常な妊娠か否かについて判別可能である」→ 妊娠が成立して
いたとしても、正常な妊娠か否かについては、妊娠検査薬による検
査結果では判別できません。

4 章のおさらい問題

医薬品の適正使用・安全対策

問1 次の記述は、法第1条の条文である。（　　）の中に入れるべき字句の正しい組合わせを一つ選べ。なお、複数箇所の（　a　）内は、いずれも同じ字句が入る。

（令和4年度　関西広域）

この法律は、医薬品、医薬部外品、化粧品、医療機器及び再生医療等製品（以下「医薬品等」という。）の品質、有効性及び安全性の確保並びにこれらの使用による（　a　）上の危害の発生及び拡大の防止のために必要な規制を行うとともに、（　b　）の規制に関する措置を講ずるほか、医療上特にその（　c　）が高い医薬品、医療機器及び再生医療等製品の研究開発の促進のために必要な措置を講ずることにより、（　a　）の向上を図ることを目的とする。

	a	b	c
1	保健衛生	指定薬物	必要性
2	保健衛生	指定薬物	新規性
3	保健衛生	麻薬	必要性
4	国民生活	麻薬	新規性
5	国民生活	大麻	利便性

 1 この法律は、医薬品、医薬部外品、化粧品、医療機器及び再生医療等製品（以下「医薬品等」という。）の品質、有効性及び安全性の確保並びにこれらの使用による（保健衛生）上の危害の発生及び拡大の防止のために必要な規制を行うとともに、（指定薬物）の規制に関する措置を講ずるほか、医療上特にその（必要性）が高い医薬品、医療機器及び再生医療等製品の研究開発の促進のために必要な措置を講ずることにより、（保健衛生）の向上を図ることを目的とする。

問2 第1欄の記述は、医薬品医療機器等法第1条の条文である。（　　）の中に入れるべき字句の正しい組み合わせは、第2欄のどれか。　　　　（令和4年度　北海道東北）

第1欄

この法律は、医薬品、医薬部外品、化粧品、医療機器及び再生医療等製品の品質、有効性及び安全性の確保並びにこれらの使用による保健衛生上の危害の発生及び（　a　）のために必要な規制を行うとともに、（　b　）の規制に関する措置を講ずるほか、医療上特にその必要性が高い医薬品、医療機器及び再生医療等製品の（　c　）の促進のために必要な措置を講ずることにより、保健衛生の向上を図ることを目的とする。

第2欄

	a	b	c
1	対策の強化	危険ドラッグ	販売
2	拡大の防止	危険ドラッグ	研究開発
3	拡大の防止	指定薬物	研究開発
4	対策の強化	指定薬物	研究開発
5	拡大の防止	危険ドラッグ	販売

 3 この法律は、医薬品、医薬部外品、化粧品、医療機器及び再生医療等製品の品質、有効性及び安全性の確保並びにこれらの使用による保健衛生上の危害の発生及び（拡大の防止）のために必要な規制を行うとともに、（指定薬物）の規制に関する措置を講ずるほか、医療上特にその必要性が高い医薬品、医療機器及び再生医療等製品の（研究開発）の促進のために必要な措置を講ずることにより、保健衛生の向上を図ることを目的とする。

問3 登録販売者に関する以下の記述の正誤について、正しい組み合わせを下から一つ選びなさい。　　　　（令和4年度　九州沖縄）

ア　登録販売者とは、医薬品医療機器等法において「登録販売者試験に合格した者をいう」と規定されている。

イ　登録販売者が店舗管理者になるために必要な従事期間は、一般従事者として薬剤師又は登録販売者の管理及び指導の下に実務に従事した期間又は登録販売者として業務に従事した期間が連続して2年以上なければならない。

ウ　店舗管理者である登録販売者は、店舗販売業者の許可を受ければ、その店舗以外の場所で業として店舗の管理その他薬事に関する実務に従事することができる。

エ　店舗管理者である登録販売者は、保健衛生上支障を生ずるおそれがないよう、店舗販売業者に対して必要な意見を書面により述べなければならない。

	ア	イ	ウ	エ
1	正	正	正	正
2	正	誤	正	誤
3	正	誤	誤	正
4	誤	正	誤	誤
5	誤	誤	誤	正

 5

ア　× 「登録販売者試験に合格した者をいう」→「法第36条の8第2項の登録を受けた者をいう」

イ　× 「連続して2年以上」→「通算して2年以上」

ウ　× 店舗管理者は、その店舗以外の場所で業として店舗の管理その他薬事に関する実務に従事する者であってはならないこととされています。

問4　販売従事登録に関する記述の正誤について、正しい組み合わせはどれか。

（令和4年度　中四国）

a　都道府県に備えられている登録販売者名簿には、合格の年月は登録されていない。

b　登録販売者は、一般用医薬品の販売又は授与に従事しようとしなくなったときは、30日以内に、登録販売者名簿の登録の消除を申請しなければならない。

c　販売従事登録を受けようとする者は、医薬品の販売等に従事する薬局又は医薬品の販売業の店舗の所在地の都道府県知事に申請書を提出しなければならない。

d　登録販売者がその住所地を他の都道府県に移動したときは、30日以内に、その旨を届け出なければならない。

	a	b	c	d
1	正	正	誤	正
2	誤	正	正	誤
3	正	正	誤	誤
4	誤	誤	正	正
5	正	誤	正	誤

解答・解説 **2** a ×「登録されていない」→「登録されている」

d ×「住所地」→ 本籍地都道府県名。「住所地」は登録の必要事項ではありません。

販売従事登録を行うため、都道府県には登録販売者名簿が備えられており、次に掲げる事項を登録するとされています。

一 登録番号及び登録年月日

二 本籍地都道府県名（日本国籍を有していない者については、その国籍）、氏名、生年月日及び性別

三 登録販売者試験合格の年月及び試験施行地都道府県名

四 前各号に掲げるもののほか、適正に医薬品を販売するに足るものであることを確認するために都道府県知事が必要と認める事項

Lesson 2 医薬品の分類・取扱いなど

問1 医薬品医療機器等法で定める医薬品の定義等に関する以下の記述の正誤について、正しい組み合わせはどれか。 （令和4年度 北海道東北）

a 日本薬局方とは、医薬品の性状及び品質の適正を図るため、薬事・食品衛生審議会が必要な規格・基準及び標準的試験法等を定めたものである。

b 一般用医薬品として販売されている医薬品は、日本薬局方に収載されない。

c 人の疾病の診断に使用されることを目的とするものであっても、人の身体に直接使用されないものは、医薬品に該当しない。

d 無承認無許可医薬品は、医薬品に該当する。

	a	b	c	d
1	正	正	正	誤
2	誤	誤	正	誤
3	誤	正	誤	正
4	誤	誤	誤	正
5	正	誤	正	正

4 a ×「薬事・食品衛生審議会」→「厚生労働大臣」

b × 日局に収載されている医薬品の中には、一般用医薬品として販売されている、または一般用医薬品の中に配合されているものもあります。

c × 検査薬や殺虫剤、器具用消毒薬のように、人の身体に直接使用されないものも医薬品に含まれます。

d ○「無承認無許可医薬品」は取り締まりの対象になりますが、医薬品に該当します。

問2 一般用医薬品及び要指導医薬品に関する記述のうち、正しいものの組み合わせはどれか。 (令和4年度 北陸中部東海)

a 医師等の診療によらなければ一般に治癒が期待できない疾患（がん、心臓病等）に対する効能効果は、要指導医薬品においては認められているが、一般用医薬品においては認められていない。

b 店舗販売業では、一般用医薬品及び要指導医薬品以外の医薬品の販売等は認められていない。

c 注射等の侵襲性の高い使用方法は、要指導医薬品においては認められているが、一般用医薬品においては認められていない。

d 卸売販売業者は、配置販売業者に対し、一般用医薬品以外の医薬品を販売又は授与してはならない。

1（a、b） **2**（a、c） **3**（b、d） **4**（c、d）

3 a ×「要指導医薬品においては認められているが」→「要指導医薬品においても認められていない」

c × 一般用医薬品または要指導医薬品では、注射などの侵襲性の高い使用方法は用いられておらず、人体に直接使用されない検査薬においても、検体の採取に身体への直接のリスクを伴うもの（例えば、血液を検体とするもの）は、一般用医薬品又は要指導医薬品としては認められていません。

問3　毒薬・劇薬に関する以下の表について、（　　）の中に入れるべき字句の正しい組み合わせはどれか。
（令和4年度　中四国）

	毒薬	劇薬
直接の容器又は被包への表示	（ a ）で品名及び「毒」の文字	白地に赤枠、赤字で品名及び「劇」の文字
貯蔵・陳列	・他の物と区別する ・鍵を施す必要（ b ）	・他の物と区別する ・鍵を施す必要（ c ）
交付制限	（ d ）歳未満の者その他安全な取扱いに不安のある者に交付することは禁止されている	

	a	b	c	d
1	白地に黒枠、黒字	あり	なし	14
2	白地に黒枠、黒字	なし	あり	18
3	黒地に白枠、白字	あり	あり	18
4	黒地に白枠、白字	なし	なし	18
5	黒地に白枠、白字	あり	なし	14

解答・解説　5　毒薬：黒地に白枠、白字をもって、当該医薬品の品名及び「毒」の文字／鍵あり

劇薬：白地に赤枠、赤字をもって、当該医薬品の品名及び「劇」の文字／鍵なし

どちらも14歳未満に販売してはいけません。

毒薬劇薬の被包への表示は、図も出ることあるのでマークと文言とセットで覚えましょう。出題されることがありますが、間違いです（18歳は「給付金」関係で問われることがあります）。

問4　生物由来製品に関する次の記述のうち、正しいものの組合せはどれか。

（令和4年度　首都圏）

a　人に由来するものを原料又は材料として製造されるものはない。

b　医薬品、医薬部外品、化粧品又は医療機器が指定の対象となる。

c 保健衛生上特別の注意を要するものとして、厚生労働大臣が薬事・食品衛生審議会の意見を聴いて指定する。

d 製品の使用によるアレルギーの発生リスクに着目して指定されている。

1（a、b）　　**2**（a、c）　　**3**（a、d）　　**4**（b、c）　　**5**（b、d）

解答・解説　4　a　× 「人に由来するものを原料又は材料として製造されるものはない」→「ある」

d　× 「アレルギー」→「感染症」

「現在のところ、生物由来製品として指定された一般用医薬品又は要指導医薬品はない」ということも覚えておきましょう。

問5　**一般用医薬品のリスク区分に関する次の記述のうち、正しいものの組合せはどれか。**

（令和4年度　関東甲信越）

a 第一類医薬品は、その副作用等により日常生活に支障を来す程度の健康被害が生ずるおそれがあるすべての一般用医薬品が指定される。

b 第二類医薬品のうち、特別の注意を要するものとして厚生労働大臣が指定するものを指定第二類医薬品としている。

c 第三類医薬品は、保健衛生上のリスクが比較的低い一般用医薬品であるが、副作用等により身体の変調・不調が起こるおそれはある。

d 第三類医薬品に分類されている医薬品は、保健衛生上のリスクが比較的低い一般用医薬品であるため、第一類医薬品又は第二類医薬品に分類が変更されることはない。

1（a、b）　　**2**（a、c）　　**3**（a、d）　　**4**（b、c）　　**5**（b、d）

解答・解説　4　a　× すべての一般用医薬品が指定されているわけではなく、その使用に関し特に注意が必要なものとして厚生労働大臣が指定するものとされています。

d　× 第一類医薬品、第二類医薬品または第三類医薬品への分類については、安全性に関する新たな知見や副作用の発生状況などを踏まえ、適宜見直しが図られています。

問6 医薬品医療機器等法の規定に基づき、一般用医薬品の直接の容器又は直接の被包に記載されていなければならない事項として、正しいものの組み合わせはどれか。

（令和4年度　北陸中部東海）

a 製造番号又は製造記号

b 配置販売品目以外の一般用医薬品にあっては、「店舗専用」の文字

c 製造業者の氏名又は名称及び住所

d 指定第2類医薬品にあっては、枠の中に「指定」の文字

1（a、b）　**2**（b、c）　**3**（c、d）　**4**（a、d）

解答・解説　**1**　　c　×「製造業者」→「製造販売業者」

d　×「指定」の文字 →「2」の数字

問7 医薬部外品に関する以下の記述の正誤について、正しい組み合わせはどれか。

（令和4年度　北海道東北）

a 医薬部外品は、効能効果があらかじめ定められた範囲内であって、成分や用法等に照らして人体に対する作用が緩和であることを要件として、医薬品的な効能効果を表示・標榜することが認められている。

b 薬用化粧品類、薬用石けん、薬用歯みがき類等として承認されているものは、医薬部外品に該当する。

c 医薬部外品のうち、衛生害虫類（ねずみ、はえ、蚊、のみその他これらに類する生物）の防除のため使用される製品には、「防除用医薬部外品」の表示が義務付けられている。

d 薬用化粧品は、医薬品的な効能効果を表示・標榜することは一切認められていない。

	a	b	c	d
1	正	正	誤	正
2	正	正	正	誤
3	誤	誤	誤	正
4	誤	正	正	正
5	正	誤	正	誤

2　　d ✕ 効能効果があらかじめ定められた範囲内であって、成分や用法等に照らして人体に対する作用が緩和であることを要件として、医薬品的な効能効果を表示・標榜することが認められています。

問8　化粧品の効能効果として表示・標榜することが認められている範囲に関する以下の記述の正誤について、正しい組み合わせはどれか。　（令和4年度　北海道東北）

a　皮膚の水分、油分を補い保つ。

b　体臭を防止する。

c　脱毛を防止する。

d　口唇にうるおいを与える。

	a	b	c	d
1	誤	誤	誤	正
2	正	正	正	正
3	正	誤	誤	正
4	誤	正	正	誤
5	正	正	誤	誤

 3　　b 「体臭を防止する。」、c「脱毛を防止する。」は医薬部外品の効能効果の範囲であり、化粧品の効能効果ではありません。

問9　化粧品の効能効果の範囲に関する記述のうち、正しいものの組み合わせはどれか。

（令和4年度　北陸中部東海）

a　カミソリまけを防ぐ。

b　皮膚を殺菌する。

c　皮膚をすこやかに保つ。

d　肌にはりを与える。

1（a、b）　　**2**（a、c）　　**3**（b、d）　　**4**（c、d）

4　a　×「カミソリまけを防ぐ」は薬用化粧品の効能効果の範囲であり、化粧品は「ひげを剃りやすくする」効能効果までとされています。

　　　　b　×「殺菌」「消毒」は薬用効果であり、化粧品は、「肌や皮膚を整える」程度の効能効果までとされています。

問10　保健機能食品等の食品に関する記述の正誤について、正しい組合わせを一つ選べ。

（令和4年度　関西広域）

a　栄養機能食品は、栄養成分の機能表示と併せて、当該栄養成分を摂取する上での注意事項を適正に表示することが求められている。

b　機能性表示食品は、事業者の責任において、科学的根拠に基づいた機能性を表示し、販売前に安全性および機能性の根拠に関する情報などについて、厚生労働大臣へ届け出られたものである。

c　特別用途食品（特定保健用食品を除く。）は、乳児、幼児、妊産婦または病者の発育または健康の保持もしくは回復の用に供することが適当な旨を医学的・栄養学的表現で記載し、かつ、用途を限定したものである。

d　保健機能食品は、あくまで食生活を通じた健康の保持増進を目的として摂取されるものであり、食品として販売に供されるものについて、健康の保持増進効果等につき虚偽または誇大な表示をすることは禁止されている。

	a	b	c	d
1	正	誤	正	正
2	正	誤	正	誤
3	誤	正	正	誤
4	誤	誤	誤	正
5	正	正	誤	正

　1　b　×「厚生労働大臣」→「消費者庁長官」
　　　　「機能性表示食品」と「特定保健用食品」の違いは頻出です。

問11　食品に関する記述の正誤について、正しい組み合わせはどれか。

（令和4年度　中四国）

a　食品の販売を行う場合は、「医薬品の範囲に関する基準」（昭和46年6月1日付け薬発第476号厚生省薬務局長通知の別紙）に照らして、医薬品に該当する物とみなされることのないよう留意する必要がある。

b　特別用途食品は、医薬品、医療機器等の品質、有効性及び安全性の確保等に関する法律（昭和35年法律第145号）の規定に基づく許可又は承認を受け、「特別の用途に適する旨の表示」をする食品である。

c　機能性表示食品は、安全性及び機能性に関する審査を受け、消費者庁長官の許可を受けた食品である。

d　特定保健用食品、栄養機能食品、機能性表示食品を総称して「保健機能食品」という。

	a	b	c	d
1	誤	正	誤	誤
2	正	誤	誤	正
3	誤	誤	正	正
4	正	正	正	誤
5	正	正	誤	正

 2

b　× 「医薬品、医療機器等の品質、有効性及び安全性の確保等に関する法律（昭和35年法律第145号）」→「健康増進法」

c　× 消費者長官に届出する必要はありますが、個別の許可は必要ありません。

問12 これまでに認められている主な特定保健用食品の表示内容及び保健機能成分に関する以下の組み合わせについて、誤っているものを一つ選びなさい。

(令和4年度　九州沖縄)

	表示内容	保健機能成分
1	おなかの調子を整える	ビフィズス菌
2	コレステロールが高めの方に適する	中性脂肪酸
3	骨の健康維持に役立つ	大豆イソフラボン
4	血圧が高めの方に適する	ラクトトリペプチド
5	血糖値が気になる方に適する	難消化性デキストリン

解答・解説 **2**　　2　×「中性脂肪酸」→「キトサンまたは大豆たんぱく質など」
「中性脂肪酸」の表示内容は「食後の血中中性脂肪が上昇しにくい又は身体に脂肪がつきにくい」です。

上記のほかに「歯の健康維持に役立つ」パラチノース、「カルシウムの吸収を高める」フラクトオリゴ糖など表示内容が特定保健用食品として認められています。
店舗で商品を見て覚えるとよいです。かなり実践的な内容なので、余裕があれば覚えておきましょう。

問13 以下の栄養成分のうち、栄養機能表示と併せて「本品は、胎児の正常な発育に寄与する栄養素ですが、多量摂取により胎児の発育が良くなるものではありません。」という注意喚起表示がされることがあるものとして、正しいものを一つ選びなさい。

(令和4年度　九州沖縄)

1　葉酸

2　カルシウム

3　ビタミンA

4　マグネシウム

5　亜鉛

1 2 「カルシウム」には「本品は、多量摂取により疾病が治癒したり、より健康が増進するものではありません。1日の摂取目安量を守ってください。」

これが基本的な注意喚起表示です（ビタミンAと葉酸以外のビタミン類は基本的な注意喚起表示のみ）。

基本文以外の表示があるのは以下のものです。

3 「ビタミンA」は「妊娠3ヶ月以内又は妊娠を希望する女性は過剰摂取にならないよう注意してください。」

4 「マグネシウム」は「多量に摂取すると軟便（下痢）になることがあります。乳幼児・小児は本品の摂取を避けてください。」

5 「亜鉛」は「亜鉛の摂りすぎは、銅の吸収を阻害するおそれがありますので、過剰摂取にならないよう注意してください。乳幼児・小児は本品の摂取を避けてください。」

「銅」には「乳幼児・小児は本品の摂取を避けてください。」

基本的にはそれぞれの「栄養機能表示」（例えば、カルシウムは、骨や歯の形成に必要な栄養素です。）を覚えておくとよいです。余裕があれば他と違う注意喚起表示があるものも覚えておきましょう。

Lesson 3　医薬品の販売業の許可

問1　薬局に関する次の記述のうち、正しいものはどれか。 （令和4年度　関東甲信越）

1 調剤を実施する薬局は、医療法に基づく医療提供施設に該当する。

2 薬局で取り扱うことができる医薬品は、医療用医薬品、薬局製造販売医薬品及び要指導医薬品のみである。

3 医薬品を取り扱う場所であって、薬局として開設の許可を受けていないものはすべて、薬局の名称を付してはならない。

4 薬局は、特定の購入者の求めなしに、医薬品をあらかじめ小分けし、販売することができる。

5　薬局であって、その機能が、医師若しくは歯科医師又は薬剤師が診療又は調剤に従事する他の医療提供施設と連携し、地域における薬剤及び医薬品の適正な使用の推進及び効率的な提供に必要な情報の提供及び薬学的知見に基づく指導を実施するために一定の必要な機能を有する薬局は、その所在地の都道府県知事の認定を受けて専門医療機関連携薬局と称することができる。

解答・解説 1　2　× 一般用医薬品も取り扱うことができます。

3　× 病院又は診療所の調剤所は薬局の名称を付してよいとされています。

4　× 特定の購入者の求めなしに、医薬品をあらかじめ小分けし、販売することは、無許可製造、無許可製造販売に該当するため、認められていません。ただし、特定の購入者の求めに応じて医薬品の包装を開封して分割販売することは可能です。

5　×「専門医療機関連携薬局」→「地域連携薬局」

「専門医療機関連携薬局」は、薬局であって、その機能が、医師もしくは歯科医師または薬剤師が診療または調剤に従事する他の医療提供施設と連携し、薬剤の適正な使用の確保のために専門的な薬学的知見に基づく指導を実施するために必要な機能を有する薬局は、傷病の区分ごとに、その所在地の都道府県知事の認定を受けて専門医療機関連携薬局と称することができることとされています。

問2　店舗販売業に関する記述の正誤について、正しい組み合わせはどれか。

（令和4年度　中四国）

a　店舗販売業の許可は、6年ごとに、その更新を受けなければ、その期間の経過によって、その効力を失う。

b　店舗販売業者は、その店舗における店舗管理者の意見を尊重しなければならない。

c　登録販売者として業務に従事した期間が条件を満たしていれば、店舗管理者を補佐する薬剤師を設置しなくても、登録販売者は、要指導医薬品を販売する店舗の管理者になることができる。

d　店舗販売業の許可を受けた店舗においては、薬剤師が従事している場合に限り、医薬品をあらかじめ小分けし、販売することが認められる。

	a	b	c	d
1	正	正	誤	誤
2	正	誤	正	正
3	正	正	誤	正
4	誤	正	正	誤
5	誤	誤	誤	正

解答・解説 **1**　c　× 指導医薬品もしくは第一類医薬品を扱う場合は補佐をする薬剤師が必要です。

　　　　　d　×「あらかじめ小分け」することは、どんな条件であっても認められていません。

問3　配置販売業に関する次の記述の正誤について、正しい組合せはどれか。

（令和4年度　首都圏）

a　配置販売業者は、一般用医薬品のうち経年変化が起こりにくいこと等の基準（配置販売品目基準（平成21年厚生労働省告示第26号））に適合するもの以外の医薬品を販売してはならない。

b　配置販売業者又はその配置員は、その住所地の都道府県知事が発行する身分証明書の交付を受け、かつ、これを携帯しなければ、医薬品の配置販売に従事してはならない。

c　配置販売業者が店舗による販売又は授与の方法で医薬品を販売等しようとする場合には、別途、薬局の開設又は店舗販売業の許可を受ける必要がある。

d　配置販売業者は、特定の購入者の求めに応じて医薬品の包装を開封して分割販売することができる。

	a	b	c	d
1	正	誤	誤	誤
2	正	正	正	誤
3	正	正	誤	正
4	誤	正	正	正
5	誤	誤	正	正

2 d ✕ 特定の購入者の求めに応じて医薬品の包装を開封して分割販売することができるのは、薬局、店舗販売業および卸売販売業です。問2の解説にも記載したとおり、医薬品を「あらかじめ小分けにする」ことは認められていません。

問4 薬局開設者又は店舗販売業者が要指導医薬品及び一般用医薬品を販売し、授与する場合の情報提供及び相談応需について、（　　）の中に入れるべき字句の適切な組み合わせを下から一つ選びなさい。　　　　　　　　　　　　　（令和4年度　九州沖縄）

リスク区分	対応する専門家	購入者側から質問等がなくても行う積極的な情報提供	購入者側から相談があった場合の応答
要指導医薬品	薬剤師	対面により、書面を用いた情報提供及び薬学的知見に基づく指導を義務づけ	義務
第一類医薬品	（　ア　）	書面を用いた情報提供を義務づけ	義務
第二類医薬品	薬剤師又は登録販売者	（　イ　）	義務
第三類医薬品	薬剤師又は登録販売者	法上の規定は特になし	（　ウ　）

	ア	イ	ウ
1	薬剤師	書面を用いた情報提供を義務付け	努力義務
2	薬剤師	努力義務	努力義務
3	薬剤師	努力義務	義務
4	薬剤師又は登録販売者	書面を用いた情報提供を義務付け	義務
5	薬剤師又は登録販売者	努力義務	義務

3 要指導医薬品、第一類医薬品は薬剤師しか対応できず、購入者側からの質問の有無に関わらず「書面を用いた情報提供」を義務づけています。また、「購入者側から相談があった場合の応答」は、どのリスク区分の医薬品であっても義務となっています。

問5 医薬品の陳列に関する記述の正誤について、正しい組み合わせはどれか。

（令和4年度　中四国）

a　一般用医薬品を陳列する場合は、当該医薬品の薬効分類ごとに区分して陳列しなければならない。

b　第一類医薬品は必ず鍵をかけた陳列設備に陳列しなければならない。

c　指定第二類医薬品を、鍵をかけた陳列設備に陳列する場合、情報提供を行うための設備から7メートル以内の範囲に陳列する必要はない。

d　医薬品を販売する店舗と同一店舗で併せて、食品（保健機能食品を含む。）、医薬部外品、化粧品等の販売が行われる場合には、医薬品と他の物品を区別して貯蔵又は陳列しなければならない。

	a	b	c	d
1	正	正	正	正
2	誤	誤	誤	正
3	誤	正	正	誤
4	正	正	誤	誤
5	誤	誤	正	正

解答・解説　5　a　×「薬効分類ごとに」→「リスク区分ごとに」

　　　　　b　× 購入者が直接手の触れられない陳列設備であれば、鍵をかけなくてもよいです。

問6 次のうち、医薬品医療機器等法施行規則第146条第3項の規定に基づき、店舗販売業者が第一類医薬品を販売したときに、書面に記載しなければならない事項として、誤っているものはどれか。

（令和4年度　首都圏）

1　品名

2　数量

3　販売した日時

4　医薬品の購入者の職業

5　医薬品の購入者が情報提供の内容を理解したことの確認の結果

4　4　「医薬品の購入者の職業」は不要です。

　　　　　　　この他、「販売した薬剤師の氏名、情報提供を行った薬剤師の氏名」
　　　　　　　を記載しなければなりません。

問7　配置販売業者が第一類医薬品を配置したとき、書面に記載し2年間保存しなければ
ならない事項に関する次の記述の正誤について、正しい組合せはどれか。

（令和4年度　関東甲信越）

a　配置した医薬品の使用期限

b　配置した日時

c　配置した薬剤師の氏名

d　医薬品の購入者等が情報提供の内容を理解したことの確認の結果

	a	b	c	d
1	正	正	正	誤
2	正	誤	正	正
3	誤	正	正	正
4	誤	誤	正	正
5	誤	正	誤	誤

 3　a　× 使用期限は不要です。この他、「品名」と「数量」を記載しなけ
　　　　　　　ればなりません。

問8　店舗販売業者が、第二類医薬品を登録販売者に販売させる際、購入者に対して伝え
させなければならない事項に関する次の記述のうち、正しいものの組合せはどれか。

（令和4年度　関東甲信越）

a　販売した日時

b　販売した店舗の所在地

c　販売した店舗の電話番号その他連絡先

d　販売した登録販売者の氏名

1（a、b）　　**2**（a、c）　　**3**（a、d）　　**4**（b、c）　　**5**（c、d）

 5　　第二類医薬品だけでなく、第三類医薬品の場合も同じです。

問9　　1〜5の事項のうち、リスク区分に応じた情報提供又は相談対応の実効性を高めるため、店舗販売業者が店舗の見やすい場所に掲示しなければならない事項として、誤っているものはどれか。　　　　　　　　　　　　　　　（令和4年度　北陸中部東海）

1　取り扱う要指導医薬品及び一般用医薬品の区分

2　要指導医薬品、第1類医薬品、第2類医薬品及び第3類医薬品の表示に関する解説

3　勤務する者の名札等による区別に関する説明

4　医薬品・医療機器等安全性情報報告制度に関する解説

5　指定第2類医薬品の陳列等に関する解説

 4　　4 ×「医薬品・医療機器等安全性情報報告制度に関する解説」→「医薬品による健康被害の救済制度に関する解説」

　　掲示しなければならない事項は、かみ砕いて言うと一般生活者が知りたいこと、知っておくべきこともしくは店舗から伝えておきたいことで、さらに簡単にすると次のような内容です。

・「店舗についてのもの」→「どんな店か、何を扱っているのか、どんな店員がいるのかなど」

・「取り扱う薬についてのもの」→「薬の種類（区分）や陳列、情報提供、救済制度の説明、個人情報の取り扱いについてなど」

問10 特定販売に関する記述の正誤について、正しい組合わせを一つ選べ。

（令和4年度 関西広域）

a 特定販売とは、その薬局または店舗におけるその薬局または店舗以外の場所にいる者に対する薬局製造販売医薬品、要指導医薬品および一般用医薬品の販売または授与をいう。

b 店舗に在庫がない場合には、特定販売を行う他店から直接発送することができる。

c 特定販売を行うことについてインターネットを利用して広告するときは、特定販売を行う医薬品の使用期限を見やすく表示しなければならない。

d 特定販売を行うことについてインターネットを利用して広告するときは、ホームページに薬局または店舗の主要な外観の写真を見やすく表示しなければならない。

	a	b	c	d
1	正	正	誤	誤
2	正	正	誤	正
3	正	誤	誤	誤
4	誤	誤	正	正
5	誤	誤	正	誤

 4

a × 「薬局製造販売医薬品、要指導医薬品および一般用医薬品の販売または授与をいう」→「一般用医薬品又は薬局製造販売医薬品（毒薬及び劇薬であるものを除く。）の販売又は授与をいう」
特定販売では毒薬、劇薬、要指導医薬品は販売または授与できません。

b × 特定販売を行っている当該薬局または店舗に貯蔵、陳列しているものに限られます。

問11 以下の事項のうち、店舗販売業者が要指導医薬品又は第一類医薬品を販売した際に、医薬品の購入等に関する記録として書面に記載しなければならない項目について誤っているものを一つ選びなさい。

（令和4年度　九州沖縄）

1　品名

2　数量

3　販売の日時

4　購入者の氏名

5　購入者が情報提供の内容を理解したことの確認の結果

 4　　4　×「購入者の氏名」→「販売、授与、情報提供を行った薬剤師の氏名」

問12 店舗販売業者が、卸売販売業者から初めて医薬品を購入したときに、法施行規則第146条の規定に基づき書面に記載しなければならない事項について、誤っているものを一つ選べ。

（令和4年度　関西広域）

1　品名

2　数量

3　購入の年月日

4　医薬品のリスク区分

5　卸売販売業者の氏名または名称、住所または所在地および電話番号その他の連絡先

 4　　4　×医薬品のリスク区分を記載する必要はありません。

問13　店舗販売業者の遵守事項に関する以下の記述の正誤について、正しい組み合わせはどれか。 （令和4年度　北海道東北）

a　店舗販売業者は、医薬品を購入したときは、品名、数量、購入等の年月日等を書面に記載しなければならないが、他の医薬品販売業者に医薬品を販売したときは書面に記載する必要はない。

b　同一法人が複数の店舗で店舗販売業の許可を受けている場合には、その店舗間の医薬品の移転に係る記録について、記載の日から2年間保存しなければならない。

c　店舗販売業者は、医薬品の貯蔵設備を設ける区域に立ち入ることができる者を特定しなければならない。

d　その店舗において医薬品の販売等に従事する薬剤師、登録販売者又は一般従事者であることが容易に判別できるよう、その店舗に勤務する者に名札を付けさせること等の必要な措置を講じなければならない。

	a	b	c	d
1	正	正	誤	正
2	誤	正	正	正
3	誤	誤	正	正
4	誤	正	誤	誤
5	正	誤	誤	誤

 3　　a　× 「記載する必要はない」 → 「記載する必要あり」

　　　　　b　× 「記載の日から2年間保存」 → 「記載の日から3年間保存」

問14　次のうち、濫用等のおそれのあるものとして厚生労働大臣が指定する医薬品を販売する場合、医薬品医療機器等法施行規則第15条の2の規定に基づき、薬局開設者が薬剤師又は登録販売者に必ず確認させなければならない事項の正誤について、正しい組合せはどれか。 （令和4年度　首都圏）

a　当該医薬品を使用しようとする者の他の薬局開設者等からの当該医薬品及び当該医薬品以外の濫用等のおそれのある医薬品の購入等の状況

b　当該医薬品を購入しようとする者が若年者である場合にあっては、当該者の氏名及び年齢

c 当該医薬品を購入しようとする者が、適正な使用のために必要と認められる数量を超えて当該医薬品を購入しようとする場合は、その理由

d 当該医薬品を購入しようとする者の住所

	a	b	c	d
1	誤	誤	誤	誤
2	誤	誤	正	正
3	正	正	誤	誤
4	正	誤	正	正
5	正	正	正	誤

 5 d × 「当該医薬品を購入しようとする者の住所」は確認する必要はありません。

問15 次の成分（その水和物及びそれらの塩類を含む。）を有効成分として含有する製剤のうち、「濫用等のおそれのあるものとして厚生労働大臣が指定する医薬品」（平成26年厚生労働省告示第252号）において指定されているものとして正しいものの組み合わせはどれか。 (令和4年度　北海道東北)

a ブロモバレリル尿素

b カルボシステイン

c プソイドエフェドリン

d カフェイン

1（a、c）　**2**（a、d）　**3**（b、c）　**4**（b、d）

 1 b × カルボシステイン

d × カフェイン

この他に指定されている医薬品は以下のものがあります。

エフェドリン・コデイン・ジヒドロコデイン・メチルエフェドリン

Lesson	4	医薬品販売に関する法令遵守

問1　医薬品の販売広告に関する記述の正誤について、正しい組み合わせを1つ選びなさい。
（令和4年度　奈良）

a　医薬品医療機器等法第66条（誇大広告等）及び第68条（承認前の医薬品等に係る広告）は、広告の依頼主だけでなく、その広告に関与するすべての人が対象となる。

b　販売促進のため用いられる電子メールは、一般用医薬品の販売広告に含まれない。

c　未承認の医薬品の名称、製造方法、効能、効果又は性能に関する広告は、許可を受けなければ行うことはできない。

d　販売促進のため用いられるステッカーやディスプレーなどによる店頭・店内広告は、一般用医薬品の販売広告に含まれない。

	a	b	c	d
1	誤	正	正	正
2	誤	誤	正	正
3	正	誤	誤	正
4	正	誤	誤	誤
5	正	正	正	誤

解答・解説　**4**　b　×「含まれない」→「含まれる」

c　×「許可を受けなければ行うことはできない」→「未承認の医薬品の広告は不可」

そもそも未承認医薬品の広告は許可されていません。

d　×「含まれない」→「含まれる」

販売促進のために用いられるチラシやダイレクトメール（電子メールを含む）、POPも広告に含まれます。

「顧客を誘引する意図が明らかである」「特定の医薬品の商品名が明らかにされている」「一般人が認知できる状態である」ことのいずれの要件も満たす場合には、広告に該当するものと判断されます。

問2　医薬品の販売方法に関する記述のうち、正しいものの組み合わせはどれか。

（令和4年度　中四国）

a　医薬品を懸賞や景品として授与することは、原則として認められていない。

b　医薬品の販売をする場合、キャラクターグッズ等の景品類を提供することは、不当景品類及び不当表示防止法（昭和37年法律第134号）の限度内であれば認められる。

c　組み合わせた個々の医薬品等の外箱には、医薬品、医療機器等の品質、有効性及び安全性の確保等に関する法律（昭和35年法律第145号）に基づく記載事項が記載されているので、その表示は組み合わせ販売のため使用される容器の外からは見えなくてもよい。

d　購入者の利便性のために、異なる複数の医薬品を組み合わせて販売することは、いかなる場合にも認められていない。

1（a、b）　　**2**（a、c）　　**3**（a、d）　　**4**（b、c）　　**5**（b、d）

解答・解説　1　　c　×「容器の外からは見えなくてもよい」→「容器の外から明瞭に見えるようになっている必要がある」

　　　　d　×「いかなる場合にも認められていない」→「組み合わせてもよい」組み合わせた医薬品について、購入者等に対して情報提供を十分に行える程度の範囲内であって、かつ、組み合わせることに合理性が認められるものでなければなりません。

問3　次の記述は、苦情相談窓口に関するものである。正しいものの組み合わせはどれか。

（令和4年度　北海道東北）

a　都道府県の薬務主管課及び保健所では、薬局や医薬品の販売業の販売広告、販売方法等の一般用医薬品の販売等に関して、生活者からの苦情や相談は受け付けていない。

b　消費生活センターには薬事監視員が配属されていないため、一般用医薬品の販売等に関する苦情は受けていない。

c　独立行政法人国民生活センターは、生活者へのアドバイスを行うほか、必要に応じて行政庁への通報を行っている。

d　医薬品の販売関係の業界団体において、一般用医薬品の販売等に関する苦情相談窓口を設置し、自主的チェックを図る取り組みもなされている。

1（a、b） **2**（a、d） **3**（b、c） **4**（c、d）

解答・解説 **4** a ×「受け付けていない」→「受け付けている」

b ×「受けていない」→「受けている」

問4 医薬品医療機器等法に基づく行政庁による監視指導及び処分に関する次の記述の
うち、正しいものの組合せはどれか。 （令和4年度　首都圏）

a 厚生労働大臣、都道府県知事、保健所を設置する市の市長及び特別区の区長は、その
職員のうちから薬事監視員を命じ、監視指導を行わせている。

b 薬局開設者や医薬品の販売業者が、薬事監視員による立入検査や収去を拒んだり、妨
げたり、忌避した場合については、罰則の規定が設けられている。

c 厚生労働大臣は、薬局開設者又は医薬品の販売業者に対して、一般用医薬品の販売等
を行うための業務体制が基準（体制省令）に適合しなくなった場合において、その業
務体制の整備を命ずることができる。

d 都道府県知事は、配置販売業者に対して、その構造設備が基準に適合せず、又はその
構造設備によって不良医薬品を生じるおそれがある場合においては、その構造設備の
改善を命ずることができる。

1（a、b） **2**（a、c） **3**（a、d） **4**（b、c） **5**（c、d）

解答・解説 **1** c ×「厚生労働大臣」→「都道府県知事」

d ×「配置販売業者に対して」→「薬局開設者又は医薬品の販売業者
（配置販売業者を除く。）に対して」

4章 医薬品の適正使用・安全対策

5 章のおさらい問題

医薬品の適正使用・安全対策

Lesson 1 医薬品の適正使用情報 ①

問 1 一般用医薬品（体外診断用医薬品を除く）の添付文書に関する以下の記述の正誤について、正しい組み合わせはどれか。 (令和 4 年度　北海道東北)

a 重要な内容が変更された場合には、改訂年月を記載するとともに改訂された箇所を明示することとされている。

b 添付文書の内容は、常に最新の情報を提供する必要があるため、月に 1 回定期的に改訂されている。

c 薬効名とは、その医薬品の薬効又は性質が簡潔な分かりやすい表現で示されたもので、販売名に薬効名が含まれている場合であっても、薬効名は必ず記載されている。

d 添付文書の販売名の上部に、「使用にあたって、この説明文書を必ず読むこと。また、必要なときに読めるよう大切に保存すること。」等の文言が記載されている。

	a	b	c	d
1	正	正	正	誤
2	正	誤	誤	正
3	正	正	誤	誤
4	誤	正	正	正
5	誤	誤	誤	正

解答・解説 **2**　b ×「月に 1 回定期的に改訂されている」→「必要に応じて随時改訂がなされている」

c × 販売名に薬効名が含まれている場合であっても、薬効名は省略されることがあります（例：「○○○胃腸薬」）。

問2 医薬品の添付文書に関する以下の記述のうち、誤っているものを1つ選びなさい。

(令和4年度 九州沖縄)

1 要指導医薬品又は一般用医薬品の添付文書や製品表示に記載されている適正使用情報は、一般の生活者に理解しやすい平易な表現で記載されているが、その内容は一般的・網羅的にならざるをえない。

2 添付文書の内容は、医薬品の有効性・安全性等に係る新たな知見、使用に係る情報に基づき、1年に1回定期的に改訂がなされる。

3 添付文書は開封時に一度目を通されれば十分というものでなく、実際に使用する人やその時の状態等によって留意されるべき事項が異なってくるため、必要なときにいつでも取り出して読むことができるように保管される必要がある。

4 一般用医薬品を使用した人が医療機関を受診する際には、その添付文書を持参し、医師や薬剤師に見せて相談がなされることが重要である。

解答・解説 2　　2 × 定期的ではなく、必要に応じて随時改訂がなされます。重要な内容が変更された場合には、改訂年月を記載するとともに改訂された箇所を明示することとされています。

問3 一般用医薬品の添付文書における「使用上の注意」に関する以下の記述の正誤について、正しい組み合わせはどれか。 (令和4年度 北海道東北)

a 摂取されたアルコールによって、医薬品の作用の増強、副作用を生じる危険性の増大等が予測される医薬品には、「してはいけないこと」の項目に「服用前後は飲酒しないこと」として記載されている。

b 使用上の注意の記載における「高齢者」とは、およその目安として75歳以上を指す。

c 重篤な副作用として、ショック（アナフィラキシー）、皮膚粘膜眼症候群、中毒性表皮壊死融解症、喘息等が掲げられている医薬品では、「アレルギーの既往歴がある人等」は「注意して使用すること」として記載されている。

d 小児が使用した場合に特異的な有害作用のおそれがある成分を含有する医薬品では、通常、「次の人は使用（服用）しないこと」の項目に、「15歳未満の小児」、「6歳未満の小児」等として記載されている。

	a	b	c	d
1	正	誤	正	誤
2	正	誤	誤	正
3	正	正	誤	誤
4	誤	正	正	誤
5	誤	誤	誤	正

解答・解説 **2**　　b　×「高齢者」とは65歳以上を指します。

　　　　　　　　c　×「注意して使用すること」→「次の人は使用（服用）しないこと」

問4　　一般用医薬品の添付文書等の「使用上の注意」に関する記述について、誤っている
　　　　ものを1つ選べ。　　　　　　　　　　　　　　　　　　　　　（令和4年度　関西広域）

1　使用上の注意は、「してはいけないこと」、「相談すること」および「その他の注意」か
　ら構成され、適正使用のために重要と考えられる項目が前段に記載されている。

2　漢方処方製剤では、ある程度の期間継続して使用されることにより効果が得られると
　されているものが多いが、長期連用する場合には、専門家に相談する旨が記載されて
　いる（本記載がない漢方処方製剤は、短期の使用に限られるもの）。

3　局所に適用する医薬品は、患部の状態によっては症状を悪化させたり、誤った部位に
　使用すると副作用を生じたりするおそれがあるので、「次の部位には使用しないこと」
　として、使用を避けるべき患部の状態や適用部位等が簡潔に記載されている。

4　医療用医薬品と併用すると、作用の増強、副作用等のリスクの増大が予測されるため、
　「医師（又は歯科医師）の治療を受けている人」は、「次の人は使用（服用）しないこと」
　の項に記載されている。

5　眠気や異常なまぶしさ等を引き起こす成分が配合されている内服用医薬品では、服用
　すると重大な事故につながるおそれがあるため、「服用後、乗物又は機械類の運転操作
　をしないこと」と記載されている。

解答・解説 **4**　　4　×「次の人は使用（服用）しないこと」の項に　→「相談すること」
　　　　　　　　　　　の項に

問5 一般用医薬品の製品表示に関する記述の正誤について、正しい組み合わせを1つ選びなさい。（Lesson2との複合問題）　（令和4年度　奈良）

a 表示された「使用期限」は、開封後についても品質を保証する期限である。

b 医薬品によっては、添付文書の形ではなく、「用法、用量その他使用及び取扱い上必要な注意」の記載を外箱等に行っている場合がある。

c 購入者によっては、購入後すぐに開封せずにそのまま保管する場合や持ち歩く場合があるため、添付文書を見なくても適切な保管がなされるよう、その容器や包装にも、保管に関する注意事項が記載されている。

d 製品には、医薬品医療機器等法で定められた表示事項以外記載してはならない。

	a	b	c	d
1	正	正	誤	誤
2	正	誤	誤	正
3	誤	正	正	誤
4	誤	誤	正	誤
5	正	誤	正	正

 3

a × 「開封後についても品質を保証する期限である」→「未開封状態で保管された場合に品質が保持される期限である」

d × 医薬品医療機器等法だけでなく他の法令に基づいて表示されるものもあります（例：消防法に基づく「火気厳禁」、高圧ガス保安法に基づく「高温に注意」や容器包装の識別表示など）。

問1 一般用医薬品の製品表示に関する記述の正誤について、正しい組み合わせを1つ選びなさい（Lesson1との複合問題）。 （令和4年度　奈良）

a 配置販売される医薬品の使用期限は、「配置期限」として記載される場合がある。

b 1回服用量中0.1mLを超えるアルコールを含有する内服液剤（滋養強壮を目的とするもの）については、アルコールを含有する旨及びその分量が記載されている。

c 使用期限の表示については、適切な保存条件の下で製造後1年間性状及び品質が安定であることが確認されている医薬品において法的な表示義務はない。

	a	b	c
1	正	正	誤
2	誤	正	正
3	正	正	正
4	正	誤	正
5	誤	誤	誤

 1　c ×「製造後1年間」→「製造後3年を超えて」

問2 緊急安全性情報に関する記述の正誤について、正しい組み合わせはどれか。

（令和4年度　北陸中部東海）

a 緊急安全性情報は、都道府県知事からの命令、指示、製造販売業者の自主決定等に基づいて作成される。

b A4サイズの黄色地の印刷物で医療機関や薬局等へ直接配布されるものであり、ファックス、電子メールによる情報提供はできない。

c 医薬品及び再生医療等製品について緊急かつ重大な注意喚起や使用制限に係る対策が必要な状況にある場合に作成されるが、医療機器については作成の対象とならない。

d 一般用医薬品に関係する緊急安全性情報が発出されたことはない。

	a	b	c	d
1	誤	誤	誤	正
2	誤	誤	正	誤
3	誤	正	誤	誤
4	正	誤	誤	誤
5	誤	誤	誤	誤

解答・解説 **5**

a ×「都道府県知事」→「厚生労働省」

b × 直接配布、ダイレクトメール、ファックス、電子メール等による情報提供（1ヶ月以内）等により情報伝達されます。

c × 医療機器についても対象となります（「医薬品、医療機器又は再生医療等製品について」が正しい）。

d × 一般用医薬品に関係する緊急安全性情報が発出されたこともあります（小柴胡湯による間質性肺炎に関する緊急安全性情報（平成8年3月）。

Lesson 3 医薬品の安全対策

問1　医薬品の副作用情報等の収集、評価及び措置に関する次の記述の正誤について、正しい組合せはどれか。

（令和4年度　首都圏）

a　医薬品・医療機器等安全性情報報告制度は、都道府県が全ての医薬関係者から副作用報告を受ける「医薬品副作用モニター制度」としてスタートした。

b　既存の医薬品と明らかに異なる有効成分が配合された医薬品については、5年を超えない範囲で厚生労働大臣が承認時に定める一定期間、再審査制度が適用される。

c　製造販売業者には、医療用医薬品で使用されていた有効成分を要指導医薬品で初めて配合したものについては、承認後一律で5年間、安全性に関する調査及び調査結果の厚生労働省への報告が求められている。

d 収集された副作用等の情報は、その医薬品の製造販売業者等において評価・検討され、必要な安全対策が図られる。

	a	b	c	d
1	正	正	正	正
2	正	正	誤	誤
3	誤	誤	誤	正
4	誤	誤	正	誤
5	正	誤	正	誤

 3　a　× 本制度は、1967年3月より、約3000の医療機関をモニター施設に指定して、厚生省（当時）が直接副作用報告を受ける「医薬品副作用モニター制度」としてスタートしました。

b　×「5年」→「10年」

c　×「承認後一律で5年間」→「承認後の一定期間（概ね3年）」

問2　**医薬品医療機器等法第68条の10第2項の規定に基づき、医薬関係者に義務付けられている医薬品の副作用等の報告に関する次の記述の正誤について、正しい組合せはどれか。**　（令和4年度　首都圏）

a 医薬品との因果関係が必ずしも明確でない場合であっても、報告の対象となり得る。

b 安全対策上必要があると認めるときは、医薬品の過量使用や誤用等によるものと思われる健康被害についても、報告がなされる必要がある。

c 保健衛生上の危害の発生又は拡大防止の観点から、報告の必要性を認めた日から起算して、15日以内に報告しなければならない。

d ウェブサイトに直接入力することによる電子的な報告が可能である。

	a	b	c	d
1	誤	誤	正	誤
2	正	正	誤	誤
3	誤	正	正	正
4	正	誤	正	正
5	正	正	誤	正

5 c × 報告期限は特に定められていませんが、適宜速やかに、報告書を総合機構に送付することとされています。

Lesson 4 医薬品の副作用などによる健康被害の救済

問1 医薬品副作用被害救済制度に関する次の記述の正誤について、正しい組合せはどれか。 （令和4年度　首都圏）

a 医療機関での治療を要さずに寛解したような軽度のものについても救済給付の対象となる。

b 一般用医薬品のうち殺虫剤・殺鼠剤、殺菌消毒剤（人体に直接使用するものを除く。）、一般用検査薬、一部の日本薬局方収載医薬品（精製水、ワセリン等）は、救済制度の対象とならない。

c 個人輸入により入手された医薬品による重篤な健康被害は、救済制度の対象となる。

	a	b	c
1	正	誤	正
2	正	誤	誤
3	誤	正	正
4	誤	正	誤
5	誤	誤	正

 4 a × 救済給付の対象となる健康被害の程度としては、副作用による疾病のため、入院を必要とする程度の医療（入院治療が必要と認められる場合であって、やむをえず自宅療養を行った場合も含まれる。）を受ける場合や、副作用による重い後遺障害が残った場合です。

c × 個人輸入により入手された医薬品は、救済制度の対象外です。

問2 医薬品 PL センターに関する記述の正誤について、正しい組合せを 1 つ選べ。

（令和 4 年度　関西広域）

a　医薬品副作用被害救済制度の対象とならないケースのうち、製品不良など、製薬企業に損害賠償責任がある場合には、「医薬品 PL センター」への相談が推奨される。

b　本センターは、平成 7 年 7 月の製造物責任法（PL 法）の施行と同時に開設された。

c　本センターは、製造販売元の企業と交渉するに当たって、消費者側の立場に立って交渉の仲介や調整・あっせんを行い、裁判によらず迅速な解決に導くことを目的としている。

d　本センターでは、医薬品、医薬部外品及び医療機器に関する苦情の相談を受け付けている。

	a	b	c	d
1	正	正	正	正
2	誤	誤	正	正
3	誤	誤	誤	正
4	正	正	誤	誤
5	正	誤	正	誤

 4　　c　×「消費者側の立場に立って」→「公平・中立な立場で」

　　　　　　　　　　d　×　医療機器に関する相談は対象外となっています。

Lesson	**5**	一般用医薬品に関する主な安全対策

問1　一般用医薬品の安全対策に関する次の記述の正誤について、正しい組合せはどれか。

（令和4年度　関東甲信越）

a　解熱鎮痛成分としてアミノピリン、スルピリンが配合されたアンプル入りかぜ薬の使用による重篤な副作用が発生し、1965年、厚生省（当時）より関係製薬企業に対してアンプル入りかぜ薬製品の回収が要請された。

b　一般用かぜ薬の使用によると疑われる間質性肺炎の発生事例が複数報告され、その初期症状はかぜの諸症状と区別が難しく、症状が悪化した場合には注意が必要であることから、2003年6月、厚生労働省より関係製薬企業に対して一般用かぜ薬全般につき使用上の注意の改訂が指示された。

c　小柴胡湯による間質性肺炎に関して、1994年1月、小柴胡湯とインターフェロン製剤との併用を禁忌とする旨の使用上の注意の改訂がなされたが、それ以降も慢性肝炎患者が小柴胡湯を使用して間質性肺炎を発症し、死亡を含む重篤な転帰に至った例もあったことから、1996年3月、厚生省（当時）より関係製薬企業に対して緊急安全性情報の配布が指示された。

d　エピナスチン塩酸塩は、一般用医薬品の鼻炎用内服薬等に配合されていたが、2003年8月までに、用法・用量の範囲を超えた使用等による脳出血等の副作用症例が複数報告されたため、厚生労働省より関係製薬企業に対して使用上の注意の改訂等を行うとともに、プソイドエフェドリン塩酸塩（PSE）等への速やかな切替えが指示された。

	a	b	c	d
1	正	正	正	誤
2	正	誤	誤	正
3	誤	正	誤	正
4	誤	誤	正	正
5	誤	正	正	誤

 1　　d　×「エピナスチン塩酸塩」→「塩酸フェニルプロパノールアミン（PPA）」

Lesson 6　医薬品の適正使用のための啓発活動

問1　医薬品の適正使用のための啓発活動等に関する記述の正誤について、正しい組み合わせはどれか。
（令和4年度　北陸中部東海）

a　登録販売者は、適切なセルフメディケーションの普及定着、医薬品の適正使用の推進のため、啓発活動に積極的に参加、協力することが期待されている。

b　薬物乱用防止を一層推進するため、「ダメ。ゼッタイ。」普及運動が毎年6月20日〜7月19日までの1ヶ月間実施されている。

c　一般用医薬品の乱用によって、薬物依存は生じないが、違法な薬物の乱用につながることがある。

d　小中学生のうちから、医薬品の適正使用の重要性等についての啓発が重要である。

	a	b	c	d
1	正	正	正	誤
2	正	正	誤	正
3	正	誤	正	正
4	誤	正	正	正
5	正	正	正	正

　2　　c　×「一般用医薬品の乱用によって、薬物依存は生じないが」→「一般用医薬品によっても生じ得る」